3rd EDITION

폐기능검사학

| 대한의사협회 **의학용어집 제6판** 적용 |

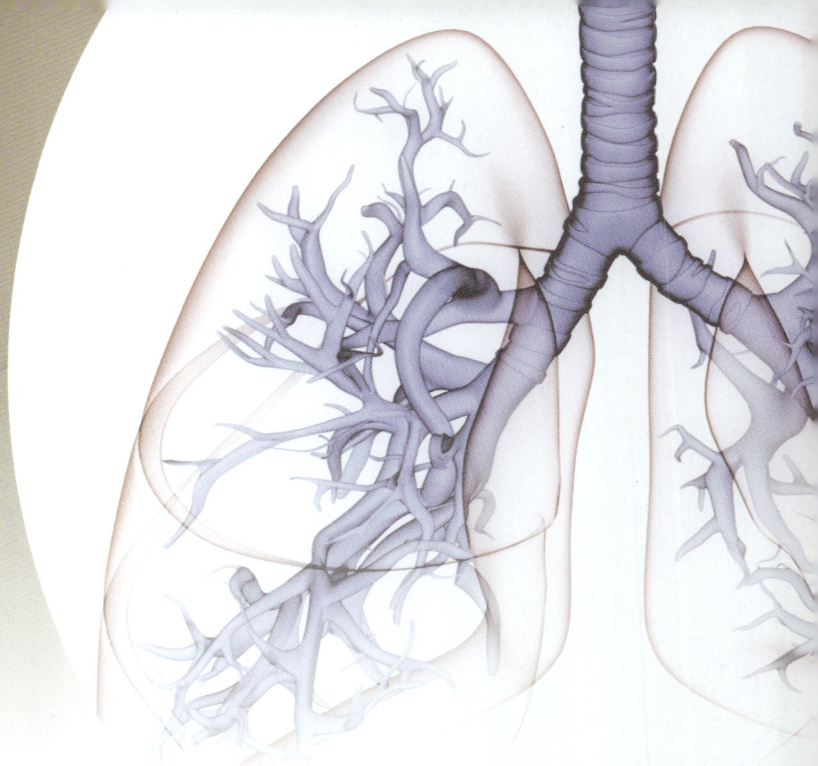

공동저자

강윤정 (동의과학대학교)
강윤정 (안산대학교)
강지혁 (대전대학교)
김근식 (건양대학교)
김대진 (경복대학교)
김병원 (김천대학교)
김선규 (동남보건대학교)
김성희 (대전보건대학교)
김시현 (인제대학교)
김정남 (경남정보대학교)
김지용 (전주기전대학교)
김철승 (광주보건대학교)
김판길 (진주보건대학교)
김효신 (대경대학교)
박성배 (마산대학교)
박신애 (순천향대학교)
박신영 (제주한라대학교)
배난영 (광양보건대학교)
배형준 (전 대전과학기술대학교)
설재웅 (을지대학교 성남캠퍼스)
신경아 (신성대학교)
신환호 (서영대학교 광주캠퍼스)
오지은 (극동대학교)
유성률 (세명대학교)
유정윤 (연세대학교 미래캠퍼스)
유태현 (수원과학대학교)
윤진영 (충북보건대학교)
이길현 (원광보건대학교)
이선경 (동강대학교)
이원준 (대전과학기술대학교)
정동주 (호서대학교)
정세훈 (대구보건대학교)
정한나 (김해대학교)
조은경 (경운대학교)
최고은 (부산가톨릭대학교)
최선영 (대구보건대학교)
추현혜 (영남대학교병원)
현경예 (동의대학교)
황경희 (대구보건대학교)
황수미 (상지대학교)

대한의사협회
의학용어집 제6판
적용

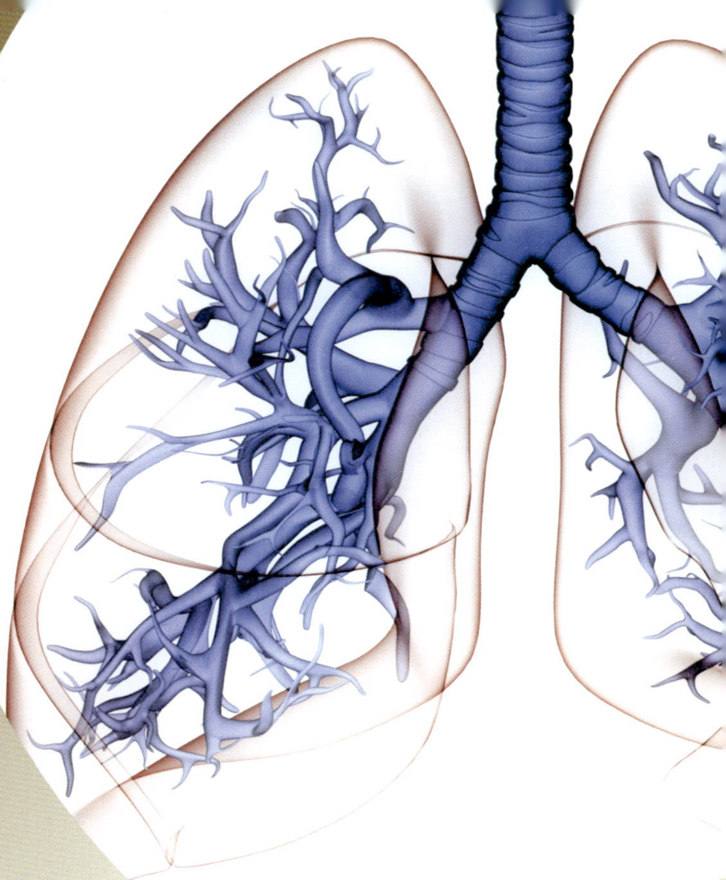

3rd EDITION

폐기능검사학

폐기능 검사

신경아 · 이선경 · 김시현 · 강윤정 · 박성배

박신애 · 배난영 · 정세훈 · 현경예 · 추현혜

머리말

이 책은 피검자를 대상으로 직접 검사하는 임상생리학의 한 분야인 폐기능검사 분야를 다루었다. 폐기능검사를 정확하게 수행하기 위한 해부생리와 기본개념, 폐활량계와 폐기능검사실, 폐활량측정법 및 결과해석, 체적변동기록법, 폐확산능검사, 특수폐기능검사 등으로 구성하였다.

폐기능검사에서 <폐기능검사를 위한 해부생리>는 호흡기계의 구조와 기능 및 호흡생리를 다루었고, <폐기능검사를 위한 기본개념>은 폐기능검사의 임상적 의의와 폐기능검사에 영향을 미치는 요인, 폐기능검사의 종류와 대상질환을 다루었다. <폐활량계와 폐기능검사실>에서는 특히 폐기능검사의 적합성과 재현성을 높이는 보정방법에 대해서 상세히 설명하였고, 폐기능검사와 관련된 용어는 약어 및 풀이를 정리하여 학습자가 쉽게 이해할 수 있도록 구성하였다. <폐활량측정법 및 결과해석>에서는 폐활량, 노력성 폐활량, 최대환기량 등의 기본 폐기능검사 외에도 기관지확장제흡입후 검사를 추가하였으며, 각 검사항목의 측정방법은 물론 그 결과를 평가하고 해석하는 방법에 대하여 자세히 설명하였다. <체적변동기록법>은 폐용적검사와 기도저항검사로 구성하였으며, <폐확산능검사>는 별도 분리하여 구성하였다. <특수폐기능검사>에서는 임상에서 가장 많이 사용하는 기관지과민성검사, 알레르기검사, 운동부하심폐기능검사를 다루었다.

이 책의 특징은 검사항목별로 기본개념, 임상적 의의, 검사장비의 종류 및 특징, 검사방법, 결과 평가 및 해석 등의 흐름으로 구성하였다. 검사과정 중에서 중요한 부분은 검사 tip으로 정리하였고, 중요한 질환 및 용어에 대해서는 임상노트로 표현하였으며, 가장 최근의 그림 및 사진자료로 보완하여 학습자의 이해도를 극대화하고자 노력하였다. 또한 이론에만 치우치지 않고, 검사 및 측정방법에 대하여 상세하게 설명하여 실습서로도 활용할 수 있으며, 현장에서 근무하는 실무자에게도 도움이 될 수 있도록 구성하였다. 해부생리학 용어와 질환명은 『의학용어집』 제6판(대한의사협회, 2020년)을 기준으로 사용하였다.

이 책을 완성하기까지 수고하여 주신 여러 대학의 교수님들, 현장에 계신 실무 선생님들과 교육자료를 제공해주신 산업안전보건연구원 담당자들께 깊은 감사를 드리며, 고려의학의 김영환 대표님과 편집부 직원 여러분에게도 감사를 드리는 바이다.

2024년 8월

편집위원 일동

목차

CHAPTER I 폐기능 검사

폐기능검사학

CHAPTER I

폐기능 검사
Pulmonary Funtion Test

Section

01 폐기능검사를 위한 해부생리

학습목표

1. 호흡기계의 해부생리학적 개념을 설명할 수 있다(B).

호흡은 체외로부터 산소를 체내로 흡입하여 세포로 운반하고 세포가 산소를 소비하여 대사를 한 결과 발생한 이산화탄소를 몸 밖으로 배설하는 과정을 말한다.

호흡의 첫 번째 단계를 바깥호흡(외호흡)이라 하고 ① 대기와 폐포(허파꽈리) 사이의 공기가 교환되는 환기(ventilation), ② 폐포공기(허파꽈리공기)와 폐포모세혈관(허파꽈리모세혈관) 사이에서의 O_2와 CO_2의 확산에 의한 교환의 두 가지 과정을 거친다.

호흡의 두 번째 단계를 속호흡(내호흡)이라 하고, 모세혈관을 통해서 혈액과 조직 사이의 확산에 의한 O_2와 CO_2가 교환되는 것을 말한다.

1. 호흡계통의 구조와 기능

호흡계통은 구조에 따라 상기도과 하기도로 구분되며, 기능에 따라 전도영역과 호흡영역으로 구분한다.

코안(비강), 코곁굴(부비동), 인두를 상기도(상부호흡기도,upper respiratory tract)라 하고 후두, 기관, 기관지, 폐를 하기도(하부호흡기도, lower respiratory tract)라 한다. 코안에서 기관지까지는 주로 공기의 출입과 발성에 관여한다. 폐는 세기관지, 종말세기관지, 호흡세기관지, 폐포관(허파꽈리관), 폐포낭(허파꽈리주머니), 폐포(허파꽈리)로 구성되며 호흡세기관지 이하는 가스 교환에 관여한다(그림 1-1).

전도영역(conduction area)은 상기도으로부터 종말세기관지까지이며, 공기의 통로로서의 역할만 하고, 가스 교환이 일어나지 않으므로 무용공간(사강, dead space)이라 한다. 호흡영역(respiratory area)은 가스 교환이 가능한 호흡세기관지부터 폐포까지를 말한다.

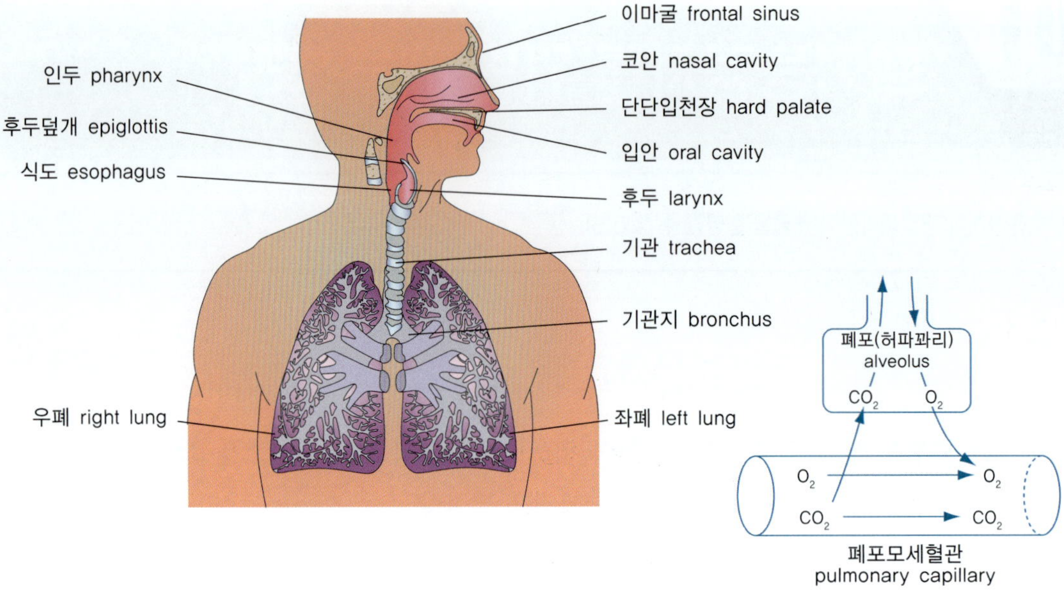

그림 1-1. 호흡기계

1) 코안(비강, Nasal cavity)

코안은 코중격(비중격)에 의해서 좌우로 나누어지고, 코중격은 왼쪽으로 굽은 형태를 이루고 인두로 열린다. 코안의 가쪽벽(외측벽)으로부터 3쌍의 위 · 중간 · 아래코선반뼈(상 · 중 · 하비갑개)가 나와 있고, 그 아래쪽 끝은 3쌍의 위 · 중간 · 아래콧길(상 · 중 · 하비도)이 있다(그림 1-2).

코안은 공기를 가온 · 가습하여 먼지를 제거하고 공명작용이 있으며, 위코선반뼈의 점막에는 후각의 수용기가 분포되어 있어 냄새를 감지한다.

2) 인두(Pharynx)

인두는 코안에서 연결되는 기도로 호흡기계와 소화기계의 기능을 동시에 수행하는 교차부위에 해당하며 길이가 약 12 cm인 근육성 관이다. 인두는 코안 뒤쪽의 코인두(비인두, nasopharynx), 입안 뒤쪽의 입인두(구인두, oropharynx), 후두 뒤쪽의 후두인두(laryngopharynx)로 구분한다.

코인두 뒤벽에는 림프조직인 인두편도가 있어 호흡을 할 때 공기에 존재하는 병원균을 파괴하는 역할을 한다. 코인두는 중이(가운뎃귀)의 이관(귀관, auditory tube)과 서로 교통하고 있어 가운뎃귀의 내부압력을 대기압과 같아지도록 한다.

입인두는 목구멍편도와 혀편도로 구성되며, 인두의 가장 아랫부분에 해당하는 후두인두와 후두 사이에는 후두덮개(후두개, epiglottis)가 있어 음식물이 지나갈 때 후두를 막아 음식물이 후두로 들어가는 것을 막아준다.

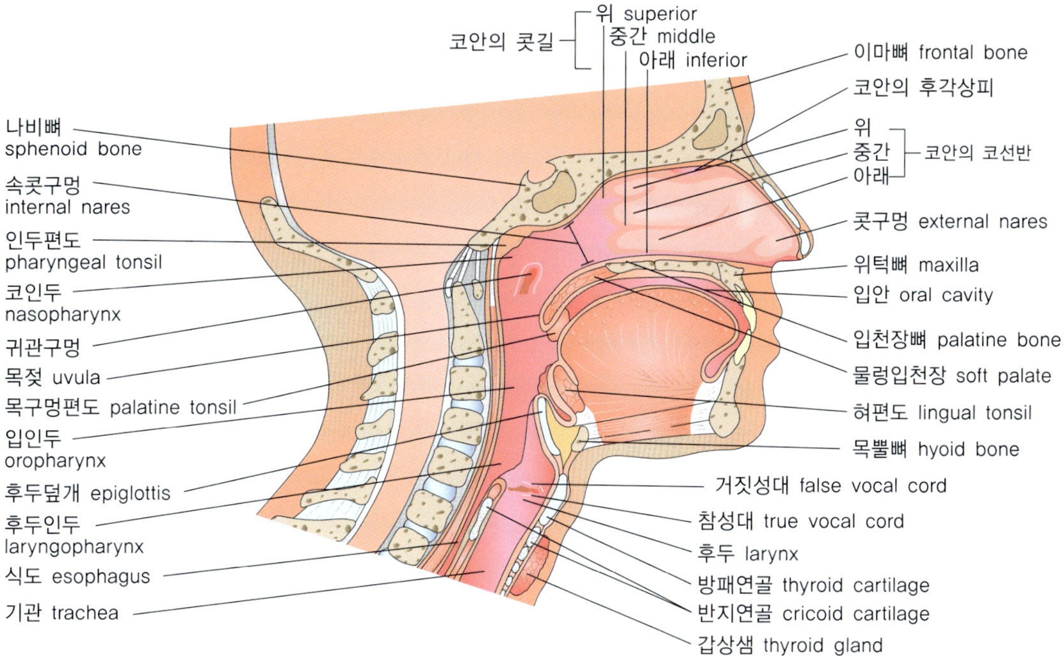

그림 1-2. 코안(비강)의 단면

3) 후두(Larynx)

후두는 후두인두와 기관이행부까지이며 길이는 약 4 cm 관으로, 6종류 9개의 후두연골로 구성되며 기도 및 발성기로서 작용한다. 후두연골의 종류는 후두덮개(후두개), 갑상연골(방패연골), 반지연골(윤상연골), 모뿔연골(피열연골), 잔뿔연골(소각연골), 쐐기연골(설상연골)이다. 이 중 모뿔연골에는 성대돌기가 있어 발성에 관여한다(그림 1-3).

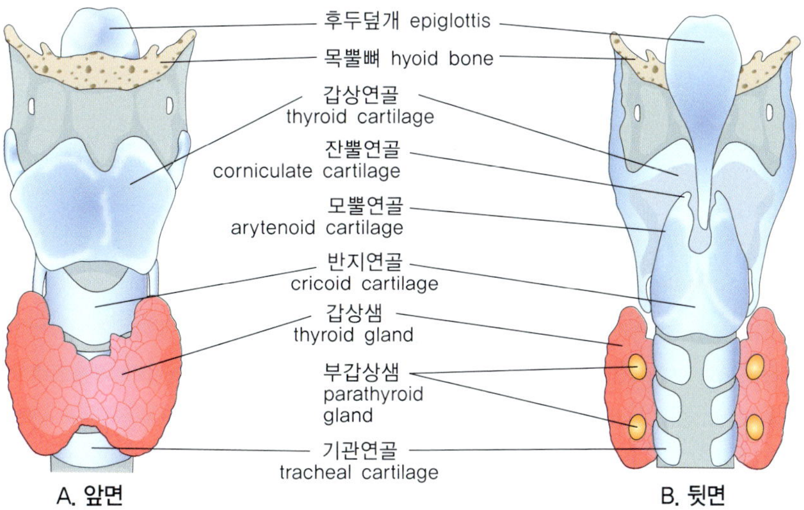

그림 1-3. 후두

4) 기관과 기관지(Trachea and bronchus)

(1) 분지계통

① 기관(Trachea)

기관은 여섯째목뼈(제6경추)에서 다섯째등뼈(제5흉추)까지이며, 길이 10~12 cm, 지름 약 2.5 cm 이고, 16~20개의 C자형 기관연골로 식도 앞에 위치한다. 기관에서 폐포까지 도달하는 사이에 기도는 23회나 분지하며, 외부의 공기가 폐에 도달하는 개방된 통로 역할을 한다(그림 1-4).

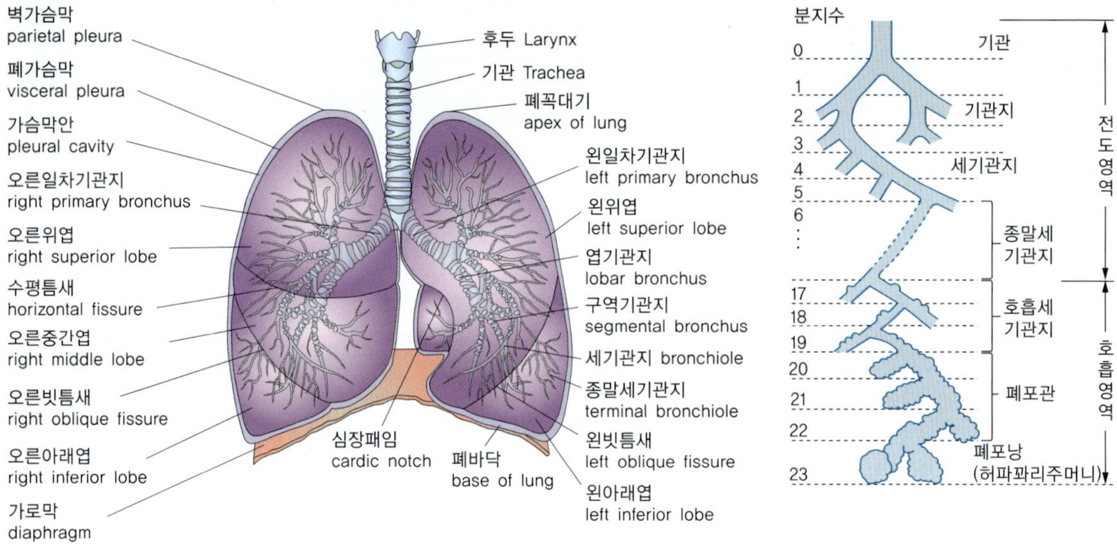

A. 기관과 기관지 B. 기도의 분지

그림 1-4. 폐와 기도

기관은 호흡기 점막으로 섬모상피 밑에 점액을 분비하는 술잔세포(배상세포, goblet cell)가 발달되어 있어 외부로부터 들어온 이물질을 기도의 점액에 흡착시킨 다음 섬모운동의 작용으로 후두 쪽으로 밀어내며, 기침과 함께 폐에서 불순물이나 흡입된 먼지 등을 내보내는 데 중요한 역할을 한다(그림 1-5).

② 기관지(Bronchus)

기관은 다섯째등뼈의 높이에서 좌 · 우 기관지로 갈라지며, 기관지는 좌 · 우 폐문(hilus)을 향해서 뻗어 있다. 우기관지(오른기관지, right bronchus)는 정중선과 약 20°~30°의 각도를 이루고 있으며, 좌기관지(왼기관지, left bronchus)는 정중선과 약 40°~60°의 각도를 이루고 길고 가늘다. 우기관지는 굵고 짧기 때문에 이물질이 들어가기 쉽다.

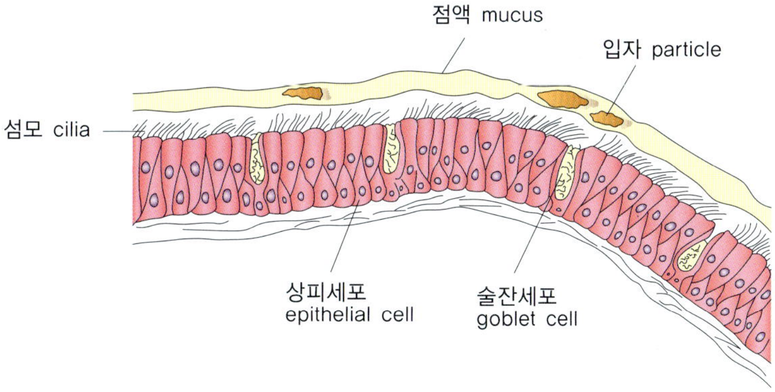

그림 1-5. 기관 상피

③ 엽기관지(Lobar bronchus) 및 구역기관지(Segmental bronchus)

일차기관지(primary bronchus)는 폐 속으로 들어와 이차기관지(secondary bronchus)인 엽기관지로 갈라져서 우 3개엽, 좌 2개엽으로 된다. 우기관지는 우상엽(오른위엽), 우중엽(오른중간엽) 및 우하엽(오른아래엽) 기관지로 나누어지고, 좌기관지는 좌상엽(왼위엽) 및 좌상엽(왼위엽) 기관지로 나누어진다. 엽기관지는 폐엽(허파엽) 안에서 다시 삼차기관지인 구역기관지로 갈라진다.

폐구역(허파구역)은 Jackson-Huber의 분류법에 의해 명칭이 사용되거나 Boyden 분류법에 따라 숫자로 표기되기도 한다(그림 1-6). 우폐(오른허파, right lung)는 상엽(위엽, superior lobe), 중엽(중간엽, middle lobe), 하엽(아래엽, inferior lobe)으로 구성된다.

위엽은 다시 꼭대기구역, 뒤구역, 앞구역으로 나뉘고, 중간엽은 가쪽구역과 안쪽구역으로 나뉘고, 아래엽은 위구역, 앞바닥구역, 안쪽바닥구역, 가쪽바닥구역, 뒤바닥구역으로 나뉜다. 좌폐(왼허파, left lung)는 위엽과 아래엽으로 구성된다. 위엽은 다시 꼭대기뒤구역, 앞구역, 위혀구역, 아래혀구역으로 나뉘고, 아래엽은 위구역, 앞안쪽바닥구역, 가쪽바닥구역, 뒤바닥구역으로 나뉜다. 즉, 우폐는 3엽, 10구역으로 구성되고, 좌폐는 2엽, 8구역으로 구성되어 있다.

④ 세기관지(Bronchiole)

세기관지는 기관지에서 폐엽(허파엽)으로 이어지는 호흡기계의 작은 기도로 더 분지되어 종말세기관지와 호흡세기관지가 된다. 종말세기관지(terminal bronchiole)는 들숨으로 인한 공기를 수동적으로 세기관지에서 호흡세기관지로 전하고, 날숨으로 인한 공기를 호흡세기관지에서 세기관지로 전한다. 호흡세기관지(respiratory bronchiole)는 종말세기관지와 비슷한 기능을 하며 폐포관이나 종말세기관지 사이에서 공기와 폐의 가스 교환을 가능하게 한다.

호흡세기관지는 폐포관이라 불리는 미세한 관으로 다시 나뉘며 각각의 폐포관은 여러 개의 폐포낭로 연결된다.

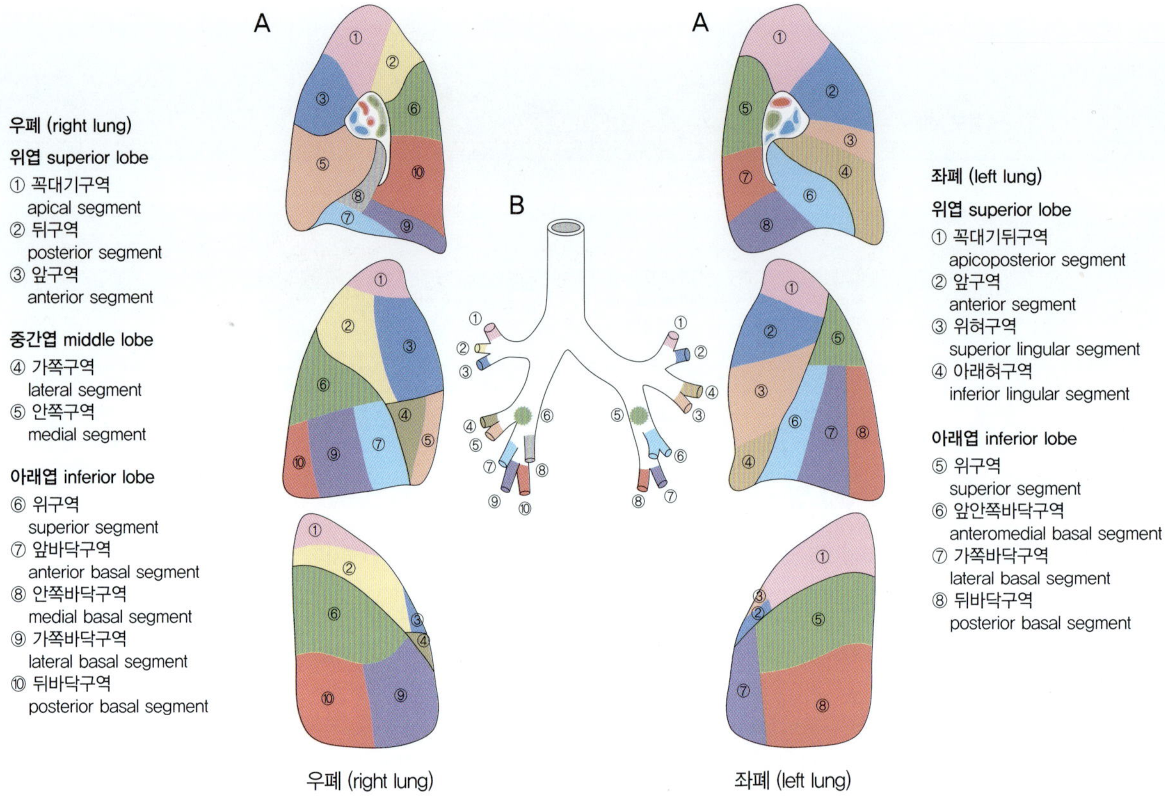

그림 1-6. 폐엽, 폐구역 및 기관지나무 (A: 폐엽 및 폐구역, B: 기관지나무)
폐구역과 기관지의 구역가지들은 각각 색으로 구분하였다.

(2) 기도의 상피조직

기관의 벽은 점막으로 싸여 있고 점막은 섬모원주세포, 술잔세포 및 바닥세포로 이루어진 거짓중층섬모원주상피(위중층섬모원주상피)로 구성되며, 연골에 의해 지지된다.

기관지벽은 상피층, 고유층, 연골층으로 구성되어 있다. 상피층(epithelium)은 많은 점액샘과 장액샘이 존재하는 거짓중층섬모원주상피로 구성되어 있다. 그러나 말초의 세기관지로 갈수록 상피세포의 크기가 작아지면서 단층입방상피세포로 바뀐다. 그리고 섬모는 말초세기관지까지만 분포하고 있다.

고유층은 혈관, 림프관, 신경 등을 내포하고 있는 결합조직으로서 탄력섬유와 민무늬근육(평활근)섬유가 그물모양(망상)으로 존재한다. 여기에는 점막밑샘(점막하선)이 있어서 하루에 약 100 mL 정도의 점액을 분비한다. 점막밑샘층의 두께는 전체 기관지벽 두께의 1/3 정도이다. 그리고 점막밑층 대 전체 기관지벽의 두께의 비는 만성 기관지염의 진단 지표로 사용된다.

(3) 점액섬모운동

호흡기는 외부로부터 흡입되는 여러 가지 병인요소에 대한 방어기전을 가지고 있는데, 이것은 점액막층(mucociliary blanket)과 폐포의 탐식세포에 의한 방어기전으로 구분된다.

기관지 상피의 점액샘과 점막밑샘에서 분비되는 기관지 점액은 수분(95%), 당단백질(2%), 당질(1%) 외에 소량의 지질, DNA, 세포조직 절편 등으로 구성된다. 이 점액은 전체 기도의 내강을 덮고 있으며, 점도 및 탄성도에 따라 상층의 겔(gel)층과 하층의 졸(sol)층으로 구분된다(그림 1-7A).

섬모는 졸층 내에 있으며 섬모가 상기도 방향으로 물결치듯이 굴절운동을 할 때에는 겔층까지 이동되어 겔층을 앞쪽으로 이동시키는 반면, 반대로 하기도 방향으로 운동할 때에는 졸층의 깊은 곳까지 밀려들어오기 때문에 겔층만이 점차로 상기도 방향으로 이동한다. 이동속도는 평균 2 cm/min 정도로서 공기 속의 이물질이나 병원균 등은 점액에 부착된 후 섬모운동에 의하여 상부의 기관 쪽으로 이동된다. 그 후 이물질과 점액 등의 혼합물은 재채기 반사를 통하여 가래(객담, sputum)의 형태로 배출된다. 이와 같이 점액층과 섬모에 의한 기도의 방어기전을 점액섬모운동이라고 한다(그림 1-7B). 기관지 확장증이 있으면 가래의 배출이 어렵거나 가래가 고이게 되는데, 이는 점액섬모층의 손상에 의한다.

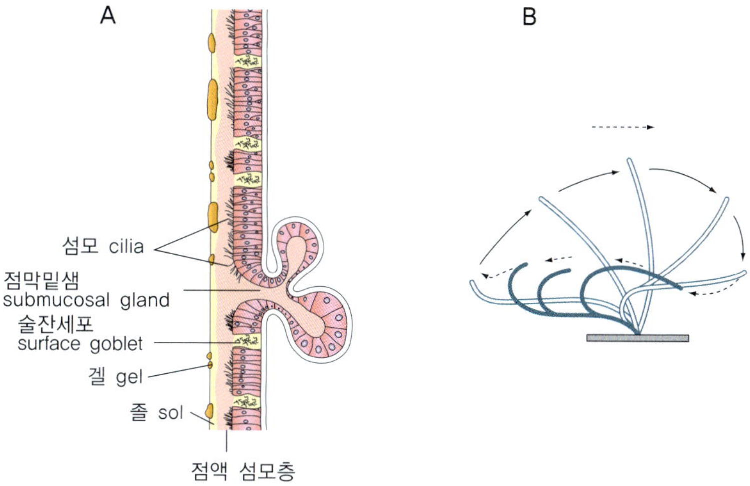

그림 1-7. 기관지 점막에서의 점액섬모운동(A: 기관지 점막구조, B: 기관지 섬모의 운동방향)
앞굽힘운동(전굴운동)에 의해서 점도가 높은 겔(gel)층이 위쪽으로 이동하고, 뒤굽힘운동(후굴운동)에 의하여 액상의 졸(sol)층이 아래쪽으로 이동한다.

5) 폐(Lung)와 가슴막(흉막, Pleura)

폐는 가슴안(흉강, thoracic cavity) 내에 한 쌍으로 위치하며 호흡계통의 중심기관으로 외부공기와 혈액 사이의 가스 교환을 담당한다. 성인의 우폐의 무게는 약 620 g이고, 좌폐는 약 560 g이며, 체중의 1/40 정도이다.

폐는 2겹의 가슴막으로 싸여 있고, 우폐는 빗틈새(사열)와 수평틈새(수평열)에 의해 위 · 중간 · 아래엽의 3엽으로 되어 있고, 좌폐는 심장에 의해 오목하게 들어간 부분이 심장패임(심장절흔)이 있고, 빗틈새에 의해 위 · 아래엽의 2엽으로 되어 있다(그림 1-8).

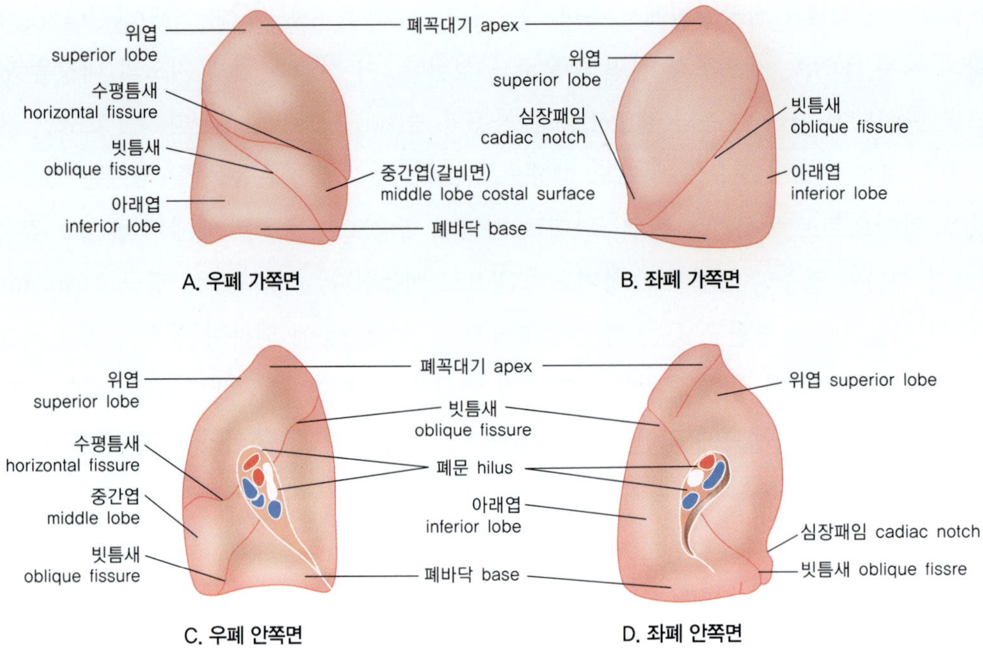

그림 1-8. 폐의 구조

폐는 전체적으로 반원뿔모양(반원추형)을 이루고 있으며 윗부분은 비교적 뾰족하기 때문에 폐꼭대기(폐첨, apex)라 하고, 아랫부분은 폐바닥(폐저, base)이라고 하며 가로막의 윗면에 접한다.

폐꼭대기는 빗장뼈(쇄골)의 위쪽 2~3 cm 위치까지 있으며, 폐바닥은 선 자세에서 여섯~일곱 번째 갈비뼈(제6~7늑골)와 젖꼭지선(유두선) 사이에 위치한다. 가슴세로칸(종격) 면의 중앙부에는 폐문이 있어 폐정맥, 폐동맥, 기관지가 출입한다.

가슴막은 두겹의 얇은 장막(serosa)으로 폐를 둘러싸고 있다. 안쪽막은 폐와 접하는 곳으로 내장가슴막(장측흉막, visceral pleura)이라 하고, 바깥쪽막은 가슴벽 안쪽을 둘러싸고 있어서 벽가슴막(벽측흉막, parietal pleura)이라 한다.

폐쪽(측)가슴막과 벽쪽(측)가슴막 사이에는 가슴막안(흉막강, pleural cavity)이 있고 가슴막액을 함유하여 폐가 수축과 확장운동을 할 때 발생할 수 있는 마찰을 줄여 주는 윤활제 역할을 한다(그림 1-9). 가슴막 내 압력은 대기압보다 항상 4 mmHg 정도의 낮은 음압을 유지하고 있어 폐의 용적을 유지하는 데 중요한 작용을 한다.

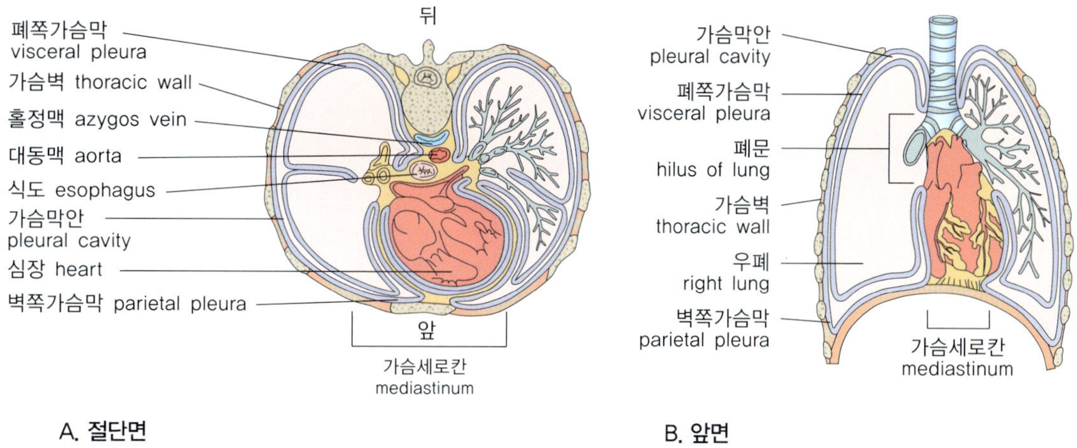

그림 1-9. 가슴안의 해부학적 위치관계

6) 폐포(허파꽈리, Alveoli)

폐포는 전체 폐에 약 3억 개 정도 존재하며 폐포 총면적은 신체의 크기에 따라서 다르지만 약 40~100 m^2 정도로 O_2와 CO_2의 교환이 일어나는 거대한 표면을 제공하는 역할을 한다(그림 1-10).

폐포는 호흡세기관지에서부터 관찰되며, 폐포벽은 호흡막으로 폐포상피막, 세포사이질공간, 모세혈관바닥막, 모세혈관의 내피세포로 이루어져 있으며, 그 두께가 매우 얇다.

폐포벽의 두께가 얇으면 O_2와 CO_2의 확산량이 증가하고, 두꺼워지면 확산량이 감소된다(그림 1-11).

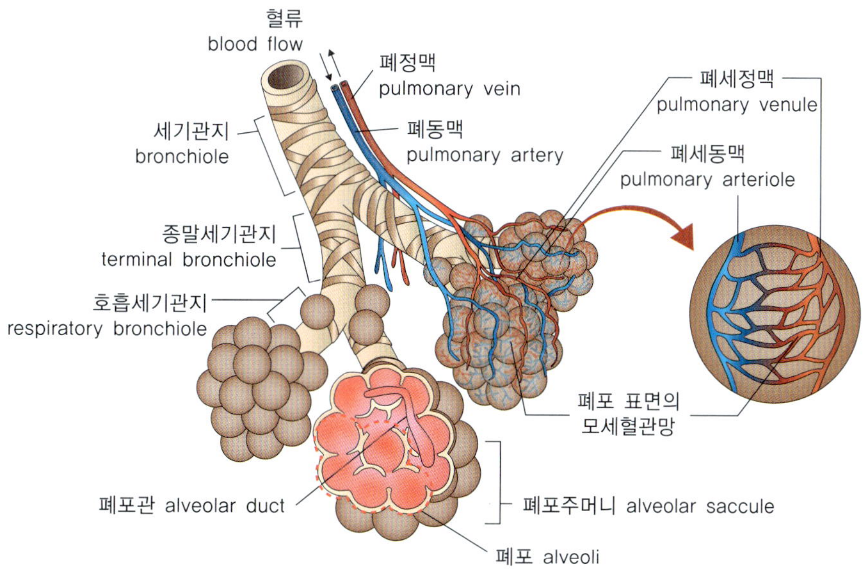

그림 1-10. 폐포의 미세구조

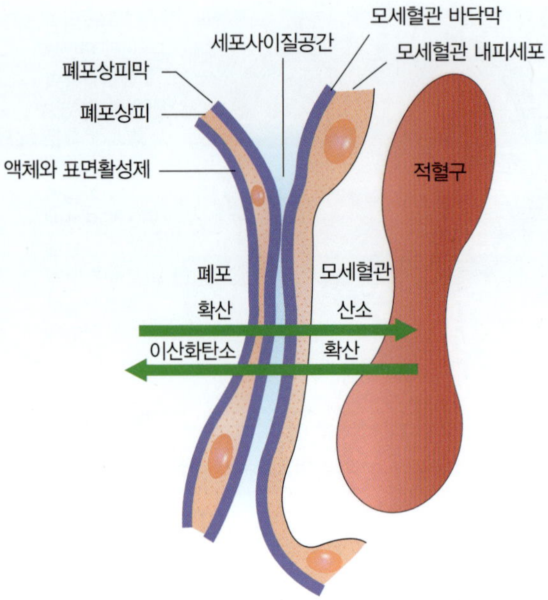

그림 1-11. 호흡막(폐포-모세혈관막) 사이의 가스교환

폐포상피는 호흡상피세포 또는 I형 폐포세포(type I pneumocyte)와 II형 폐포세포(type II pneumocyte) 또는 폐포대식세포(alveolar macrophage)의 두 가지가 있다(그림 1-12).

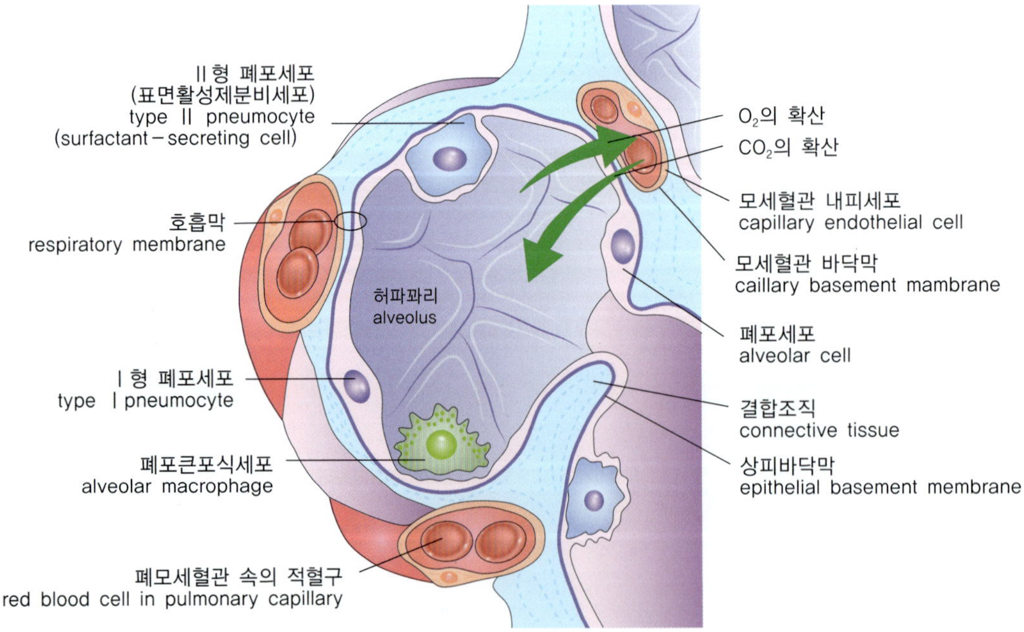

그림 1-12. 폐포의 구조

I형 폐포세포는 단층편평 상피세포로 전체 폐포 면적의 93~95%를 차지하나 숫자상으로는 35% 정도이며, 두께가 0.5 μm 정도로 얇아 가스 교환에 적합하도록 되어 있는 물리적 가스 교환의 장벽이다. II형 폐포세포는 입방모양 세포로 폐포 면적의 5~7%를 차지하지만, 숫자는 65% 정도이며, 세포질 내에 분비과립을 많이 함유하여 대사기능이 뛰어나다.

II형 폐포세포는 외부의 이물질을 제거하는 역할을 하는 디팔미토일 레시틴(dipalmitoyl lecithin)을 주성분으로 하는 폐포 표면활성물질(계면활성제, surfactant)를 생성하며 세포사이질과의 사이에서 Na^+–K^+ pump를 조절하고 림프관이 없는 폐포간 사이질에서의 림프액 관류를 조절하는 중요한 기능을 갖는다.

호흡막인 폐포–모세혈관막 중 두꺼운 부분에는 세포와 바닥막 외에 결합조직, 섬유모세포, 그물체(망상체) 등이 있다. 그중 섬유모세포는 폐의 손상에 대한 내성이 강해 폐실질의 손상이 있으면 즉시 증식하여 1형 콜라젠(collagen) 등과 같은 결합조직 기질을 분비하기 때문에 결과적으로는 섬유화로 손상된 폐를 복구하는 데 있어서 폐기능의 저하를 초래한다.

폐포 내와 사이질에는 폐포큰포식세포(alveolar macrophage)라고도 불리는 먼지세포가 있다. 이는 대개 골수에서 생성되어 순환성 단핵구와 함께 혈류를 타고 폐로 이동하며, 폐포에 들어온 먼지나 이물질을 탐식하여 폐소엽의 일차적인 폐방어기전에 중요한 역할을 담당한다.

7) 표면장력과 표면활성 물질

폐포를 싸고 있는 액체의 표면장력은 폐포의 크기를 줄이고 폐확장을 방해한다.

특히 표면장력이 커지면 들숨운동을 방해하게 된다. II형 폐포세포의 폐 표면활성 물질인 표면활성제는 인지질로 되어 있어 폐포를 둘러싼 액체의 표면장력을 줄여 들숨운동(흡식운동)이 일어나는 동안 폐포를 쉽게 확장시킴으로써 들숨운동을 돕는다.

임상노트

디팔미토일 레시틴(Dipalmitoyl lecithin)

포스파티딜콜린(레시틴)의 일종. 자연계에서는 동물의 폐포에 많이 존재한다. 폐포에서 공기–물의 표면(계면)에 단분자막을 형성하고 있다고 해서 폐포 표면활성 물질이라고도 한다. 화학적으로 합성한 물질에 대해서 막의 물성을 상세하게 조사하여 생체막 지질의 동태연구에 유용한 정보를 제공하고 있다.

2. 호흡 생리

1) 호흡의 주요기능

호흡이란 생체와 주변의 대기 사이에서의 가스 교환 행위로서 그 기능은 5가지로 구분할 수 있다.

(1) 환기(Ventilation) 기능

폐 내로 외부의 공기를 능동적으로 받아들여 가스 교환 장소인 폐포 모세혈관막(alveolar capillary membrane)에 분포하게 하는 행위를 환기라 한다.

(2) 관류(Perfusion) 기능

폐모세혈관을 통해 혈류를 폐로 이동시켜 가스 교환 장소에 분포하게 하는 작용을 관류라 한다.

(3) 확산(Diffusion) 기능

폐포 모세혈관막에서 흡입된 공기와 혈액 사이에서 이루어지는 O_2와 CO_2의 수동적 이동과정을 확산이라 한다.

(4) 폐순환(Pulmonary circulation) 기능

가스 교환을 위하여 우심실의 혈액이 폐의 모세혈관을 거쳐 좌심방에 이르는 혈액순환 과정을 폐순환이라 하며, 폐순환에 소요되는 시간은 약 0.8초 정도이다.

(5) 호흡조절(Control of breathing) 기능

대사의 요구나 필요에 따라 환기를 조절하는 행위를 호흡조절이라 한다.

실제로 각종 폐질환은 질병양상에 따라 위의 각 호흡단계에서 특징적인 이상을 보이기 때문에 환자가 호흡곤란을 느낄 뿐만 아니라 운동장애를 나타낸다. 따라서 호흡곤란 및 신체장애가 있는 환자에서 호흡의 어느 단계에서 이상이 있는지를 검사하는 것은 질병의 병태생리를 이해하는 데 매우 중요하다.

2) 호흡의 종류

호흡은 크게 2가지, 즉 폐를 통하여 산소와 이산화탄소를 교환하는 바깥호흡과 조직과 혈액 사이에서 가스 교환을 하는 속호흡으로 구분되는데 그중에서 폐기능검사와 직접적인 관련이 있는 것은 바깥호흡이다. 분당 호흡수는 연령, 성별, 운동, 자세, 체온, 질병, 정신상태 등에 따라 차이가 있다. 그리고 호흡의 종류는 양상에 따라 여러 가지로 구분할 수 있는데, 그 종류는 다음과 같다.

안정 시 정상 호흡에서는 성인의 경우 1분에 13~22회의 빈도로 1회 500 mL 정도의 들숨과 날숨을 반복한다. 호흡빈도가 증가하는 경우를 빠른호흡(빈호흡, tachypnea)이라 하고, 호흡빈도가 감소하는 경우를 느린호흡(서호흡, bradypnea)이라 한다. 과호흡(hyperpnea)은 호흡빈도와 상관없이 호흡의 깊이가 증가하는 경우로 심호흡을 과도하게 하는 것을 말한다. 호흡곤란(dyspnea)은 노력하지 않으면 호흡운동을 하기 매우 힘든 상태를 말하며, 주원인은 혈액 속의 CO_2 농도가 높아져 호흡중추가 지나치게 자극되기 때문이다. 무호흡(apnea)은 호흡운동이 일시 정지되는 경우를 말한다.

체인–스토크스 호흡(Cheyne-Stokes respiration)은 호흡곤란과 무호흡이 교대로 되풀이되면서 나타나는 상태를 말하며, 호흡중추의 흥분성이 매우 낮아짐으로써 일어난다. 체인–스토크스 호흡은 뇌질환, 마약과 일산화탄소 중독, 심장기능상실(심부전), 요독증, 사망 직전에 나타난다. 비오 호흡(Biot's respiration)은 서서히 깊은 호흡이 되는 것이 아니라 갑자기 무호흡에서 과호흡이 되며, 또 반대로 과호흡에서 갑자기 무호흡으로 바뀌는 호흡 형태이다. 비오 호흡은 수막염이나 뇌압상승을 수반하는 뇌염, 뇌종양 등에서 나타난다.

호흡은 호흡중추에 의해 조절되나 병적으로 과환기나 환기부족으로 인해 비정상 호흡형태가 발생할 수 있다. 호흡성 알칼리증은 과환기로 CO_2를 지나치게 잃게 되는 과도호흡 시 나타나고, 호흡성 산증은 환기 부족상태로 호흡곤란 시 나타난다.

3) 호흡운동

반복 환기를 통하여 폐로 공기가 출입하는 것이 호흡운동이다. 호흡운동은 외부의 공기를 폐포 내로 들여보내는 들숨운동과 폐포 내에 있는 공기를 외부로 내보내는 날숨운동이 있다.

(1) 들숨(흡기, Inspiration)

가슴우리(흉곽, thoracic cage)를 확장시키면 폐도 확장되어 폐포내압이 대기압보다 낮아져 폐 내로 공기가 들어오는 것이 들숨이다(그림 1-13A).

들숨운동은 능동적으로 일어나며 에너지를 필요로 한다. 들숨운동 과정은 다음과 같다(그림 1-14A).

폐포압(P_{alv})이 대기압(P_{atm})보다 작을 경우 공기는 폐로 들어간다. 공기이동량(F)은 압력차에 비례하며 기도저항(R)에 반비례한다.

① 가로막(횡격막, diaphragm)이 수축하여 가슴우리 부분이 배안(복강)쪽으로 내려가면서 위아래직경(수직직경)을 증가시켜 가슴우리를 확장시킨다. 가로막의 수축에 의한 호흡을 배호흡(복식호흡)이라고 한다.

② 바깥갈비사이근(외늑간근, external intercostal muscle)이 수축하여 갈비뼈를 위쪽으로 올려 앞뒤직경(전후직경)을 증가시켜 가슴안의 좌우 · 상하의 용적이 증가한다. 그 결과 가슴안내압이 낮아져 폐포가 확장한다.

③ 배근육의 이완이 일어난다.

④ 폐포의 표면장력 약화가 일어난다.

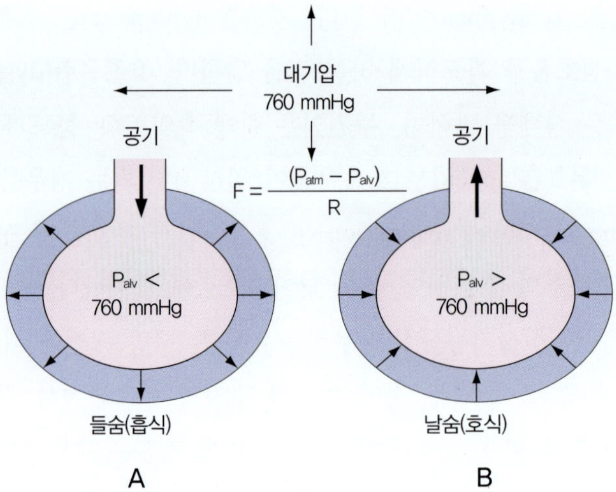

그림 1-13. 호흡 시 폐포압과 대기압의 관계

폐포압(Palv)이 대기압(Patm)보다 작을 경우 공기는 폐로 들어간다. 공기이동량(F)은 압력차에 비례하며 기도저항(R)에 반비례한다.

가슴우리가 확장되고 폐가 확장되면 폐내압(허파내압)이 1~2 mmHg 정도 음압이 되어 공기는 대기에서 능동적으로 압력이 낮은 폐포 내로 이동되어 들숨이 일어난다. 들숨은 폐포내압과 대기압이 같아질 때까지 일어난다.

(2) 날숨(호기, Expiration)

가슴우리의 크기가 작아져 폐 내 압력이 증가하므로 폐 내의 공기가 밖으로 나가는 것이 날숨이다(그림 1-13B). 날숨운동은 에너지를 필요로 하지 않는 수동적 운동으로 들숨운동의 역작용이다.

날숨운동의 과정은 다음과 같다(그림 1-14B).

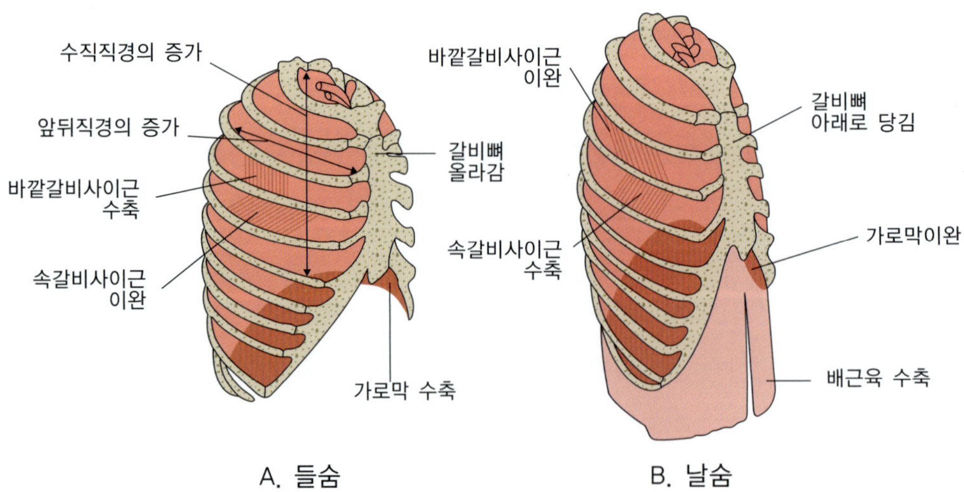

그림 1-14. 들숨과 날숨에서 가슴우리모양의 변화

① 들숨 시 수축되었던 가로막과 바깥갈비사이근의 이완으로 갈비뼈와 가로막이 원래의 위치로 되돌아와서 가슴우리의 크기가 줄고 폐 내 압력이 증가한다.

② 갈비뼈를 아래로 당기는 속갈비사이근(내늑간근, internal intercostalis)의 수축으로 가슴우리 용적을 더 줄게 한다. 속갈비사이근은 날숨운동을 주관하는 날숨근육이다.

③ 배근육의 긴장과 가로막의 원상복귀는 날숨을 용이하게 한다.

가슴우리와 폐의 용적이 축소되면 폐내압이 양압이 되어 공기는 폐포 내에서 대기(외부)로 이동되어 날숨이 일어난다. 날숨도 폐포내압과 대기압이 같아질 때까지 일어난다.

4) 가스 교환

호흡을 통하여 외부공기로부터 섭취한 O_2를 세포 내로 흡수하고 세포 내 산화대사과정에서 유리된 CO_2를 외부로 배출하는 가스 교환 방법은 다음의 4단계로 구분할 수 있다.

① 외부공기와 폐 사이의 가스 교환

② 폐와 혈액 사이의 가스 교환

③ 혈액과 조직 사이의 가스 교환

④ 세포 내의 O_2 소비와 CO_2의 생성

(1) 가스분압

전신의 조직이 1분간에 소비하는 O_2의 양은 250 mL 정도이고, 생산되는 CO_2의 양은 200 mL 정도이다.

대기는 총대기압이 760 mmHg이고 질소, 산소, 이산화탄소 등을 포함한 몇 가지 가스들의 혼합체로 구성된다. 각 가스들은 혼합된 상태에서 총 압력에 대한 각 가스의 비율에 해당하는 분압을 나타낸다.

흡입된 공기는 폐포 내 가스와 혼합된 후, O_2는 폐포에서 폐포 모세혈관의 혈액으로 이동되고 CO_2는 혈액으로부터 폐포 내로 배출된다. 이 과정은 단순한 확산에 의한 것이다. 이와 같이 바깥호흡에 의해서 매분 약 250 mL의 O_2가 체내에 흡수되고 약 200 mL의 CO_2가 체외로 배출된다. 그러나 심한 운동을 할 때에는 이보다 20배가 넘는 공기가 교환된다. 이렇게 건강한 폐는 폭넓은 가스 교환 능력을 가지고 있다.

생체에서는 호흡, 순환, 수분 및 전해질의 평형, 대사, 체온 등은 서로 밀접한 관계가 있기 때문에 어느 한 계통의 변화는 다른 계통을 통한 보상작용에 의하여 항상성(homeostasis)을 유지하게 된다. 따라서 대사정도에 따라 일정한 범위 내에서 산소의 공급 및 이산화탄소의 제거가 이루어지도록 호흡이 조절된다. 이러한 호흡을 위해서는 폐환기, 폐관류, 환기/관류의 배분, 확산, 가스의 운반 그리고 호흡운동에 관여하는 신경-근육계의 작용 등이 상호보완적으로 균형을 이루어야만 한다. 안정 상태에서의 각종 가스의 분압은 표 1-1과 같다.

가스 교환은 외부공기와 폐포, 폐포와 혈액, 모세혈관 내 혈액과 조직세포 사이 등 3곳에서 확산한다.

표 1-1. 안정 상태의 가스 분압(mmHg)

	산소	탄산가스	질소	수증기	합계
들숨공기	158	0.3	596	5.7	760
날숨공기	116	32	565	47	760
폐포공기	100	40	573	47	760
동맥혈액	100	40	573	47	760
정맥혈액	40	46	573	47	706
조직	40	46	573	47	706

(2) 폐포와 혈액 사이의 가스 교환

폐포의 가스 교환은 가스의 분압차에 의한 확산으로 일어나고 분압이 높은 곳에서 낮은 곳으로 이동한다.

폐포 내에서의 O_2 교환과정은 폐포공기의 산소분압이 100 mmHg이고, 폐포 모세혈관 혈액의 산소분압이 40 mmHg이므로 60 mmHg의 분압차가 생겨 폐포 공기 중의 O_2가 모세혈관 혈액 속으로 확산되어 들어간다. 폐포 내에서의 CO_2 교환과정은 폐포 공기의 CO_2 분압이 40 mmHg이고, 폐포 모세혈관 혈액의 CO_2 분압이 46 mmHg이므로 6 mmHg의 분압차가 생겨 모세혈관 혈액에서 폐포로 확산한다(그림 1-15, 1-16).

(3) 혈액과 조직세포 사이의 가스 교환

말초혈액과 조직세포 사이의 O_2 교환 과정은 말초 모세혈관의 O_2 분압이 100 mmHg이고, 조직세포에서의 O_2 분압은 40 mmHg이기 때문에 60 mmHg의 분압차에 의해 O_2가 모세혈관혈액에서 조직세포 내로 확산된다. 반대로 CO_2 교환 과정은 말초 모세혈관의 CO_2 분압은 40 mmHg이고, 조직세포에서의 CO_2 분압은 46 mmHg이기 때문에 6 mmHg의 분압차에 의해 CO_2가 조직세포에서 모세혈관 혈액 내로 확산되어 이동한다(그림 1-17).

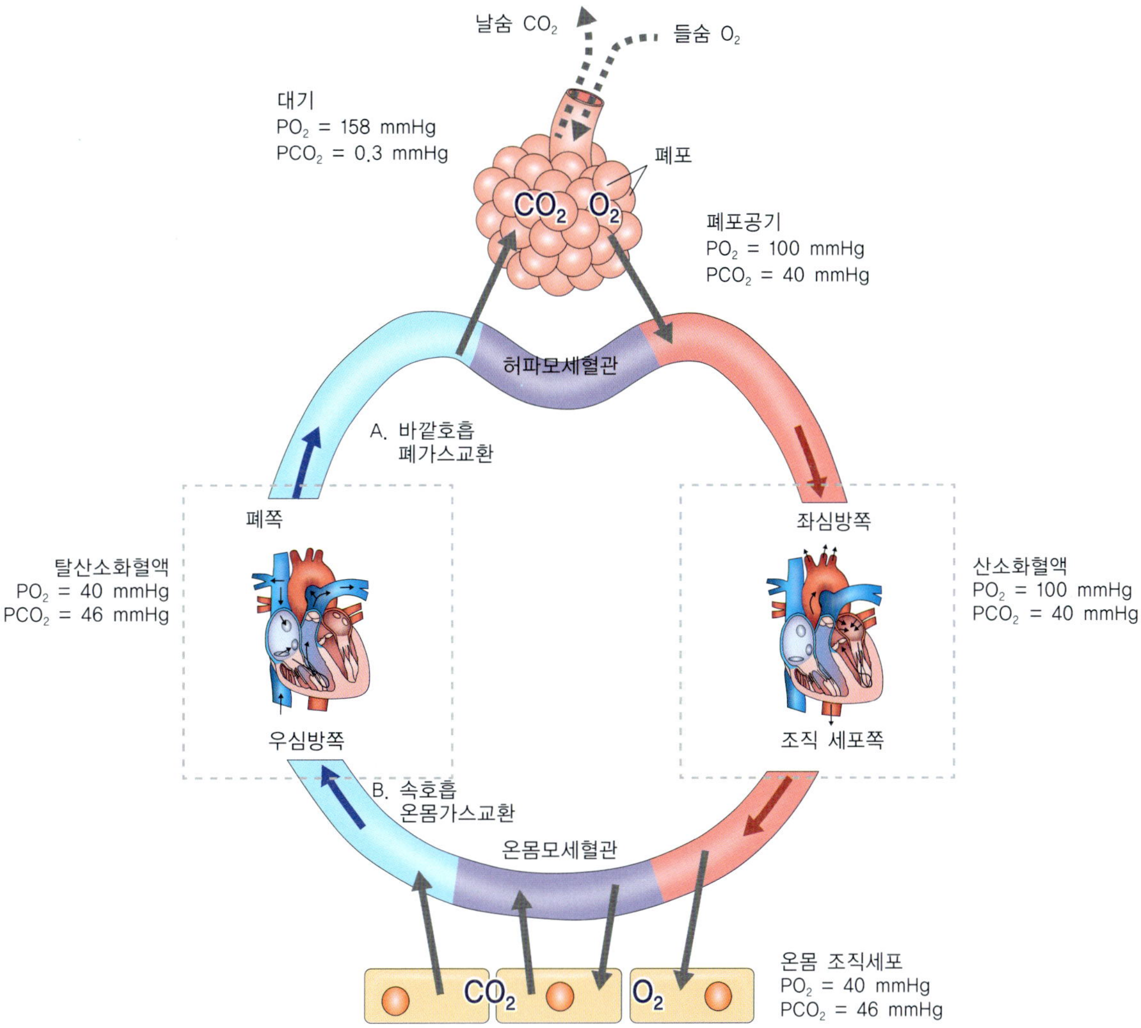

그림 1-15. 호흡과정에서의 O_2와 CO_2의 분압 변화

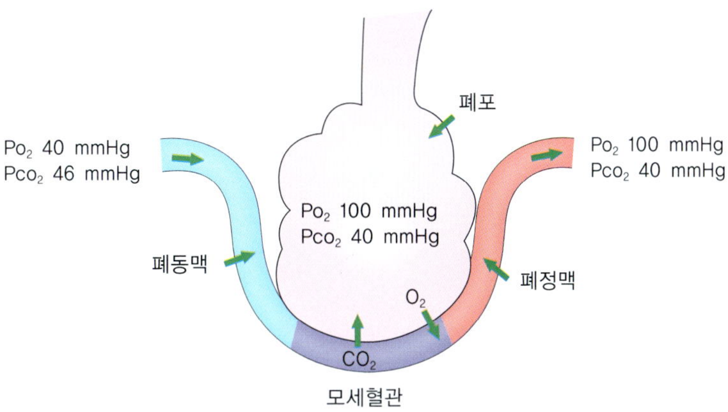

그림 1-16. 폐포와 모세혈관 사이의 가스 교환

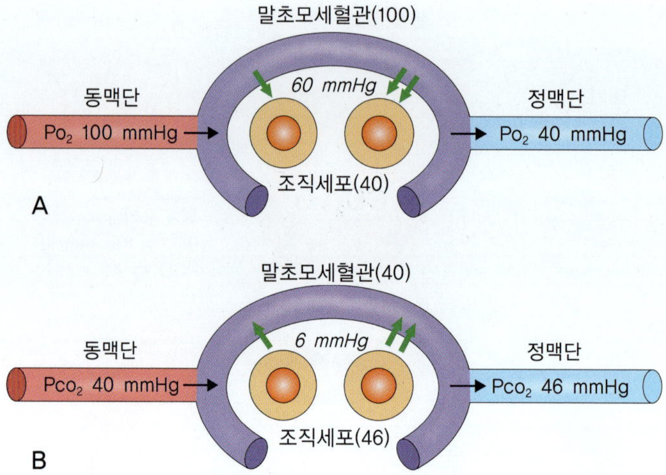

그림 1-17. 혈액과 조직세포 사이의 가스 교환
A. 말초혈액과 조직세포 사이의 O_2 교환 B. 말초혈액과 조직세포 사이의 CO_2 교환

5) 호흡 역학

보통 우리가 숨을 쉰다는 것은 1단계 호흡인 외부공기와 폐포공기 사이의 가스 교환인 폐포환기를 의미한다. 폐포환기의 목적은 폐포공기의 CO_2 분압을 낮게 하는데 있다. 따라서 폐순환 시 확산을 통하여 O_2를 혈액으로, 조직의 CO_2를 폐포로 확산시킨다.

폐포환기는 들숨과 날숨으로 이루어진다. 안정 시 호흡에서 들숨은 능동적으로 이루어지고 날숨은 수동적으로 이루어진다.

(1) 들숨과 날숨

들숨은 들숨근육의 능동적 수축에 의하여 가슴우리의 앞 · 뒤, 좌 · 우 및 위 · 아래 직경이 증가함에 따라 가슴안 용적이 증가한다. 안정 호흡 시 들숨에 관여하는 들숨근육은 가로막 및 바깥갈비사이근인데 전자의 수축은 그림 1-14에서와 같이 가슴안의 위 · 아래 직경을 증대시키고, 후자의 수축은 앞 · 뒤 직경을 증대시켜 가슴안내압의 음압도를 증가시킨다. 이때 폐는 탄성체이므로 음압에 상응하는 팽창을 하게 되며, 폐의 팽창에 의해서 외부공기와 연결된 폐 내강의 압력(intrapulmonic pressure)은 일시적으로 음압을 형성한다. 따라서 대기의 공기가 폐 내로 대기 압력과 같아질 때까지 유입되는 들숨이 일어나게 된다(그림 1-18).

들숨의 마지막 시기에 팽대되었던 폐는 들숨근육의 이완과 가슴벽에 의한 폐의 탄성 반동(elastic recoil)에 의해서 제자리로 되돌아가는 과정(수축)에서 폐내압은 일시적으로 대기압에 비하여 양압(positive pressure)이 되기 때문에 폐 내의 공기가 기도를 통하여 외부로 날숨한다. 이상과 같이 안정 시 날숨은 날숨근육의 관여 없이 수동적으로 이루어진다. 그러나 날숨 초기에도 일부 들숨근육은 계속 수축되어 있다. 이것은 급격한 폐의 탄성 반동을 방지하여 호흡운동을 부드럽게 하기 위한 것이다.

강한 강제(노력성)들숨(노력성 흡식, forced inspiration)을 통하여 가슴우리 용적을 최대로 증가시키면 안정 시 호흡에 비하여 폐를 더욱 확장시킬 수 있다. 폐환기가 항진된 상태에서는 날숨운동이 날숨근육 수축에 의하여 능동적으로 촉진되어 폐용적을 안정 시보다 더 감소시킨다. 강제(노력성)들숨에 관여하는 들숨근육으로는 목갈비근(사각근, scalene), 목부위(경부)의 목빗근(흉쇄유돌근, sternocleidomastoid muscle) 등이 있는데, 이들은 호흡 시 가슴우리의 상승을 돕는다.

강제 날숨(노력성 호식, forced expiration)은 폐용적을 최소로 압축하므로 가슴우리 용적을 최대로 감소시키면서 안정 시 호흡에 비하여 폐를 더욱 축소시킬 수 있다. 강제(노력성)날숨은 날숨근육 중에서 속갈비사이근이 주작용을 하며 배의 앞쪽벽에 있는 배곧은근(복직근), 배빗근(복사근) 및 배가로근(복횡근) 등이 보조작용을 하여 능동적으로 갈비뼈를 안쪽아래방향으로 이동시킴과 동시에 복압에 의해 가로막을 밀어 올려 날숨을 촉진시킨다.

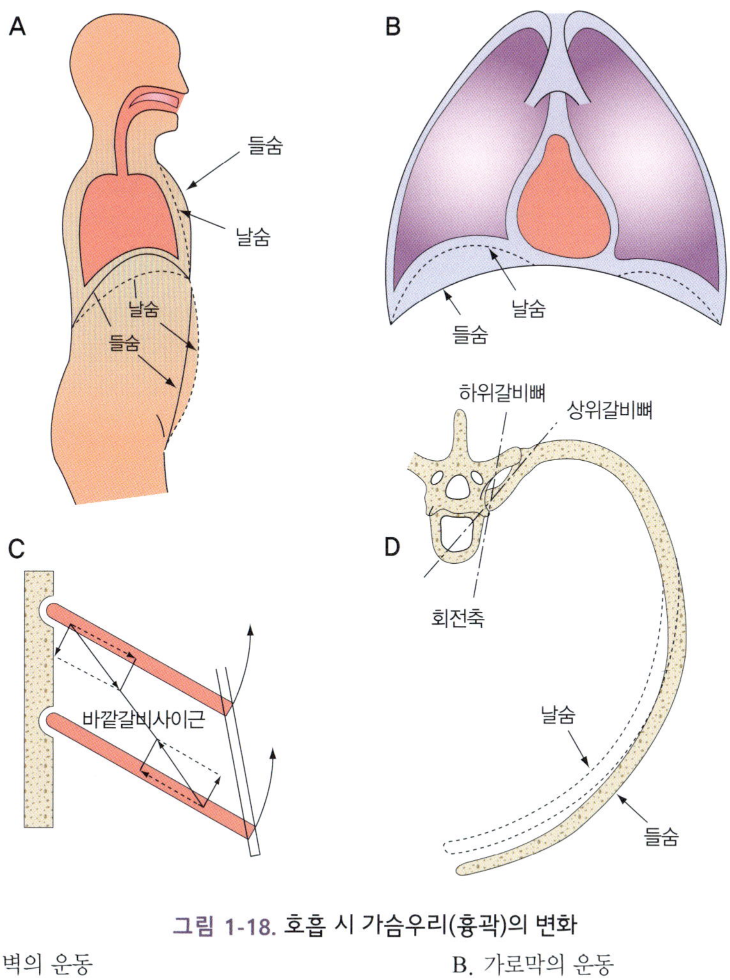

그림 1-18. 호흡 시 가슴우리(흉곽)의 변화

A. 체벽의 운동
B. 가로막의 운동
C. 바깥갈비사이근의 수축에 의한 가슴우리의 상승
D. 갈비뼈 상승 시 가슴안의 팽창

(2) 가슴막안내압(흉막강내압) 및 폐내압(허파내압)의 변화

가슴막안내압은 호흡의 전체 주기를 통하여 외부공기에 비하여 음압을 유지하고 있기 때문에 날숨의 마지막 시기에도 폐는 약간 팽대된 상태로 존재한다. 날숨의 마지막 시기의 가슴막안내압은 약 –2.5 mmHg이며, 들숨을 할 때는 가슴우리용적이 증가하며 들숨의 마지막 시기의 내압이 약 –6.0 mmHg까지 떨어진다. 이때 가슴안에 있는 폐는 음압에 상응하여 팽대되고 폐내압은 팽대된 만큼 일시적으로 저하되어 공기가 유입된다. 곧 이어서 날숨은 수동적으로 진행되고 가슴우리가 원래 위치로 되돌아갈 때 –6.0 mmHg로 저하된 가슴막안내압은 날숨 시 다시 –2.5 mmHg로 증가하여 폐를 압축함으로 폐내압은 일시적으로 대기압보다 증가되어 날숨을 초래하게 된다. 이상과 같이 안정호흡 시 불과 2~4 mmHg의 압력차에 의해서 약 500~600 mL의 공기가 들숨 및 날숨 때 체내 · 외로 이동하게 된다(그림 1-19). 폐환기는 추가로 들숨근육이 작용하여 최대로 가슴우리 용적을 증대시키면 가슴막안내압을 –30 mmHg까지 떨어뜨릴 수 있다. 이때 환기량은 안정 시 환기량의 7배 이상 증가한다.

가슴막안내압은 정상적으로는 호흡주기를 통하여 음압을 유지하지만 특수 동작으로 양압이 될 수도 있다. 발살바 조작(Valsalva maneuver)에서와 같이 성문(glottis)을 닫고 강제(노력성)날숨을 하면 가슴막안내압은 외부공기보다 100 mmHg 이상으로 증가시킬 수 있다. 이러한 동작은 일상생활에서 배변, 배뇨 또는 힘을 쓸 때 흔히 경험하는 동작이다. 가슴막안내압의 음압은 생리학적으로 정맥혈이 심장으로 환류(venous return)되는 것을 돕는 데 중요한 역할을 한다. 호흡주기에 따른 혈압의 변동도 가슴막안내압의 변화에 따르는 현상이다. 따라서 발살바 조작과 같은 동작은 가슴막안내압이 양압이 되어 정맥혈 환류를 억제하므로 오래 지속할 수 없다.

가슴막안양압(positive intrathoracic pressure)은 기침 또는 재채기 반사와 같은 보호 작용에도 이용된다. 기침동작은 우선 성문을 닫고 강제(노력성)날숨을 통하여 가슴막안내압을 양압으로 만들어 폐를 압박한 후 갑자기 성문을 열어주면 날숨공기가 큰 압력차에 의해서 폭발적으로 배출되면서 기도 내의 이물질을 기침과 함께 외부로 배출하는 과정이다. 재채기 반사(sneezing reflex)도 같은 기전으로 발생하는 반사작용이지만 기도를 막는 장소가 성문이 아니고 인두 전체가 된다(그림 1-19).

만약에 폐가 파열하든가 가슴벽에 외상 등으로 구멍이 생길 경우 호흡운동에 의하여 가슴 우리를 증대시켜도 가슴막안은 외부공기가 직접 들어오기 때문에 가슴막안음압을 형성하지 못하여 해당 폐가 위축되는 상태가 일어나는데, 이를 기흉(pneumothorax)이라고 부른다.

기흉은 주사기를 사용하여 가슴막안에 인위적으로 공기를 주입할 때 발생될 수 있기 때문에 과거에는 폐결핵 환자의 폐를 안정시키기 위한 치료적 목적으로 인위적 기흉을 널리 이용하였다. 인위적 기흉을 이용할 때는 주입된 공기가 혈액으로 서서히 흡수되므로 기흉을 계속 유지하려면 2~3일마다 공기를 보충 주입하여야 한다.

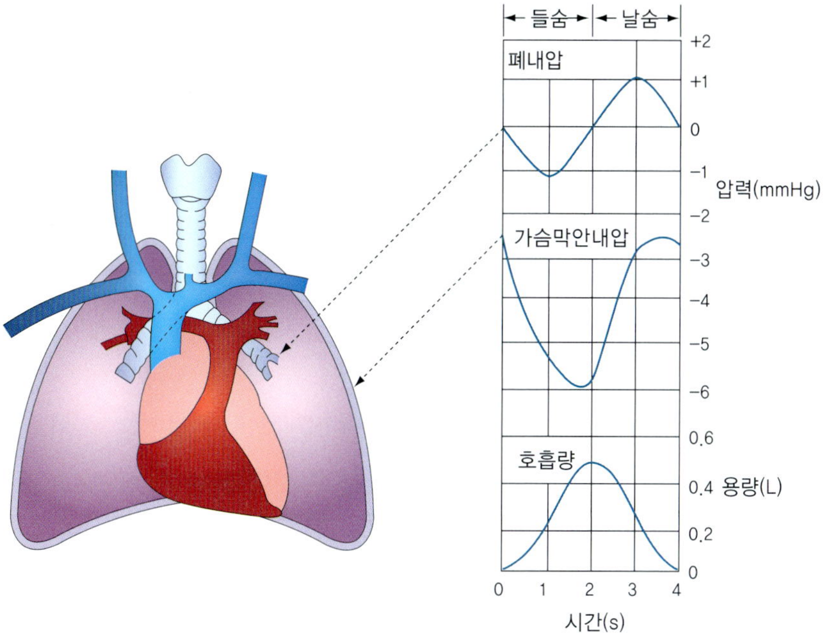

그림 1-19. 호흡 시 가슴막안내압과 폐내압의 변화

> **임상노트**
>
> **발살바 조작(Valsalva maneuver)**
>
> 심호흡 뒤에 입과 콧구멍을 막고 숨을 내뱉으려고 배에 힘을 주는 조작을 말한다. 부교감신경을 흥분시키는 효과, 가슴막안내압(흉강내압)을 높여서 정맥환류를 일시적으로 감소시키는 효과가 있다.

6) 혈액 중의 가스운반

폐에서 가스 교환으로 혈액 중으로 이동된 산소는 혈액에 의해 조직으로 운반되고, 조직에서 생성된 이산화탄소는 혈액에 의해 폐포 내로 운반되어 공기 중으로 배출된다.

(1) 혈액 중의 산소운반

혈액 내에서 산소의 운반은 주로 적혈구 내의 헤모글로빈과 결합된 산화헤모글로빈의 형태로 97%가 운반되고 약 3%만이 혈장에 녹아 있는 상태로 운반된다(그림 1-20).

가. 헤모글로빈에 의한 산소 운반

1개의 헤모글로빈은 4개의 산소분자와 결합하며, 산소와 결합되어 있는 헤모글로빈을 산화헤모글로빈(oxyhemoglobin: HbO_2)이라고 하고 산소와 결합되어 있지 않은 헤모글로빈을 환원헤모글로빈(reduced hemoglobin)이라고 한다. 산소와 헤모글로빈의 결합력을 나타내는 곡선을 산소해리곡선(oxygen dissociation curve)이라고 하며, 정상적인 혈액에서 산소분압이 10~50 mmHg일 때 경사도가 가장 커, 산소가 혈액으로 많이 방출된다.

산소해리곡선은 온도 상승, PCO_2 증가, pH 감소, 다이포스포글리세르산(diphosphoglyceric acid, DPG)의 농도가 증가하면 해리곡선이 오른쪽으로 이동하여 산소해리가 촉진되고, 온도 하강, PCO_2 감소, pH 상승, DPG의 농도가 감소하면 해리곡선을 왼쪽으로 이동시킨다.

나. 혈장에 용해된 상태의 산소 운반

혈장에의 산소용해는 산소분압에 비례하며 산소분압이 100 mmHg일 때의 용해 산소량은 혈장 100 mL당 0.3 mL이다.

다. 일산화탄소 중독

일산화탄소는 헤모글로빈에 대해 산소보다 200배 이상이나 강한 친화성을 가지고 있어 대부분의 헤모글로빈이 일산화탄소와 결합하므로 산소는 헤모글로빈과 결합할 수 없게 되고 조직에 산소를 공급할 수 없게 되어 생명이 위험에 빠진다. 특히 중추신경, 심장근육 등 산소 소비가 많은 기관에 영향이 가장 크다.

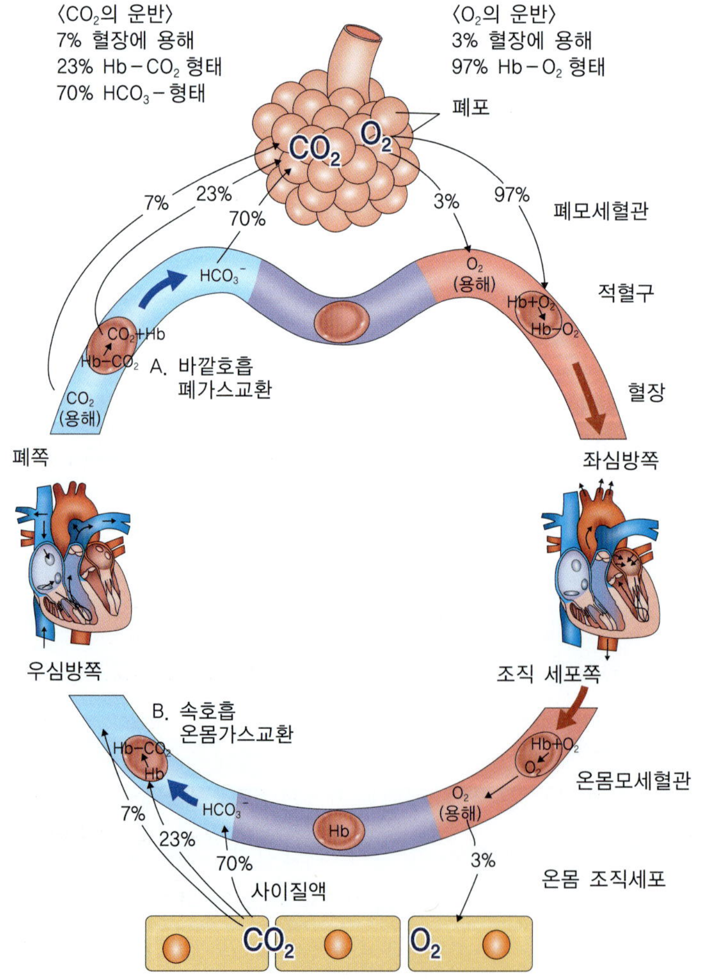

그림 1-20. 혈액 중의 O_2와 CO_2의 운반

(2) 혈액 중 이산화탄소의 운반

이산화탄소는 혈액에서 세 가지 형태로 운반되는데 70%의 이산화탄소는 중탄산이온(HCO_3^-)의 형태로, 23%는 카르바미노헤모글로빈(carbaminohemoglobin)의 형태로, 7%는 혈장에 녹아 있는 용해 이산화탄소로 운반된다(그림 1-20).

가. 중탄산이온(HCO_3^-) 형태로 운반

혈액 중으로 들어온 CO_2는 물과 결합하여 탄산(H_2CO_3)이 된다. 탄산이 포화상태가 되면 탄산은 수소이온(H^+)과 중탄산이온(HCO_3^-)으로 해리되어, 중탄산이온의 형태로 총 이산화탄소의 70%가 운반된다.

$$CO_2 + H_2O \rightleftarrows H_2CO_3 \rightleftarrows H^+ + HCO_3^-$$

나. 카르바미노헤모글로빈 형태로 운반

헤모글로빈이나 혈장단백질의 아미노기(–NH)는 CO_2와 결합하여 카르바미노헤모글로빈을 형성한다.

$$HbNH_2 + CO_2 \rightarrow HbNHCOO^- + H^+$$
$$\text{protein}-NH_2 + CO_2 \rightarrow \text{protein}-NHCOO^- + H^+$$

다. 혈장에 용해된 상태의 이산화탄소 운반

혈장에 물리적으로 용해되어 운반되는 양은 소량이다.

7) 호흡 조절

호흡운동은 언제나 일정치 않고 활동에 맞추어 호흡을 조절해야 한다. 산소의 요구량이 많을 때에는 호흡의 빈도와 깊이가 증가하여 폐환기량이 많아지고, 산소의 요구량이 작을 때에는 폐환기량이 감소하는 것을 볼 수 있으며, 이와 같은 현상을 호흡조절이라고 한다.

호흡조절의 기전은 뇌의 호흡중추의 활동을 통하여 율동적이고 규칙적인 환기가 되게 하는 신경성 조절과 순환혈액 및 체액의 화학적 조성의 변화를 통해서 신경성 조절을 보완하는 화학적 조절이 있다.

(1) 신경성 조절(Neural control)

호흡중추는 숨뇌(연수)와 다리뇌(뇌교)에 있다. 숨뇌에 있는 호흡중추는 들숨중추(흡식중추)와 날숨중추(호식중추)로 되어 있고, 들숨중추는 들숨근육을 지배하는 운동뉴런에 흥분성을 보내는 들숨뉴런의 무리이고, 날숨중추는 날숨근육을 지배하는 운동뉴런에 흥분성을 보내는 날숨뉴런의 무리로서 이

두 중추는 서로 대항적(길항적)으로 작용한다. 다리뇌에도 지속성 들숨중추와 날숨조절중추의 두 개의 호흡조절중추가 있다. 지속성 들숨중추는 다리뇌의 아래쪽 2/3에 위치하고 지속적인 들숨운동을 일으키며, 날숨조절중추는 다리뇌의 위쪽 1/3에 위치하고 날숨운동을 조절한다. 들숨이 진행하여 폐가 확장되면 폐의 폄 수용기(신전수용기)가 흥분되어 들신경(구심신경)인 미주신경에 의해 들숨중추에 전달되어 들숨중추를 억제하여 날숨이 나타나게 하는 반사활동을 일으키는데, 이를 헤링-브로이어 반사(Hering-Breuer reflex)라 한다(그림 1-21).

(2) 화학적 조절(Chemical control)

혈액 내에 있는 PO_2, PCO_2, H^+(pH) 등의 변동에 의하여 호흡의 주기성이 조절되는 것을 화학적 조절이라 하고, 이때 혈액 내의 화학적 환경변화 상태를 알아낼 수 있는 장치를 화학수용기라 하며, 중추 화학수용기와 말초 화학수용기가 있다.

가. 중추 화학수용기

중추 화학수용기는 숨뇌의 배쪽면 가쪽(복측면 외측) 표면에 있으며 CO_2 또는 H^+에 예민하게 반응하는 화학수용기이다.

호흡은 CO_2 분압과 H^+ 농도에 비교적 예민하다. 혈액 내 CO_2의 농도가 높아지면 탄산(H_2CO_3)이 많아지고, 그중 CO_2는 빠른 속도로 혈액을 통해 뇌척수액에 들어가므로 수소이온(H^+)과 중탄산이온

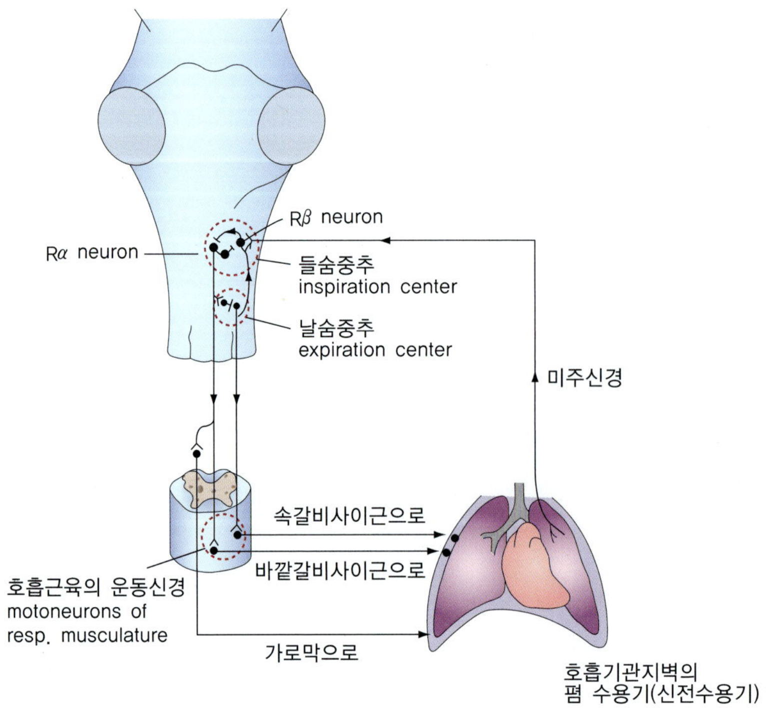

그림 1-21. 폐의 폄 수용기로부터 되먹임을 포함한 들숨과 날숨의 신경조절계 회로

(HCO_3^-)으로 해리되면 뇌척수액의 H^+ 농도가 높아져 중추 화학수용기에 영향을 미쳐 호흡중추가 흥분하면서 호흡이 촉진된다. H^+ 농도의 증가는 환기를 촉진하고 H^+ 농도의 감소는 환기를 억제한다. 호흡에 대한 CO_2의 영향은 CO_2가 뇌척수액에 들어가 H^+ 농도를 상승시켜 숨뇌의 중추 화학수용기를 자극하는 데 따른다.

한편, 정상 상태에서는 O_2 분압이 중추 화학수용기를 흥분시킬 만큼 감소하는 일이 없으나 위급한 저산소증 시에는 O_2 분압에 중추 화학수용기가 흥분할 수 있다.

나. 말초 화학수용기

말초 화학수용기는 목동맥소체(경동맥소체)와 대동맥소체이다. 목동맥토리는 온목동맥(총경동맥)이 속목동맥(내경동맥)과 바깥목동맥(외경동맥)으로 갈라지는 부위에 위치하고, 대동맥토리는 대동맥활(대동맥궁)에 위치한다(그림 1-22). 동맥혈액의 O_2 분압 감소, pH 감소, CO_2 분압 증가 시 말초 화학수용기가 자극을 받아 호흡중추의 흥분성을 높여 호흡이 촉진된다.

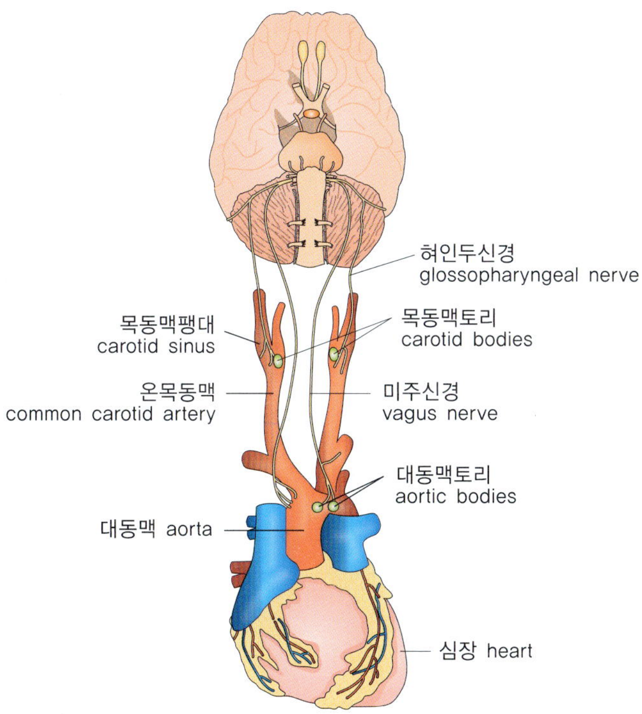

그림 1-22. 목동맥토리와 대동맥토리에 의한 호흡조절

폐기능검사학 실습보고서

학교명: 학번: 이름:

Section

02 폐기능검사의 기본 개념

학습목표

1. 폐기능검사의 임상적 의의를 설명할 수 있다(A).
2. 폐기능검사에 영향을 미치는 요인(적합성과 재현성)을 설명할 수 있다(A).
3. 폐기능검사의 종류를 설명할 수 있다(A).
4. 기체표시법을 설명할 수 있다(A).
5. 폐기능검사에 따른 폐질환 해석을 설명할 수 있다(A)
6. 폐기능검사의 대상이 되는 질환을 설명할 수 있다(A).

1. 폐기능검사의 임상적 의의

우리나라에서는 과거 폐결핵, 폐렴 및 기관지확장증 등과 같은 기질적 폐질환이 흔하였기 때문에 기능적 검사인 폐기능검사(pulmonary function test, PFT) 또는 호흡기능검사의 중요성은 상대적으로 적었다. 그러나 현재 생활수준의 향상 및 의학의 발전으로 폐결핵 환자수가 상대적으로 감소하는 추세이며, 흡연 및 공업화에 따른 대기오염 등에 의해 만성 폐쇄성 폐질환 및 직업성 폐질환 등이 상대적으로 증가할 것이 예상되고 있다. 또한 근육질환에 의한 호흡곤란 등 임상에서 흔히 이용하는 흉부 X-선 촬영으로 진단되지 않는 폐질환도 다수 존재하므로 이들의 진단 및 치료를 위하여 폐기능검사의 활용성이 크게 증가하고 있다.

폐기능검사는 호흡 곤란 환자의 원인을 진단하기 위한 기능적 검사 중의 하나로서 환자가 시간에 따라 들여 마시고 내쉬는 공기의 양과 흐름을 측정하여 호흡상태를 평가하는 강력한 도구이다. 또한 호흡기 질환의 진단에 도움을 줄 뿐 아니라 질병의 중증도와 치료반응의 객관적인 지표를 제공한다. 호흡기 질환 중 많은 수가 흉부방사선 결과에는 나타나지 않고 기능적 변화만을 초래하기 때문에 폐기능검사가 중요하다. 또한 기질적 폐질환의 진단뿐만 아니라 신경증에 의한 기능성 호흡곤란 및 호흡근육 마비와 폐와 질환에 의한 호흡곤란의 감별진단에도 폐기능검사는 유용하다. 특히 생활의 불편한 정도를 측정하는 데는 흉부방사선 검사보다 폐기능검사의 중요성이 강조되고 있다.

폐기능검사는 임상에서 환자의 진단 및 치료판단에 널리 이용되고 있을 뿐 아니라 폐의 연구, 특히 폐의 생리학 및 폐질환의 역학 연구에 일찍부터 사용되어 왔다. 폐질환의 연구는 폐질환의 병태생리를 이해하고 질환의 예후 및 치료에 따른 효과를 이해한다는 면에서 매우 중요하다.

임상에서 폐기능검사의 이용은 다음과 같다.

- 호흡곤란 환자 및 건강검진 대상자의 폐질환 여부에 대한 1차적인 검사
- 여러 호흡기 질환에 대한 치료의 효과 판정(폐결핵, 폐기종, 폐섬유증, 만성 기관지염, 천식, 기관지확장증, 폐기능부전증 등), 환자의 질환 치료, 경과 관찰 및 예후 판정(예: 천식에서 기관지확장제 반응)
- 수술 전 위험 여부의 판단 및 수술 후 호흡기 병발증의 위험성 정도 판단
- 유해물질(분진, 유기용제, 용접 등) 취급 근로자의 직업성 폐질환 예방을 위한 폐기능 모니터링
- 진폐진단검사(진폐증은 제한성 환기장애이며 총폐용량으로 확진)

2. 폐기능검사에 영향을 미치는 요인

1) 폐기능검사의 적합성과 재현성

폐기능검사에서 적합성(acceptability)이란 검사결과에 영향을 줄 수 있는 부적절한 요인을 배제하여 측정값이 얼마나 정확성을 가지는지를 알 수 있으며, 재현성(reproducibility)이란 짧은 시간이내 반복되는 검사에서 얼마나 일정한 값이 나오는가를 보는 것으로 반복성 또는 정밀성 등과 같은 개념이다. 즉, 적합성이란 오류가 없이 시행된 검사로 정확한 검사가 시행되었음을 의미하며, 재현성은 여러 번 검사하여도 검사치가 동일한 것으로 검사방법이 타당하다고 받아들여지고 검사 대상자의 최대 폐활량 측정치를 얻은 것을 의미한다.

폐기능검사에서 적합성과 재현성을 얻기 위하여 다음과 같은 조건이 필요하다.

- 폐기능검사자의 지식(적합성과 재현성 판단기준 숙지)
- 폐기능검사자의 능력(설명과 협조유도)
- 정확하게 측정이 가능한 폐기능검사기(측정 센서 및 소프트웨어)
- 온도, 습도, 기압, 유량 등을 정확하게 반영한 보정
- 표준화된 검사방법
- 피검자의 협조

2) 폐기능검사에 영향을 미치는 요인

적합성과 재현성 있는 검사치를 얻기 위하여 폐기능검사에 영향을 미칠 수 있는 요인을 알아야 하고 표준화된 방법으로 시행되어야 한다. 폐기능검사는 많은 외부 요인에 의하여 영향을 받을 수 있으므로 이러한 요인들을 적절히 규제하여 신뢰성 있는 검사치를 얻는다는 것은 쉬운 일이 아니다.

적합성과 재현성이 없는 폐기능검사는 시행할 필요가 없다. 피검자의 폐기능 상태를 과소평가하거나

표 2-1. 폐활량 측정의 활용

1. 진단적 시행	1) 증상, 징후가 있을 때 • 증상: 호흡곤란, 천명음(wheezing), 기립성 호흡곤란, 기침, 객담, 흉부 통증 • 징후: 호흡음의 감소, 과팽창, 호기지연, 청색증, 흉곽이상, 수포음(rale) 2) 검사에서 이상소견이 나타날 때 저산소혈증, 과탄산혈증, 적혈구과다증, 흉부방사선사진에서 이상소견 3) 폐기능에 이상소견을 보일 때 4) 폐질환을 일으킬 위험이 있을 때 • 흡연자 • 위험 물질에 노출되는 사람 또는 인구집단 • 정규 임상 진찰의 기본 검사 5) 수술 전과 후의 위험도를 평가할 때 6) 치료와 수술 후 예후를 조사할 때 7) 스포츠, 운동, 군대 등 격심한 육체활동을 실시하기 전 건강상태를 조사할 때
2. 추적조사	1) 치료를 위한 시술효과를 평가할 때 • 기관지 확장제 투여 효과에 대한 평가 • 천식이나 간질성 폐질환 등에서 스테로이드 치료 효과 평가 • 울혈성 심부전 관리 • 기타 치료효과를 파악하고자 할 때(낭성 섬유증에서 항생제 치료 등) 2) 폐기능에 영향을 미치는 폐질환의 경과를 살펴보고자 할 때 3) 폐쇄성 또는 제한성 기도 질환이 있을 때 4) 간질성 폐질환이 있을 때 5) 울혈성 심장질환 등 폐에 영향을 미치는 심장 질환이 있을 때 6) 길리안바레증후군 등 호흡기 근육에 영향을 미치는 신경근육계 질환이 있을 때 7) 직업적으로 유해물질에 노출되는 사람 또는 집단의 추적조사를 할 때 8) 폐 독성을 가진 것으로 알려진 약물의 부작용을 추적조사 할 때
3. 장해 또는 장애의 판단과 추적조사	1) 재활 프로그램으로 이용하고자할 때 • 의학적 • 산업장 • 직업적 2) 보험 조사의 일부로 위험도를 조사할 때 3) 법적인 이유로 개인의 건강상태를 평가할 때 • 사회보장 또는 보상 시 장해의 판정 • 개인적 장해 보상 또는 소송
4. 공중보건	1) 역학 조사 • 대기오염 등 위험 환경에 살고 있는 사람 또는 집단의 건강상태를 비교할 때 • 직업적/환경적인 상황에서 주관적 호소들을 객관화할 때 2) 예측치 또는 기준치 설정 공식을 세우고자 할 때

반대로 과대평가하면 진단 등에 오류가 발생할 수 있고, 치료의 방향이나 예후의 판정에 혼란을 가중시킬 수 있다. 특히 역학조사에서는 적합성과 재현성이 있는 검사치가 필요하다. 이러한 경우는 유해물질에 환경적 노출이나 직업성 노출, 유해물질에 의한 기존 질병의 악화 여부의 판단, 개인의 특성에

의한 폐활량의 감소나 호전 등을 평가하는 경우이다. 외국의 경우 폐활량 측정은 병원이나 사업장 근로자의 치료와 건강관리에 광범위하게 사용되고 있으나 우리나라에서 폐활량 측정의 활용이 낮은 이유는 폐활량 측정에 대한 적합성과 재현성, 신뢰성이 부족하고 이용의 범위가 넓지 못하기 때문이다.

폐기능검사의 가장 큰 장점은 주기적인 검사나 추적검사에 의하여 폐기능 상태의 변화를 관찰하는 방법인데, 이를 소홀하게 평가하고 있어 각 병원이나 건강진단에서 시행한 폐활량 측정치를 다른 관련자가 신뢰할 수 없기 때문에 폐활량 측정을 실시하고도 활용되지 못하고 있다.

이러한 이유는 폐기능검사에 영향을 미치는 요인들을 적절히 통제하지 못하고 시행하기 때문이므로 제삼자가 신뢰할 수 있도록 하기 위하여 표준화된 방법으로 통제되어야 한다.

표준화시켜야 할 요인들, 즉 폐기능검사에 영향을 미치는 요인은 크게 2가지로 구분된다. 내적 요인인 피검자의 생물학적 요인과 외적 요인인 기술적 요인이다.

표 2-2. 폐활량 측정치의 적합성을 판단하는 항목

1. 초기에 공기를 불어낼 때 망설임과 시작점(zero point)의 오류
2. 불어내는 방법의 오류
   1) 처음 불어낼 때 최대한 세고 빠르게 불어내지 않음
   2) 검사 도중의 기침
   3) 성문(목젖)의 막힘
   4) 조기 종결이나 중단
   5) 다양한 유량의 변화
   6) 공기누출(air leak)
   7) 혀나 의치가 마우스피스의 개구부를 막거나 이로 너무 세게 물어 마우스피스가 막힘
   8) 검사 중 숨을 들여 마심
3. 호기 시간의 오류
   1) 용적-시간곡선 상에 6초 이상 공기를 불어내었으나 고평부(plateau)에 도달하지 못함
   2) 용적-시간곡선 상에 6초 이하 불어내었으나 고평부(plateau)에 도달하지 못함
   3) 검사 대상자가 호기를 계속할 수 없는 경우

표 2-3. 재현성의 조건

① 적합성이 있는 폐활량 측정이 최소한 3회 이상 있어야 한다.
② 3개의 적합한 검사치중에서 가장 큰 수치의 강제(노력성)폐활량(FVC)과 1초량(FEV_1)은 다음으로 큰 수치의 강제(노력성)폐활량(FVC)과 1초량(FEV_1) 값과 차이가 5% 이내 또는 200 ml 이내에 있어야 한다.
③ 가장 큰 검사치와 3개의 검사치 중 가장 작은 강제(노력성)폐활량(FVC)과 1초량(FEV_1)의 차이도 5% 이내(200 ml 이내)에 있어야 한다.
④ 재현성 또는 신뢰성에 도달하지 못한 다음의 경우는 선별하여 사용한다.
가. 전체 8회의 반복검사를 시행한 경우
나. 검사대상자가 검사를 지속할 수 없거나, 환자가 검사를 하지 않기를 원할 때
다. 검사자가 더 이상 시행해도 좋은 결과치를 얻을 수 없다고 판단할 때
라. 최소한 세 개의 가장 좋은 수치를 저장

생물학적 요인이란 피검자의 성, 나이, 신장, 체중 등 임의적으로 변화시키거나 바꿀 수 없는 요인들이 대부분이다. 그러나 이러한 생물학적 요인인 성, 나이, 신장, 체중 등은 폐기능검사에 가장 큰 영향을 미치나 이미 고정적이어서 일부를 제외하고는 변화시킬 수 없는 요인이므로 표준화 방법에 포함되지 않는다.

외적 기술적 요인은 폐기능검사의 방법과 검사자의 능력에 따른 차이, 폐활량 측정기의 성능에 따른 차이, 검사방법의 차이, 측정의 환경조건에 따른 차이 등으로 표준화할 수 있는 요인들이 많다. 이러한 요인들은 폐기능검사의 적합성과 재현성에 큰 영향을 미치므로 폐활량 측정의 표준화란 이러한 요인들을 일정한 방법으로 표준화하고자 하는 것이다(표 2-4).

표 2-4. 폐기능검사에 영향을 미치는 요인

외적 기술적 요인	내적 생물학적 요인
• 검사기의 성능 - 용적(volume) 측정의 적합성 - 유량(flow) 측정의 적합성 - 소프트웨어의 종류 • 예측치 공식 • 검사의 방법 - 부적절한 설명 - 부적절한 검사 방법 - 검사횟수 - 검사자세 • 검사자의 지식 - 설명하는 방법 - 예를 보이는 방법 - 독려 방법 • 검사의 환경 - 온도, 습도, 기압	• 피검자 자체의 차이점 - 검사의 자세 - 하루 중 검사시간 - 노력의 정도 - 생체리듬, 호르몬 등의 변화 - 비협조 • 피검자 간의 차이점 - 체격(신장, 체중) - 성 - 연령 - 인종 - 건강상태 - 거주지역(고도, 대기오염 등) - 직업 및 환경 - 사회 · 경제적 상태

3) 적합성과 재현성의 확보 방법

적합성과 재현성을 확보하기 위하여 외적 기술적 요인을 어떠한 방법과 순서로 표준화하는 것이 효과적인가를 고려하고 이를 표준화하여 정도관리를 실시하여야 한다.

일반적으로 폐활량검사는 다음과 같은 순서로 시행하여 적합성과 재현성을 얻고 있다.

폐활량검사의 목적과 활용 방안에 대한 검토 → 폐활량검사자 교육(표준화된 폐활량 검사방법, 적합성과 재현성 판단 등) → 폐활량 측정기의 정상 가동여부 점검 → 온도 · 습도 · 기압 등 물리적 인자를 고려한 보정 → 피검자에 대한 사전 교육 및 문진 → 피검자에 따른 적절한 예측식과 인종의 선택, 생일 · 신장 등 기본정보의 확인 → 표준화된 방법에 따라 폐활량검사 실시 → 검사의 적합성 검토 → 검사값의 재현성 검토 → 예측치, 과거 검사 값과의 비교 검토 및 해석 → 임상적 검사나 증상과 검토→ 평가 및 폐활량 검사자에게 환류(feedback)한다.

3. 폐기능검사의 종류

1) 폐기능검사의 종류

폐기능검사는 환기기능 검사와 폐포 기능검사로 크게 구분한다.

환기기능검사는 호흡운동 능력을 측정하는 검사로서 폐기량 측정, 강제(노력성)날숨곡선 측정, 환기량 측정, 환기역학 검사 등이 있다. 폐포 기능 검사는 폐포와 혈액 사이의 산소 및 이산화탄소의 교환 상태를 측정하는 검사로서 기체상 검사와 액체상 검사로 다시 나뉜다.

기체상 검사에는 폐내가스분포 검사, 폐확산능 검사 등이 있고, 액체상 검사에는 동맥혈의 산소 및 이산화탄소의 함량 및 분압 측정, 동맥혈 산소 포화도 측정 등이 있다(표 2-5).

표 2-5. 폐기능검사의 종류

구분	검사	항목	항목
환기 기능 검사	폐기량 측정	• 폐활량(VC) • 날숨예비용적(ERV) • 잔기량(RV) • 총폐용량(TLC)	• 들숨예비용적(IRV) • 들숨용량(IC) • 기능적 잔기용량(FRC)
	강제(노력성)날숨 곡선 측정	• 강제(노력성)폐활량(FVC) • 1초율($FEV_1/FVC\%$) • 공기흡입지수(ATI) • 최대호기유속(PEF)	• 시간폐활량(FEVt): 1초량(FEV_1), 3초량(FEV_3) • 최대날숨중간유량(MMF) • 강제날숨중간유량($FEF_{25-75\%}$)
	환기량 측정	• 일회호흡량(TV)	• 최대 환기량(MVV)
	환기 역학 검사	• 폐탄성(Compliance)	• 기도저항(Raw)
폐포 기능 검사	기체상 검사	• 폐내가스분포 • CO_2 배출량 • 폐확산능(DL_{CO}) • 폐포 공기의 O_2, CO_2 분압(PAO_2, $PACO_2$)	• O_2 섭취량(율) • 폐쇄용적(CV)
	액체상 검사	• 동맥혈의 O_2, CO_2 함량 및 분압(Pao_2, $Paco_2$) • 동맥혈 pH • 동맥혈 O_2 포화도	

2) 검사에 사용되는 기호와 단위

폐기능검사에 사용되는 각종 기호에는 일정한 약속이 있는데, 이들 기호들은 동일하게 표시된다고 하더라도 과학의 분야에 따라 서로 다른 뜻으로 쓰인다. 여기에서 호흡기능 검사에 사용되는 기호는 1차 기호와 2차 기호로 구분하여 사용된다. 2차 기호에서 기체상은 알파벳 대문자로, 액체상은 알파벳 소문자로 표시한다(표 2-6).

예를 들면 $FACO_2$는 폐포 내 CO_2 가스 농도, $FaCO_2$는 동맥혈 내 CO_2 가스 농도, VIN_2는 분당 흡입한 질소 가스량을 의미한다.호흡생리학 분야에서 전통적으로 사용되어온 압력의 단위는 수은주(mmHg) 또는 수주(cmH_2O)가 사용되어 왔으며, 현재는 torr (torricelli)가 사용되고 있는데, mmHg와 torr의 값은 동일한 것으로 간주해도 무방하다. 또한 국제적으로 통용되는 압력 단위(SI)인 Pa(파스칼)이 사용되기도 하는데 1 Pa은 m^2당 1 N(뉴톤)의 힘이 가해지는 압력이다.

표 2-6. 폐기능검사에 사용되는 약어

1차 기호			2차 기호			
기호	내용		기호		내용	
V	폐용량	volume	기체상	I	들숨	Inspiratory
$\dot{V}$	폐유량	gas flow per unit time		E	날숨	Expiratory
P	압력 · 분압	pressure		A	폐포기(허파꽈리기)	Alveolar
C	함량 · 농도	content, concentration		T	1회 환기	Tidal
C	폐탄성	compliance		D	사강기	Dead space
F	가스 농도	fractional concentration		B	대기	Barometric
S	포화도	saturation		L	폐	Lung
$\dot{Q}$	혈류량	blood flow per unit time	액체상	b	혈액	blood
D	확산계수	diffusion coefficient		a	동맥혈	arterial
R	가스 교환율	respiratory (gas) exchange ratio		c	모세관혈액	capillary
R	저항	resistance		$\bar{v}$	정맥혈	venous
G	전도도	conductance		v	혼합정맥혈	mixed venous
f	호흡수	respiratory frequency		w	물	water

일차 또는 이차 기호 위의 (dot) 표시는 단위시간(1분)당 이동량 또는 이동속도를 의미하며 "–"(bar) 표시는 평균 또는 혼합을 의미한다. 일반적으로 1차 기호는 알파벳의 큰 대문자, 2차 기호 중에서 기체는 작은 대문자, 액체는 소문자를 사용한다.

4. 기체표시법

호흡생리학 분야에서 이용되는 O_2, CO_2, N_2 등의 기체는 일정한 온도에서 거의 이상적인 기체로 간주할 수 있기 때문에 기체 환산법에는 보일-샤를(Boyle-Charles) 법칙이 이용된다. 즉 기체의 압력은 용적에 반비례하고, 온도에 비례한다는 법칙이다. A, B 상태에서의 기체용적, 압력, 절대온도의 관계는 다음과 같다.

$$\frac{P_A \times V_A}{T_A} = \frac{P_B \times V_B}{T_B}$$

P_A: A 상태에서의 기체 압력, V_A: A 상태에서의 기체 용적, T_A: A 상태에서의 절대온도
P_B: B 상태에서의 기체 압력, V_B: B 상태에서의 기체 용적, T_B: B 상태에서의 절대온도

그러나 수증기는 액체로 쉽게 변할 수 있기 때문에 이상적인 기체법칙을 따르지 않으므로 측정 당시의 압력은 온도에 의해서 결정된다. 따라서 폐 내의 가스가 정상 체온(37℃)에서 수증기로 100% 포화되었다면, 이때 수증기압은 47 mmHg, 탄산가스분압은 40 mmHg, 산소분압은 100 mmHg, 질소분압은 573 mmHg가 되며, 이들 가스의 분압을 모두 합치면 760 mmHg로 대기압과 같은 압력이다.

(1) 기체 표시법

폐기능검사는 기체를 주로 취급하는 경우가 많다. 이때 기체의 용적은 온도, 기압 및 기체에 함유된 수증기량에 따라 다르다. 따라서 용적의 대소는 동일조건이 아니면 비교할 수 없기 때문에 측정조건을 나타내는 기호는 다음과 같은 3가지로 통일하여 사용한다(표 2-7).

① ATPS (ambient temperature, ambient pressure, saturated with water)

측정 시 실온, 대기압 하에서 수증기로 포화된 상태를 말한다. 즉 채취한 가스를 그대로 측정한 값을 의미한다.

② BTPS (body temperature, ambient pressure, saturated with water)

측정 시 대기압 하에서 실온을 체온(37℃)으로 보정하고, 수증기로 포화된 상태를 말한다. 즉 기체가 폐 안에 있는 상태를 의미한다.

③ STPD (standard temperature, standard pressure, dry)

0℃, 760 mmHg로 수증기를 포함하지 않은 건조상태를 말한다.

일반적으로 검사실의 가스량은 ATPS로, 체내(폐 내)의 가스량(폐활량, 1초율, 강제(노력성)폐활

량 등)은 BTPS로, 체외의 가스량(O_2 섭취량, CO_2 배출량)은 STPD로 표시한다. 즉 폐활량, 강제(노력성)폐활량, 최대 환기량 등의 폐기량은 실온상태에서 측정한 그대로의 값인 ATPS를 체온상태인 BTPS로 환산해야 한다. 또한 체외가스량(O_2 섭취량, CO_2 배출량)도 ATPS를 STPD로 환산하여 측정하여야 한다.

표 2-7. 기체표시법

계수	온도	기압	수증기	측정
ATPS	실온	측정 시 기압 : 대기압	포화상태	검사실 혹은 실험실 내 가스량
BTPS	37℃	측정 시 기압 : 대기압	37℃ 포화상태 : 47 mmHg	폐 내에 있는 가스량 (폐활량, 1초율, 강제(노력성)폐활량)
STPD	0℃	1기압 : 760 mmHg	건조상태	체외의 가스량(O_2 섭취량, CO_2 배출량)

5. 폐기능검사에 따른 폐질환 해석 (그림 2-1)

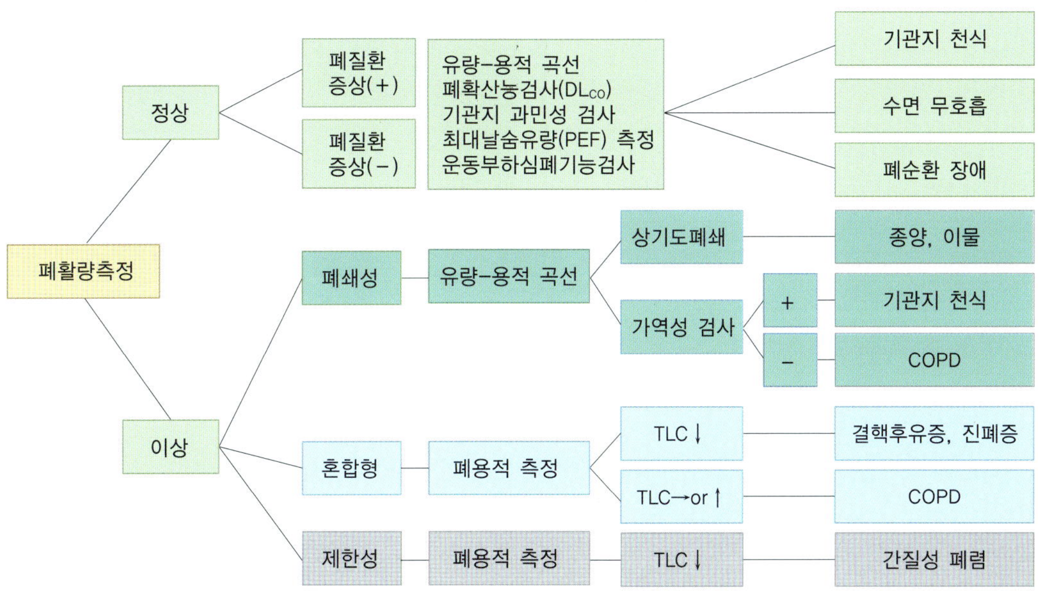

그림 2-1. 폐기능검사에 따른 폐질환 해석 알고리즘
TLC: 총폐용량, COPD: 만성 폐쇄성 폐질환

1) 폐활량 측정(spirometry) 정상 → 폐질환 증상(+) → 기관지 과민성 검사 양성 ⇒ 기관지 천식

증례 37/F, 심한기침, 야간에 더 심하고, 숨소리가 쌕쌕거림으로 호흡기내과 방문 → 폐기능검사, 흉부 사진 실시 → 흉부 사진 이상 없음 → 폐기능검사 결과 폐활량 측정(spirometry)은 정상으로 나왔고 기관지확장제 검사에서도 음성으로 나왔음 → 폐질환 증상을 들어본 결과 기침, 호흡곤란, 천명음 등의 증상은 천식처럼 보임. 그러나 기관지확장제 검사에서도 음성이므로 검사의 확진을 위한 → 기관지 과민성 검사(천식유발검사) 실시 → 기관지 과민성 검사 양성 ⇒ 기관지 과민성이 확진되고 천식의 여러 증상 등을 동반하므로 기관지 천식으로 확진

PFT 소견(정상)

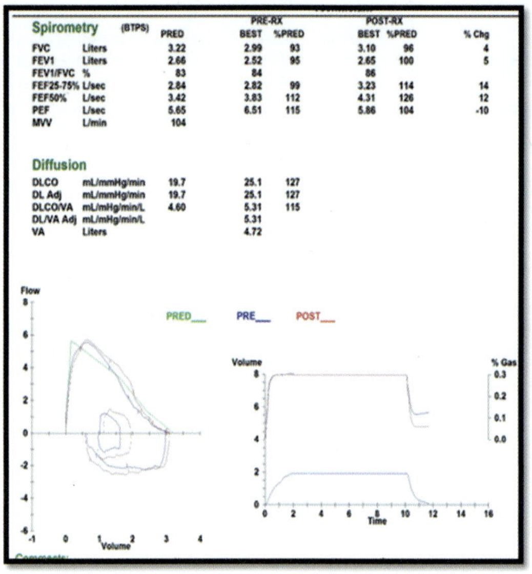

Spirometry (BTPS)		PRED	PRE-RX BEST	PRE-RX %PRED	POST-RX BEST	POST-RX %PRED	% Chg
FVC	Liters	3.22	2.99	93	3.10	96	4
FEV1	Liters	2.66	2.52	95	2.65	100	5
FEV1/FVC	%	83	84		86		
FEF25-75%	L/sec	2.84	2.82	99	3.23	114	14
FEF50%	L/sec	3.42	3.83	112	4.31	126	12
PEF	L/sec	5.65	6.51	115	5.86	104	-10
MVV	L/min	104					

Diffusion		PRED	BEST	%PRED
DLCO	mL/mmHg/min	19.7	25.1	127
DL Adj	mL/mmHg/min	19.7	25.1	127
DLCO/VA	mL/mHg/min/L	4.60	5.31	115
DL/VA Adj	mL/mHg/min/L		5.31	
VA	Liters		4.72	

X-ray 소견(정상)

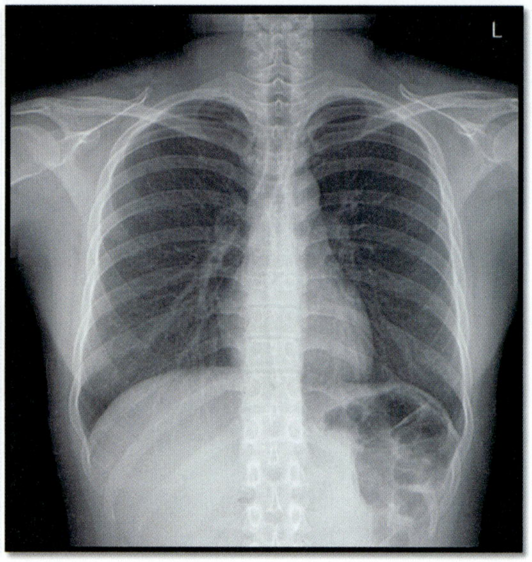

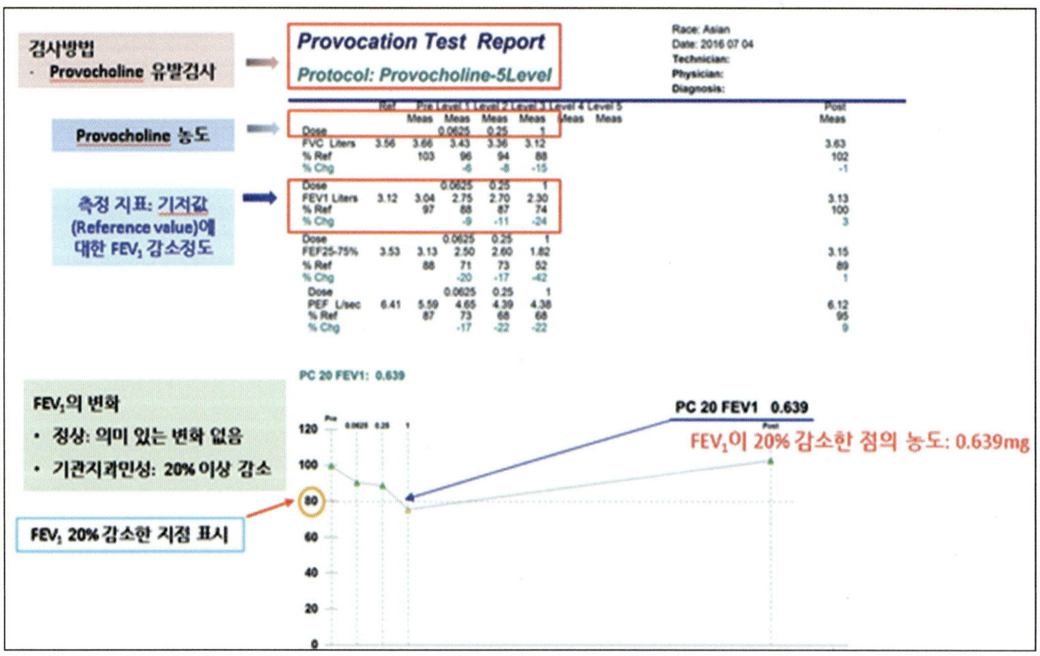

Provocation Test Report
Protocol: Provocholine-5Level

Race: Asian
Date: 2016 07 04
Technician:
Physician:
Diagnosis:

	Ref	Pre Meas	Level 1 Meas	Level 2 Meas	Level 3 Meas	Level 4 Meas	Level 5 Meas	Post Meas
Dose			0.0625	0.25	1			
FVC Liters	3.56	3.66	3.43	3.36	3.12			3.63
% Ref		103	96	94	88			102
% Chg			-6	-8	-15			-1
Dose			0.0625	0.25	1			
FEV1 Liters	3.12	3.04	2.75	2.70	2.30			3.13
% Ref		97	88	87	74			100
% Chg			-9	-11	-24			3
Dose			0.0625	0.25	1			
FEF25-75%	3.53	3.13	2.50	2.60	1.82			3.15
% Ref		88	71	73	52			89
% Chg			-20	-17	-42			1
Dose			0.0625	0.25	1			
PEF L/sec	6.41	5.59	4.65	4.39	4.38			6.12
% Ref		87	73	68	68			95
% Chg			-17	-22	-22			9

PC 20 FEV1: 0.639

그림 2-2. 기관지 과민성 검사 양성

2) 폐활량 측정(spirometry) 이상 → 폐쇄성 → 유량–용적곡선 → 상기도 폐쇄 ⇒ 종양, 이물(foreign body)

증례 정형외과 수술을 위해 내원 → 수술 전 폐기능검사 실시 → 유량-용적곡선에서 상기도 폐쇄 의심 → CT 촬영 결과 종양으로 인해 막혀 있음 ⇒ 조직검사 결과 종양으로 판정

PFT 소견 　　　　 CT 소견

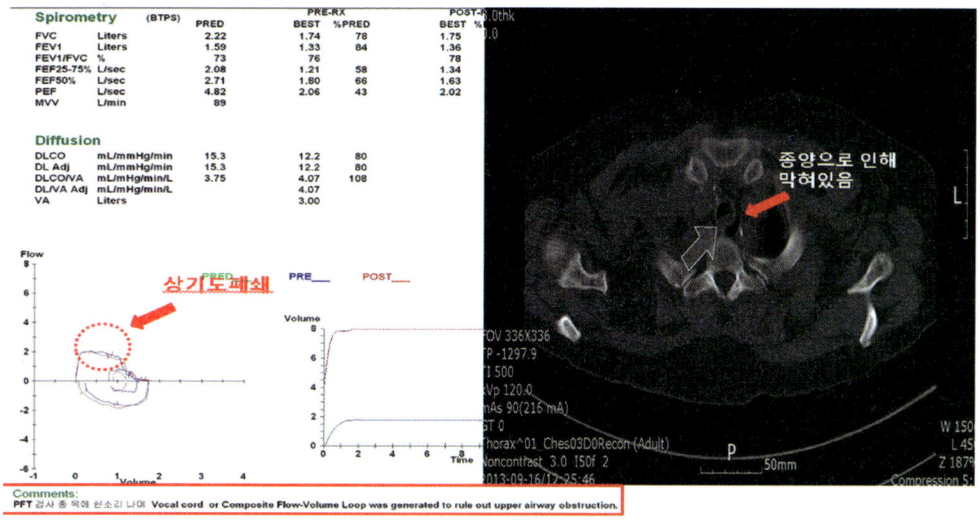

Spirometry	(BTPS)	PRED	PRE-RX BEST	PRE-RX %PRED	POST-RX BEST
FVC	Liters	2.22	1.74	78	1.75
FEV1	Liters	1.59	1.33	84	1.36
FEV1/FVC	%	73	76		78
FEF25-75%	L/sec	2.08	1.21	58	1.34
FEF50%	L/sec	2.71	1.80	66	1.63
PEF	L/sec	4.82	2.06	43	2.02
MVV	L/min	89			

Diffusion				
DLCO	mL/mmHg/min	15.3	12.2	80
DL Adj	mL/mmHg/min	15.3	12.2	80
DLCO/VA	mL/mHg/min/L	3.75	4.07	108
DL/VA Adj	mL/mHg/min/L		4.07	
VA	Liters		3.00	

3) 폐활량 측정(spirometry) 이상 → 혼합형 → 폐용적 측정 → 총폐용량(TLC)감소 ⇒ 결핵후유증

증례 59/M, 5년전 항결핵 치료를 실시하였으나 이후 재발 → 계속된 치료 후 완치 ⇒ 하지만 결핵후유증으로 폐가 많이 손상됨

PFT 소견 　　　　 X-ray 소견

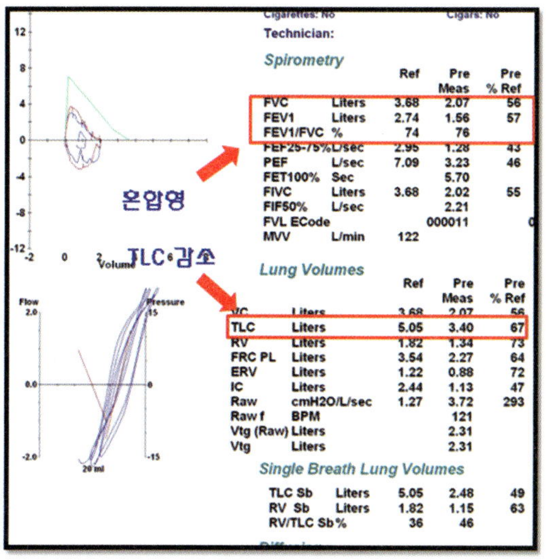

Cigarettes: No　Cigars: No
Technician:

Spirometry		Ref	Pre Meas	Pre % Ref
FVC	Liters	3.68	2.07	56
FEV1	Liters	2.74	1.56	57
FEV1/FVC	%	74	76	
FEF25-75%	L/sec	2.95	1.28	43
PEF	L/sec	7.09	3.23	46
FET100%	Sec		5.70	
FIVC	Liters	3.68	2.02	55
FIF50%	L/sec		2.21	
FVL ECode			000011	
MVV	L/min	122		

Lung Volumes		Ref	Pre Meas	Pre % Ref
VC	Liters	3.68	2.07	56
TLC	Liters	5.05	3.40	67
RV	Liters	1.82	1.34	73
FRC PL	Liters	3.54	2.27	64
ERV	Liters	1.22	0.88	72
IC	Liters	2.44	1.13	47
Raw	cmH2O/L/sec	1.27	3.72	293
Raw f	BPM		121	
Vtg (Raw)	Liters		2.31	
Vtg	Liters		2.31	

Single Breath Lung Volumes				
TLC Sb	Liters	5.05	2.48	49
RV Sb	Liters	1.82	1.15	63
RV/TLC Sb	%	36	46	

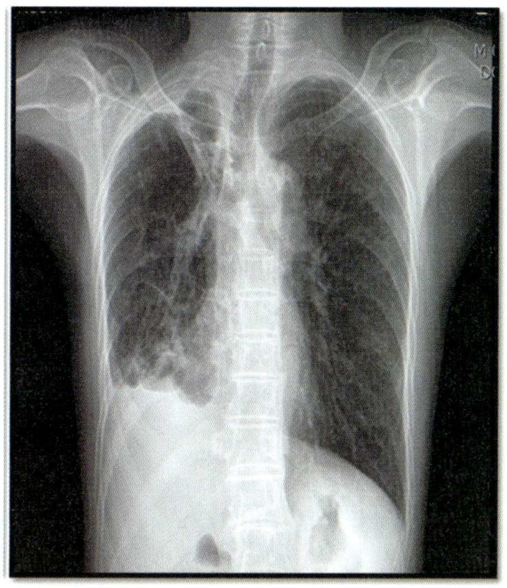

4) 폐활량 측정(spirometry) 이상 → 제한성 → 폐용적 측정 → 총폐용량(TLC) 감소 ⇒ 간질성 폐렴

> **증례** 59/M, 1년전 금연, 호흡곤란 호소로 내원 → 폐기능검사 및 흉부 사진 촬영 → 폐기능검사 결과의 제한성 환기장애와 흉부 사진 결과로 간질성 폐질환 의심 → 혈액검사 및 자세한 방사선 소견을 위한 CT 촬영 결과 ⇒ 간질성 폐질환으로 확진

PFT 소견

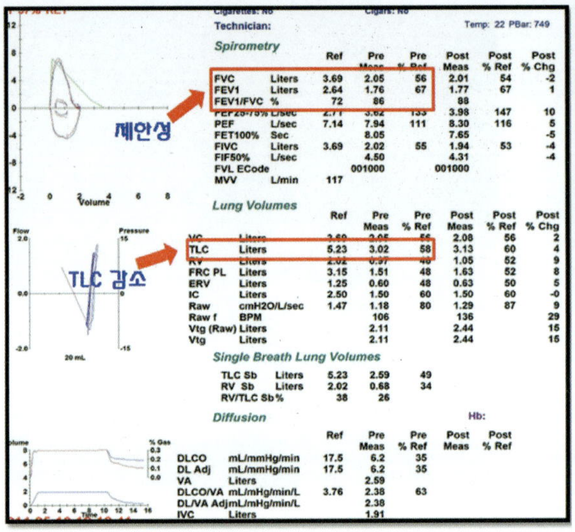

X-ray 소견

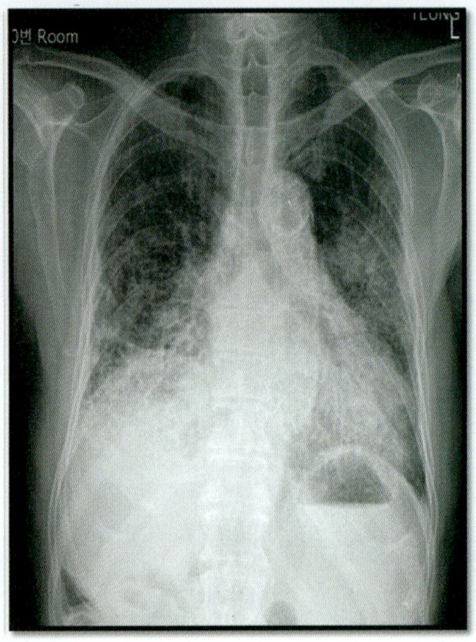

6. 폐기능검사 대상 질환

1) 호흡기 질환의 형태

호흡기의 질환은 병리적으로 다양할 수 있으나 병이 진행하면서 폐활량 측정을 시행하면 몇 가지의 환기기능 장애 형태를 나타낸다. 기관지나 세기관지의 기도폐쇄를 의미하는 폐쇄성 환기장애와 폐포의 막힘이나 망가짐, 삼출물에 의하여 고임 등을 의미하는 제한성 환기장애, 이들이 복합적으로 나타나는 혼합성 환기기능 장애 중의 하나에 해당한다.

폐활량 측정은 폐쇄성 환기장애와 제한성 환기장애, 이들이 복합된 혼합성 환기기능 장애 형태 등 폐의 이상을 찾아내는데 이용된다.

폐쇄성 환기장애는 기도가 좁아져 폐 속으로 들어오는 공기나 나가는 공기의 흐름을 억제하여 기도의 저항이 증가하면서 발생하는 것이다. 이러한 기존질환이 있는 경우 기도의 경련(bronchospasm)과 점막의 부종, 기도분비물이 증가하기 때문에 기도의 직경이 좁아지고 기도의 점도를 증가시켜 공기의 저항이 커진다. 이러한 상태는 궁극적으로 기도저항을 증가시키게 된다.

우리가 기도저항을 측정하는 이유는 이러한 기도의 경련과 점막의 부종, 기도분비물 증가로 오는 기도의 좁아진 정도와 점도의 증가 정도를 파악하고자 하는 것이다.

폐기종(emphysema)도 이러한 폐쇄성 환기장애의 대표적인 질환이다. 폐기종은 호기 시에 기도가 더욱 좁아지거나 완전히 막혀 폐 속에 있는 공기가 나가지 못하고 흡기 시는 폐 속의 음압(negative pressure)에 의하여 기도가 열리고 공기가 들어오므로 점차적으로 큰 공기풍선 형태가 폐 속에 존재하게 된다. 다른 대표적인 질환이 일반적인 천식과 직업성 천식이다. 천식이 있는 경우 기도가 좁아져 흡기와 호기가 어려워져 숨이 가쁘고 거칠게 된다. 다른 한 가지는 만성 기관지염(chronic bronchitis)이다.

제한성 환기장애는 폐가 고무풍선처럼 흡기와 호기 시에 탄력적으로 늘어났다 줄어들었다 하여야 하나 폐가 섬유화 되어 탄력성을 잃으면 늘어나지 못하므로 폐용량이 감소하게 된다. 그러나 질환 초기에는 작은 기도에는 폐섬유화가 발생할 수 있으나 큰 기도에는 폐섬유화가 발생하지 않으므로 공기의 흐름에는 영향이 없어 폐쇄성 환기장애는 나타나지 않는다.

이러한 제한성 환기장애의 대표적 직업성 질환은 대부분의 진폐증이 해당된다. 진폐증 중에서도 석탄광부에서 발생하는 규폐증이나 석면에 의한 석면폐증이 대표적이다. 반드시 제한성이 먼저 나타나는 것은 아니며, 폐쇄성이 먼저 나타나거나 혼합하여 나타나기도 한다. 또한 흉벽이나 흉곽 근육에 질환이 있어 공기를 들여 마실 때 폐를 확장시키지 못하는 경우도 제한성 환기장애가 발생한다.

혼합성 환기기능 장애는 제한성 환기장애와 폐쇄성 환기장애가 동시에 온 것으로 기도도 좁아지고 폐가 팽창하지 못하여 폐용량도 작아진 경우이다. 폐렴이나 심한 진폐증 등에서 발생한다.

2) 만성 폐쇄성 폐질환(Chronic obstructive pulmonary disease, COPD)

(1) 정의

만성 폐쇄성 폐질환(COPD)은 지속적인 기류제한(유량 감소)을 특징으로 하는 치료와 예방이 가능한 질환이다. 기류제한은 유해한 입자나 가스의 흡입에 의해 발생한 기도와 폐의 만성 염증 반응과 관련이 있으며 점차 진행한다. 급성 악화와 동반질환은 환자 개개인의 전반적인 중증도에 영향을 미친다. 국제적인 만성 폐쇄성 폐질환의 진료지침인 GOLD 가이드라인(표 2-7)에 따르면 만성 폐쇄성 폐질환의 정의에서 만성 기관지염과 폐기종이라는 용어를 별도로 구분하여 사용하지 않으며, 또한 가역적인 기류제한이 특징인 천식은 만성 폐쇄성 폐질환에서 제외된다.

만성 기관지염은 2년 연속 매년 최소한 3개월 이상 동안 기침과 가래가 있는 상태이고, 폐기종은 '폐포의 파괴'로 정의되며, 만성 폐쇄성 질환 환자에서 존재하는 여러 구조적인 비정상질환 중 하나이다(그림 2-3).

표 2-8. 기류제한의 중증도 분류

GOLD stage	1초량(FEV_1)
GOLD 1 : Mild	FEV_1 = 80%
GOLD 2 : Moderate	50% = FEV_1 $<$ 80%
GOLD 3 : Severe	30% = FEV_1 $<$ 50%
GOLD 4 : Very severe	FEV_1 $<$ 30%

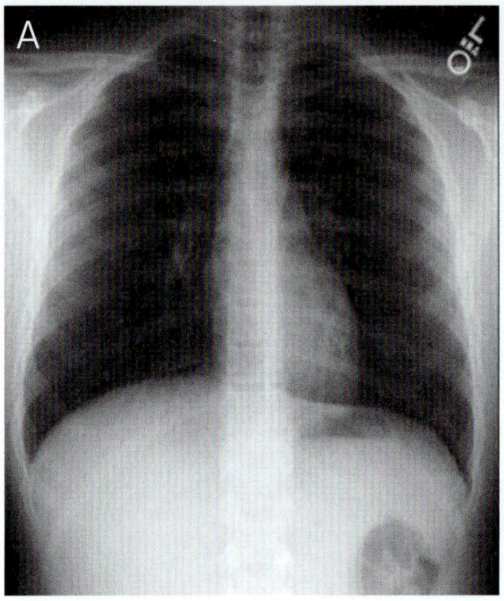

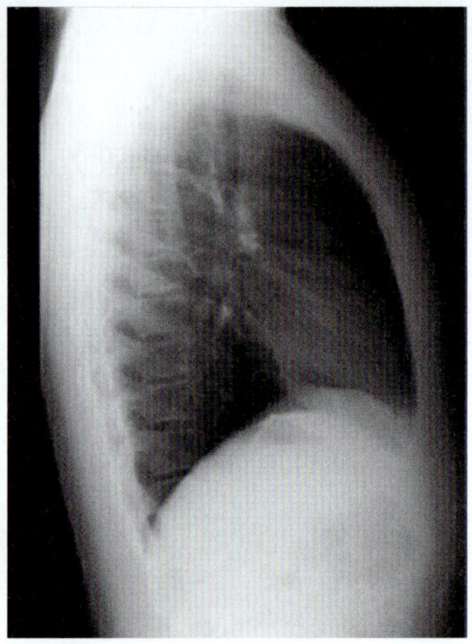

앞면　　　　옆면

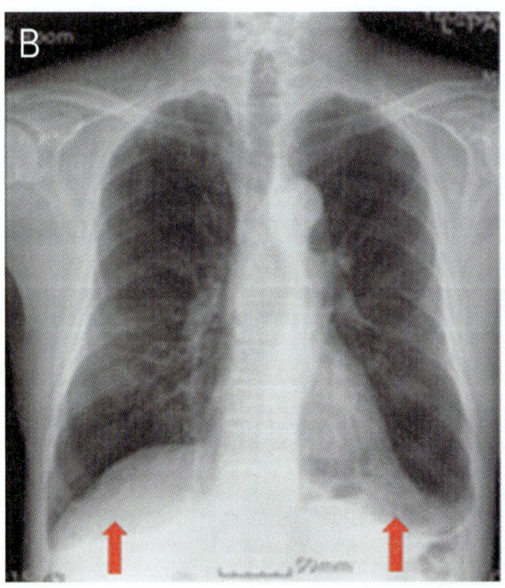

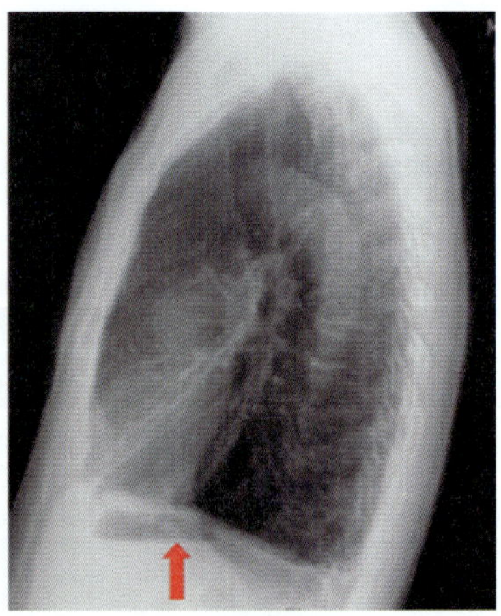

앞면　　　　옆면

폐포안이 공기에 의해 과팽창되어 폐포 벽이 파괴된 상태로 부분적으로 기포를 형성하기도 한다. 또한 정상보다 폐가 길게 늘어나 있음을 보인다.

가로막이 폐의 과팽창으로 배쪽으로 하강하는 모양을 보인다.

그림 2-3. 정상인의 흉부 사진(A)과 폐기종 환자의 흉부 사진(B)

임상노트

가역성(Reversibility)

변화를 일으킨 물질이 처음의 물체 상태로 되돌아갈 수 있는 성질을 말한다.

예 : 천식의 가장 큰 특징은 기관지가 좁아지는 것이다. 이 환자에게 기관지확장제를 투여하였을 경우 좁아져 있던 기관지가 쉽게 확장되므로 기관지 가역성이 있다고 말할 수 있다.

비가역성(Irreversibility)

변화를 일으킨 물질이 원래의 상태로 되돌아 갈 수 없는 성질을 말한다.

예: 만성 폐쇄성 폐질환의 경우 지속적인 기류제한으로 기관지가 이미 좁아져 원래상태로 돌아가기 힘든 비가역성이 특징이다.

(2) 검사소견

① 폐기능검사

만성 폐쇄성 폐질환은 폐활량 측정법에 의해서 진단할 수 있으며, 기관지확장제 흡입 후 검사(post-bronchodilator test)에서 1초율($FEV_1/FVC\%$)이 0.70 (70%) 미만이면 기류제한이 있는 것으로 확인된다.

② 폐활량 측정에 따른 평가(표 2-8)

임상노트

GOLD (Global Initiative for Chronic Obstructive Lung Disease)

만성 폐쇄성 폐질환(COPD) 진단 및 치료 · 예방 활동을 하는 국제기구

GOLD 가이드라인에서는 1초량(FEV_1)으로 측정한 폐기능검사를 통해 기류제한(기도폐쇄)의 정도를 분류한다.

만성 기관지염(Chronic bronchitis)

만성 기관지염은 폐기종, 소기도 질환과 함께 만성 폐쇄성 폐질환의 한 종류로서 최근 들어 호흡기 질환 중 가장 관심을 끄는 폐질환 중 하나로 공해, 흡연인구의 증가와 노령인구의 증가 등으로 우리나라에서도 환자가 급격히 늘어나는 추세이다. 만성 폐쇄성 폐질환은 점차로 기도가 좁아져서 공기의 유출이 제한(비가역적 기도폐쇄)되는 질병이다.

폐기종(Emphysema)

말초기도 부위 폐포의 파괴와 불규칙적인 확장을 보이는 상태로 종말세기관지의 먼쪽부위 공기 공간의 파괴로 인하여 비정상적이며 영구적인 말초기도 및 폐포의 확장 상태(과팽창)를 말한다. 폐기종은 만성 기관지염과 함께 만성 폐쇄성 폐질환이라는 병명으로 불리는 만성적이며 비가역적인 기류 폐쇄가 특징인 폐질환군이다. 과거에는 폐기종과 만성 기관지염이라는 용어들이 진단명과 혼용되어 임상적으로 흔히 사용되었으나, 최근에는 임상적으로는 사용되지 않고 병리학적인 용어로만 사용하며 임상적으로는 만성폐쇄성 폐질환(COPD)이라는 병명으로 진단하고 치료한다.

임상노트

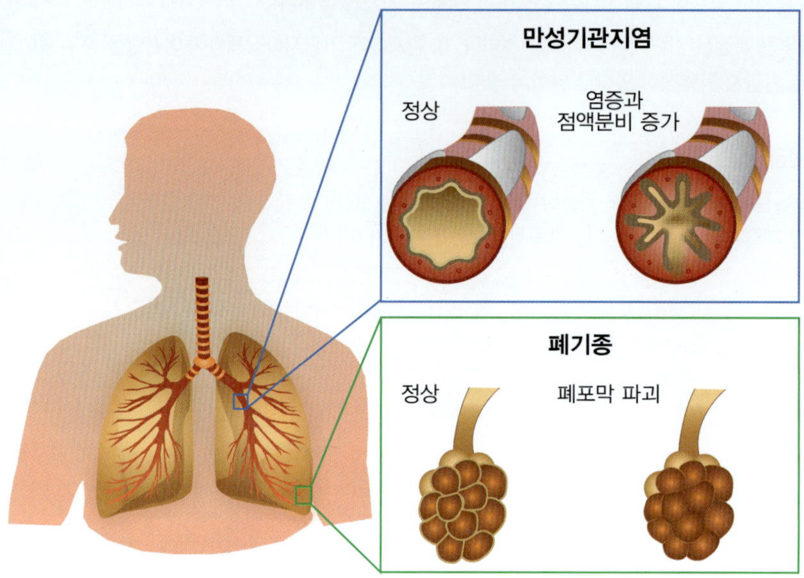

3) 천식(Asthma)

(1) 정의

천식(asthma)은 여러 세포와 세포인자가 작용하는 기도의 만성 질환 염증으로 정의된다.

기도의 만성 염증은 기도과민성과 연관되어 반복적인 천명음, 호흡곤란, 가슴 답답함, 기침 등의 증상을 일으킨다. 이는 다양한 정도의 기류장애를 일으키며, 자연적으로 혹은 적절한 치료를 통해 회복된다(표 2-9).

표 2-9. 천식의 발생과 발현에 영향을 미치는 인자

숙주인자	환경인자
• 유전적 인자 아토피 관련 유전자/기도과민증 관련 유전자 • 비만 • 성별	• 알레르겐 실내 : 집먼지진드기, 동물털(개, 고양이, 쥐), 바퀴벌레, 곰팡이, 이스트 실외 : 꽃가루, 곰팡이, 이스트 • 감염(주로 바이러스성) • 직업성 감작물질 • 흡연 간접 흡연/직접 흡연 • 실외/실내 대기오염 • 음식

천식의 임상양상(증상, 수면장애, 주간 활동제한, 폐기능 저하 및 구제약물 사용)은 적절한 치료로 잘 조절될 수 있다. 천식이 잘 조절되는 경우에는 증상의 재발 및 심한 악화는 거의 발생하지 않는다.

(2) 검사소견

① 기관지확장제 흡입 후 검사

기관지확장제 흡입 10~20분 후 1초량이 흡입 전에 비하여 12% 이상 그리고 200 mL 이상 증가할 때 기도가역성이 있다고 판단하며, 천식으로 진단한다.

② 최대날숨유량(peak expiratory flow, PEF)

유량-용적검사에서 최대날숨유량의 일중 변동률(diurnal variation)을 계산하여 20% 이상 증가하면 천식으로 진단한다.

$$\text{일 중 PEF 변동률} = \frac{\text{최대 PEF} - \text{최소 PEF}}{1/2(\text{최대 PEF} + \text{최소 PEF})} \times 100$$

③ 기관지과민성 검사

천식이 의심되나 정상 폐기능을 보이는 환자에게 메타콜린 등 기관지 수축제를 흡입시키고, 1초량이 기준값(reference value)의 20% 이상 감소하는 농도(provocative concentration of 20% fall in FEV_1, PC_{20})를 측정한다.

④ 기도염증지표

객담 내 호산구, 날숨의 산화질소(nitric oxide, NO) 농도를 측정하여 기도염증의 비침습적 표지자로 사용할 수 있다.

4) 간질성 폐질환(Interstitial lung disease, ILD)

(1) 정의

간질성 폐질환(ILD)은 폐포 사이질에서 시작하여 점차 폐실질을 침범하는 질환군으로 대부분 점진적인 폐강직을 일으키며, 저산소증 및 제한성 폐기능 이상을 유발한다. 침범부위는 폐포, 폐포 상피, 모세혈관 내막, 혈관주위조직, 림프조직 등이고, 운동 시 호흡곤란과 지속적인 마른기침이 유발된다. 다양한 질병군이 간질성 폐질환에 포함되며, 이를 분류하는 것은 매우 어려우나 크게 만성 염증으로 폐섬유화를 일으켜서 심한 폐기능 손상을 일으키는 질병군과, 육아종이 형성되고 섬유화로 진행되나 심한 폐기능 손상이 없는 질병군으로 나뉜다(그림 2-4).

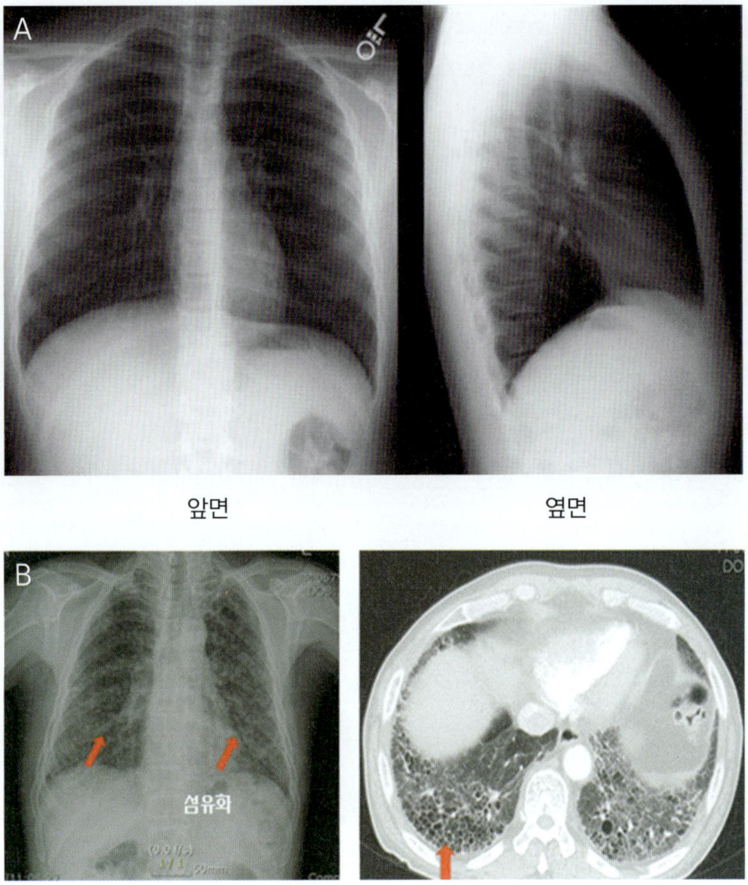

3~10 mm의 벌집 모양의 낭성 공간(cystic air space)들이 군집한 것으로 대개 가슴막아래에 경계가 분명한 벽의 구조로 되었다.

그림 2-4. 정상인의 흉부 사진(A)과 간질성 폐질환(ILD) 환자의 흉부 사진 및 CT 소견(B)

(2) 검사소견

① 폐활량 측정

전형적인 제한성 환기장애(restrictive ventilatory disorder)를 보인다. 즉 강제(노력성)폐활량, 1초량은 감소하며, 1초율은 정상이거나 증가할 수 있다. 또한 총폐용량, 기능적 잔기용량, 잔기량은 모두 감소한다.

② 폐확산능(DLco)

비특이적으로 감소하며, 질병의 중증도와 무관하다.

③ 기관지 폐포 세척액(Bronchoalveolar Lavage, BAL) 검사

간질성 폐질환의 감별진단에 유용하나, 질병의 중증도 및 치료 반응 평가에는 유용하지 않다.

임상노트

특이적 반응(Specific reaction)

특이적 반응은 반응에 참여하는 물질들이 서로에 대해서만 반응을 일으킨다는 의미이다. 일반적으로는 특정 효소 A와, A에 의해 영향을 받는 기질 S가 있을 때, A는 S만을 기질로 이용하고, S는 A에 의해서만 변화될 때 특이적 반응이라고 한다. 그러나 정확히 1대 1 대응만을 의미하는 것은 아니고, 효소가 아무런 기질과 반응을 일으키지 않는다는 것을 의미한다.

비특이적 반응(Non-specific reaction)

특이적 반응과 반대되는 개념이며, 면역학적으로 보았을 때 면역요법은 크게 특정항원에 대한 면역응답에만 관여하는 특이적 면역요법과 전체 면역계에 관여하는 비특이적 면역요법이 있다. 감염증일 경우에는 병원체나 그것의 독소에 대한 면역체를 체내에 이입하거나, 인공적으로 면역체를 생산 또는 증강시켜 치료에 도움을 준다.

예 : 임상에서는 기관지천식 유발검사에서 항원과의 반응을 바로 보는 특이적 검사보다는 비특이적 검사인 메타콜린을 이용한 유발 검사를 많이 실시한다.

5) 폐암(Lung cancer)

(1) 정의

호흡기의 기관, 기관지, 폐포를 이루는 상피세포의 변이로 인해 발생한 악성 종양을 말한다. 상피세포가 아닌 실질세포에서도 암이 발생할 수 있으나 드물고, 일반적으로 폐암이라 하면 상피에서 기원한 암종을 지칭한다. 폐암은 병리조직학적으로 편평상피암, 선암, 소세포암, 대세포암, 기타 등으로 나뉘며, 발생부위에 따라서 중심형과 말초형으로 나뉜다. 폐암은 폐기능과 직접 관련된 질환은 아니지만 수술에서의 기준값으로 폐기능검사가 이용된다.

(2) 폐기능검사 소견

- 1초량 < 1 L: 수술 불가능
- 1초량 > 2 L 또는 예측치의 80% 이상: 폐절제술(pneumonectomy) 가능
- 1초량이 1~2 L의 경계값이고 절제 가능한 종양이라 하더라도 운동부하 폐기능검사(cardiopulmonary exercise test)를 시행하여 운동부하 최대 산소 섭취량(VO_2max)이 15 mL/kg/min 미만이면 심한 합병증이 예상되므로 수술이 불가능하다.

임상노트

제한성(구속성) 환기장애를 일으키는 폐질환

간질성 폐질환(ILD)과 폐암 이외에도 다음과 같은 질환에서 제한성 환기장애를 보인다.

1. 폐섬유증(Pulmonary fibrosis)

폐에 섬유성 결합조직의 증식이 일어나 정상 폐 구조의 파괴, 폐조직의 경화, 황폐를 초래한 상태를 말한다. 실질성, 간질성 및 혼합형이 있으나 특히 문제가 되는 것은 간질성 폐섬유증으로 폐포벽, 세기관지 주위에 섬유성 결합조직의 증식으로 발생하며, 실질성 폐섬유증은 폐조직의 기질화와 폐렴이 그 중요한 원인이다. 그 외에 방사선, 결핵, 매독, 진폐증 등이 폐섬유증의 원인으로서 중요하다.

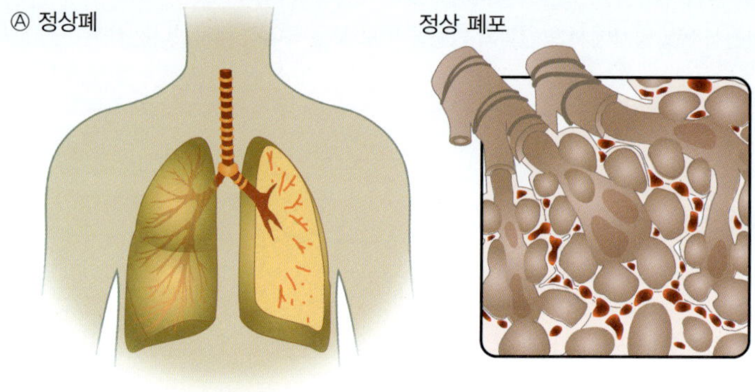

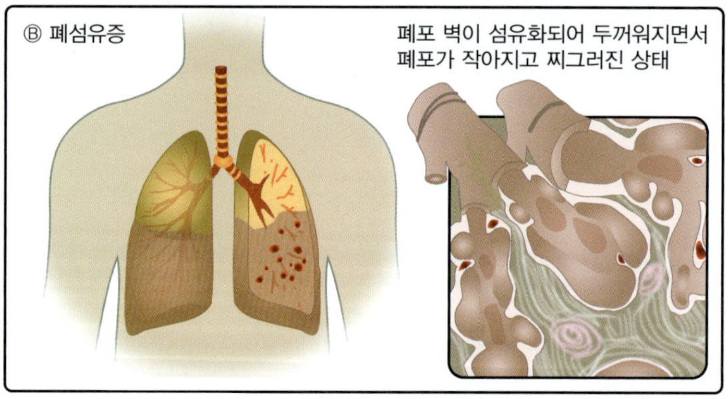

2. 간질성 폐렴(Interstitial pneumonia)

간질성 폐렴은 폐포벽과 폐포 주위 조직을 침범하는 비감염성 염증성 질환군의 총칭이다. 질환에 따라 폐가 딱딱하게 굳어 가는 폐섬유화가 초래되는 경우도 있다.

임상노트

3. 폐부종(Pulmonary edema)

폐간질 및 폐포에 체액이 과도하게 축적되어 호흡이 곤란해지는 질환이다. 폐부종의 원인은 심장의 질병이나 장애가 원인이 되어 발생하는 심인성과 비심인성으로 나누어진다. 심인성은 심부전에 따른 폐정맥 정수압의 상승에 의해 유발된다. 비심인성인 경우는 급성 호흡부전 증후군이 대표적인 경우로 폐모세혈관의 투과성이 증가하여 폐부종이 발생한다.

4. 폐수종(Pulmonary edema)

폐울혈에 의하여 폐포 내에 장액성 누출액이 찬 상태로 심장판막증, 고혈압증, 심근경색 등에 의한 심부전이나 심장이 쇠약해져 있을 때 일시에 다량의 수액을 실시하면 발생한다. 증세로는 현저한 호흡곤란이 나타나고, 천명, 다량의 장액성 가래, 기침, 흉부 답답함, 불안감, 빈맥, 부정맥 등의 현상이 나타난다. 청진상 폐에 수포성 잡음이 현저하다.

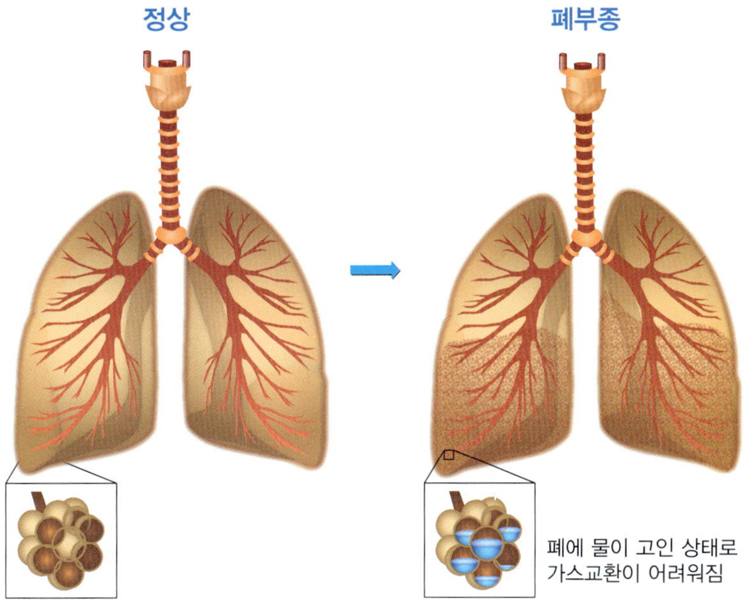

폐기능검사학 실습보고서

학교명:　　　　　　　　　　학번:　　　　　　　　　　이름:

Section

03 폐활량계

학습목표

1. 폐활량계와 부속장비를 설명할 수 있다(A).
2. 폐활량 측정기의 성능의 표준화를 설명할 수 있다A).
3. 폐활량계의 종류 및 특징을 설명할 수 있다(B).
4. 폐활량계의 보정방법을 설명할 수 있다(A).

1. 폐활량계와 부속장비

폐활량 측정에 필요한 장비 및 부속품은 다음과 같다(그림 3-1).

① 폐활량계

② 온도계

③ 습도계

④ 기압계

⑤ 신장계

⑥ 체중계

⑦ 일회용 인라인 휠터(disposable in–line filter)

⑧ 코마개(1회용)

⑨ 개구기(rubber)

⑩ 보정용 실린지(3 L)

⑪ 여분의 측정 센서(검사 중 센서 고장 또는 오염 시 교체)

⑫ 폐활량계의 소독용 약품

⑬ 손 세정제

⑭ 응급조치에 대한 준비물[산소, 신속형 기관지확장제(벤톨린) 등]

⑮ 의료폐기물 처리용기

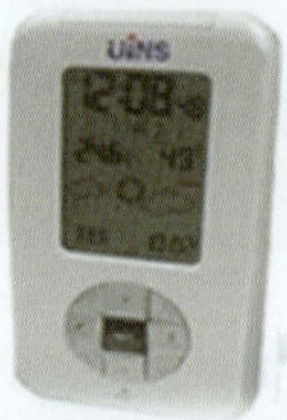	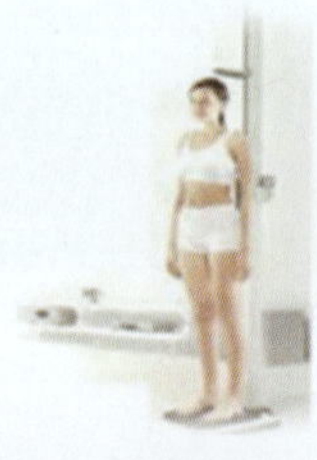	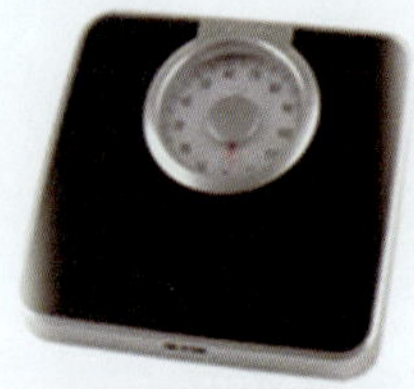	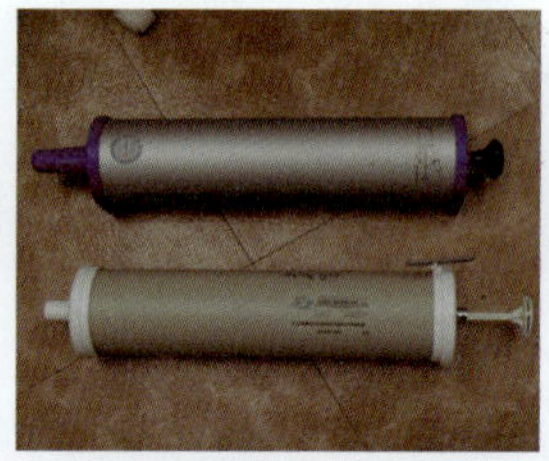
기압계(온도, 습도 포함)	신장계	체중계	보정용 실린지(3 L)
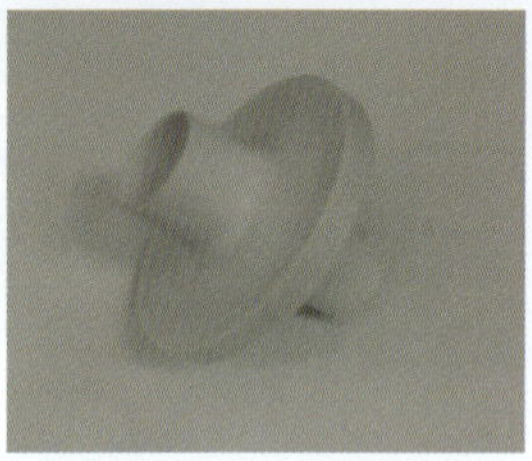	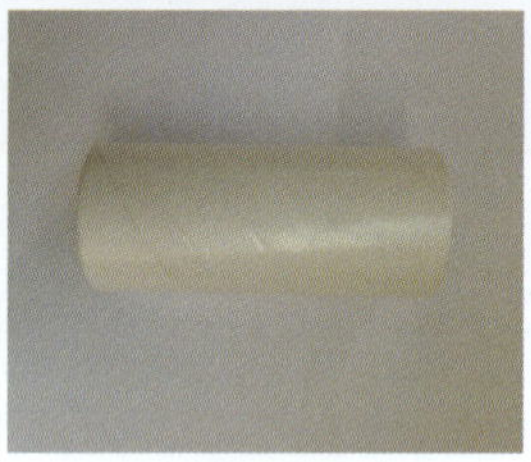	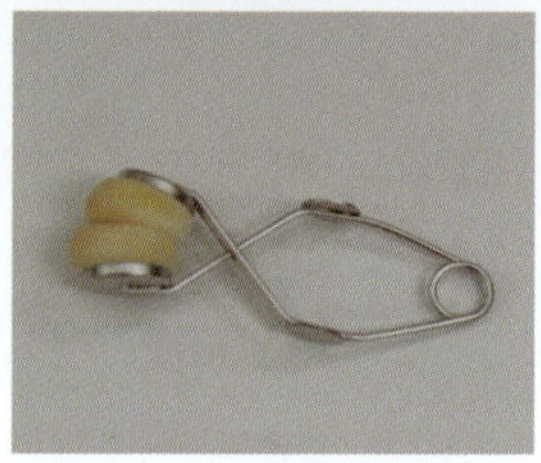	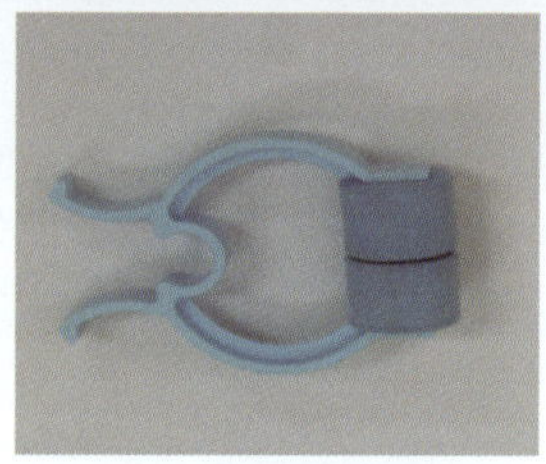
일회용 인라인 휠터	일회용 마우스피스	코마개	코마개
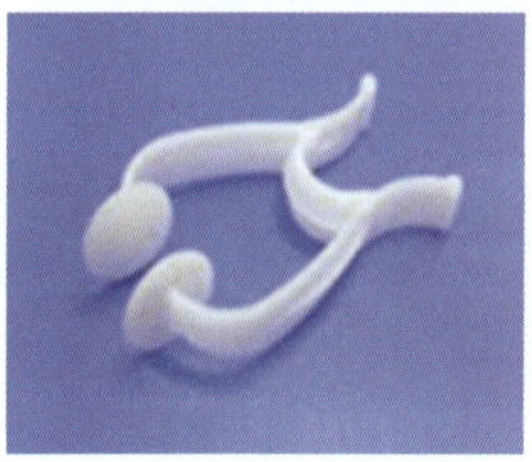	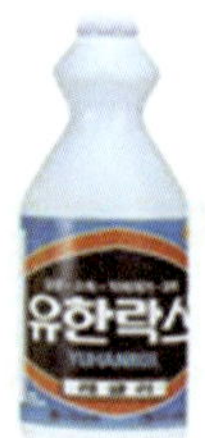	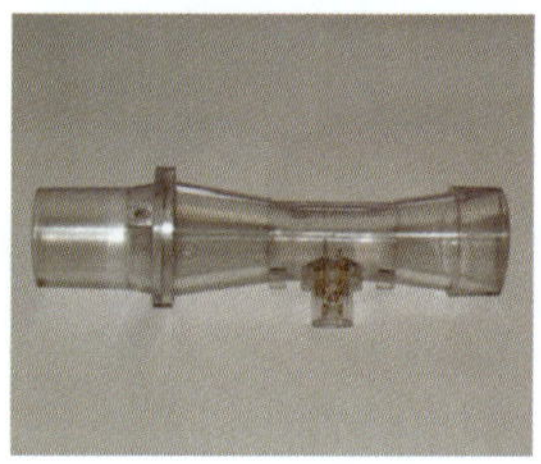	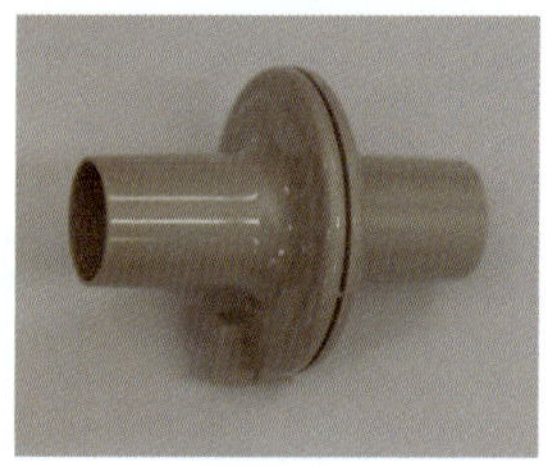
코마개	장비세척제	측정센서	측정센서
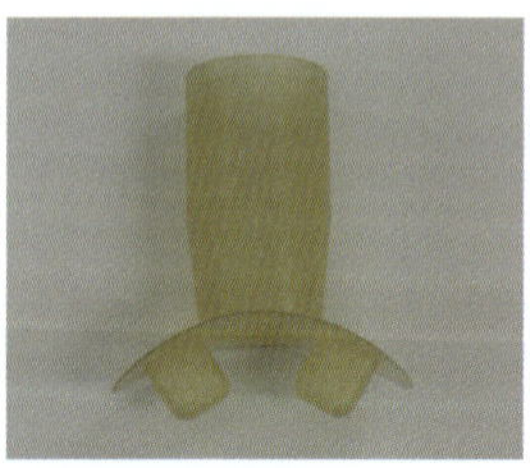	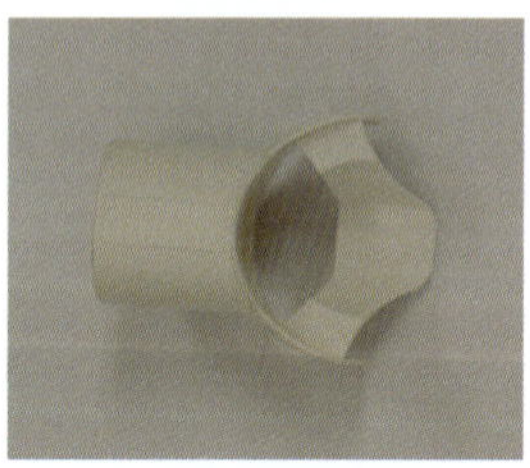	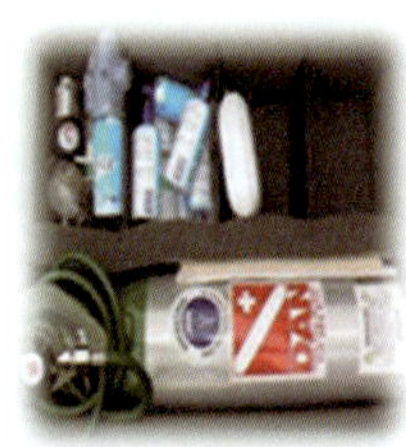	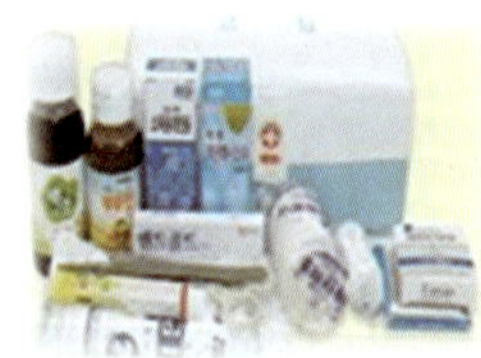
개구기	개구기	응급구급장비 (isoket, 이동용 산소통, 기관지확장제 등)	응급의료품
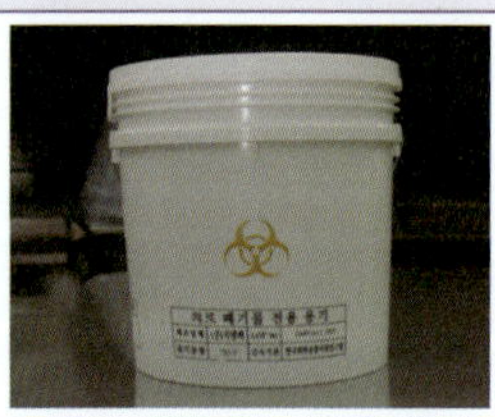	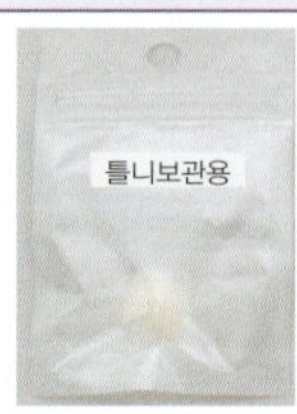	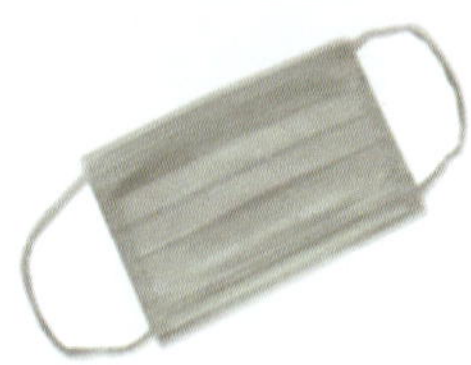	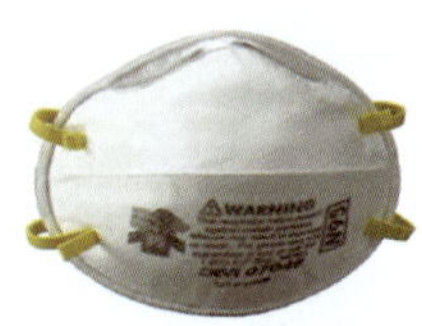
의료폐기물 처리용기	틀니보관용 비닐	일회용 마스크	N95 마스크

그림 3-1. 폐활량 측정 부속품

2. 폐활량 측정기 성능의 표준화

정확한 검사치를 얻으려면 정확한 장비가 필요하다. 폐활량 측정기의 성능기준은 모든 폐활량 측정기에 적용된다. 성능기준은 정확하고 신뢰성 있는 폐활량 검사치를 얻기 위한 기본이다.

환기기능의 상태를 정확히 판단하여 폐질환의 진단과 보상, 추적검사에 의한 환기기능의 변화, 검사기관이 다를 때 검사치의 변화 확인을 위하여 필수적이다.

용량측정 방식의 폐활량검사기도 대부분 컴퓨터가 부착되어 있으므로 용적측정 폐활량검사기나 유량측정 방식의 폐활량측정기는 다음의 표준화 조건을 만족하여야 한다.

폐활량 측정기의 성능에 대한 표준화 조건은 미국흉부학회(American Thoracic Society, ATS)와 유럽호흡기학회(European Respiratory Society, ERS)의 기준에 기준에 따른다(표 3-1).

표 3-1. 폐활량 측정기의 성능기준

① 용량-시간 곡선과 유량-용량 곡선을 동시 또는 최소한 한가지의 곡선을 컴퓨터 화면에 나타낼 수 있어야 한다.
② 이동시에도 보정을 할 수 있어야 한다. 보정은 3 L 시린지를 이용하여 보정하고 오차 허용 범위인 3 L ± 3.5% (2.91 L~3.09 L)에 있어야 한다. 보정용 시린지는 3 L 용적의 ±0.5% 또는 ±15 ml 이내의 정확성을 가져야 한다.
③ ATPS를 BTPS로 변환할 수 있어야 한다.
④ 최대로 측정할 수 있는 용적의 범위
가. 폐활량과 강제(노력성)폐활량, 1초간 강제(노력성)폐활량은 최소 0.5 L에서 최대 8 L까지 측정할 수 있어야 한다.
나. 강제(노력성)날숨중간유량은 7.0 L 이여야 한다.
다. 최대 환기량은 2 L의 평상 호흡량에서 분당 250 L까지 측정할 수 있어야 한다.
⑤ 오차의 허용범위
가. 느린 폐활량과 강제(노력성)폐활량, 1초간 강제(노력성)폐활량이 ±3% 또는 ±0.05 L 이내 이어야 한다.
나. 최고날숨유속의 정확도는 ±10% 또는 ±0.4 L 이내이어야 하고, 정밀도는 ±5% 또는 ±0.2 L 이내이어야 한다.
다. 강제(노력성)날숨중간유량은 ±5% 또는 ±0.2 L 이내이어야 한다.
라. 최대 환기량은 ±10% 또는 분당 ±15 L 이내이어야 한다.
⑥ 유량의 측정범위
가. 폐활량, 강제(노력성)폐활량, 1초간 강제(노력성)폐활량, 최고날숨유속이 초당 0~14 L까지 측정이 가능하여야 한다.
나. 강제(노력성)날숨중간유량과 최대 환기량은 ±14 L 범위에서 측정이 가능하여야 한다.
⑦ 측정가능 시간
가. 느린 폐활량이 30초 이상 이어야 한다.
나. 강제(노력성)폐활량과 강제(노력성)날숨중간유량이 15초 이상 이어야 한다.
다. 최대 환기량이 12~15초 이상 측정이 가능하여야 한다.
⑧ 마우스피스로부터 연결관, 폐활량 측정기에 이르는 기류의 저항
가. 강제(노력성)폐활량과 1초간 강제(노력성)폐활량, 최고날숨유속, 강제(노력성)날숨중간유량이 초당 1 L의 공기속도에서 1.5 cm 수증기압(1.5 H_2O/L/s) 미만이어야 한다.
나. 최대 환기량은 2.0 Hz의 2 L 평상 호흡량에서 ±10 cm 수증기압(10 cmH_2O) 미만이어야 한다.

⑨ 강제(노력성)폐활량을 측정할 때 후외삽 방법(back extrapolation method)을 적용하여 시작점(zero time)을 결정할 수 있어야 한다.

⑩ 폐활량 측정의 기록 또는 출력은 곡선을 정확하게 분석할 수 있도록 하기 위하여 폐활량 측정치의 화면 표시와 출력할 때 용적과 시간 단위 조건

가. 용량(volume)을 나타내는 단위인 용적-시간 곡선에서는 출력할 때 1초당 2 cm으로 기록속도를 유지하여야 하며, 자동으로 계산되는 경우 1초당 1 cm/s 로 출력할 수 있다.

나. 시간을 나타내는 단위는 적어도 1초당 2 cm로 출력 또는 기록하여야 하고, 수동식 계산을 할 경우는 3 cm를 권장한다.

다. 만약 용적-시간 곡선과 유량-용량 곡선이 모두 표시되고 폐활량을 자동으로 계산해주는 경우라면 기록속도는 보통 요구되는 2 cm/s에서 1 cm/s로 낮출 수 있다.

라. 폐활량을 측정할 때는 용량단위는 1초당 1 cm, 시간 단위는 0.5 cm를 사용 할 수 있다.

마. 유량의 표현은 날숨 때는 위로, 들숨 때는 아래로 향하도록 한다. 그리고 용량의 표현은 날숨 때는 우측으로, 들숨 때는 좌측으로 향하도록 한다.

바. 유속과 용량 단위의 비는 2 : 1이 되도록 하여 동일 거리 단위로 표시되어야 한다.

미국흉부학회(ATS)에서 제시한 폐활량 측정기의 성능 조건은 다음과 같다(표 3-2).

표 3-2. 폐활량 측정기의 성능기준

검사 항목	측정가능 범위	오차의 허용범위	유량의 측정 범위 (L/s)	측정 시간 (초)	저항
VC	0.5~8 L	±3.5% 또는 ±0.05 L 이내	0~14	30	
FVC	0.5~8 L	±3.5% 또는 ±0.05 L 이내	0~14	15	1.5 cmH_2O/L/s 이하
FEV1	0.5~8 L	±3.5% 또는 ±0.05 L 이내	0~14	1	1.5 cmH_2O/L/s 이하
시작점 판정		FEV_1 측정이 시작 된 시각			후외삽방법(back extrapolation method 사용)
PEF		정확도: ±10% 또는 0.4 L/s 이내 정밀도: ±5% 또는 0.2 L/s 이내			1.5 cm H_2O/L/s 이하
$FEF_{25\text{-}75\%}$	7 L	±5% 또는 0.2 L/s 이내	±14	15	1.5 cm H_2O/L/s 이하
MVV	2 L 평상 호흡량에서 250 L/min	±10% 또는 ±15 L/min 이내	±14 ±3%	12~15	2 L 평상호흡량에서 ±10 cmH_2O 이하의 기압

폐활량검사기로 공기의 흐름이 변화할 때 측정할 수 있는 가장 작은 공기의 용량은 0.025 L, 유량은 0.100 L/s, 시간은 0.20초이다(표 3-3).

표 3-3. 용량, 유량, 시간의 측정 성능과 기록지의 기록 속도

	최소 측정 범위	기록의 최소 단위
용량	0.025 L	1 cm/s
유량	0.100 L/s	0.5 cm/L/s
시간	0.20 s	2 cm/s

임상노트

폐활용 측정계의 표준 변경지침(2019년 11월)

폐활량계 사양은 ISO 26782 표준을 충족해야 한다. 폐활량계 정확도(±3%)는 2005 폐활량 측정 표준과 큰 차이가 없지만 2005년 폐활량 측정 표준은 "[캘리브레이션]주사기의 정확도가 0.5%인 경우 ±3.5%의 판독 값이 적합." 2019 폐활량 측정 표준에서는 "±3% 중 검사 기기 정확도 허용 오차 ±2.5%인 경우, 교정 주사기 ±0.5%"로 표현하고 있다.

3. 폐활량계의 종류 및 특징

폐활량 측정은 공기의 유량(flow)과 용량(volume)을 측정하게 되며, 폐활량계는 유량을 측정하는가, 용량을 측정하는가에 따라 크게 두 가지로 구분된다(그림 3-2, 3-3).

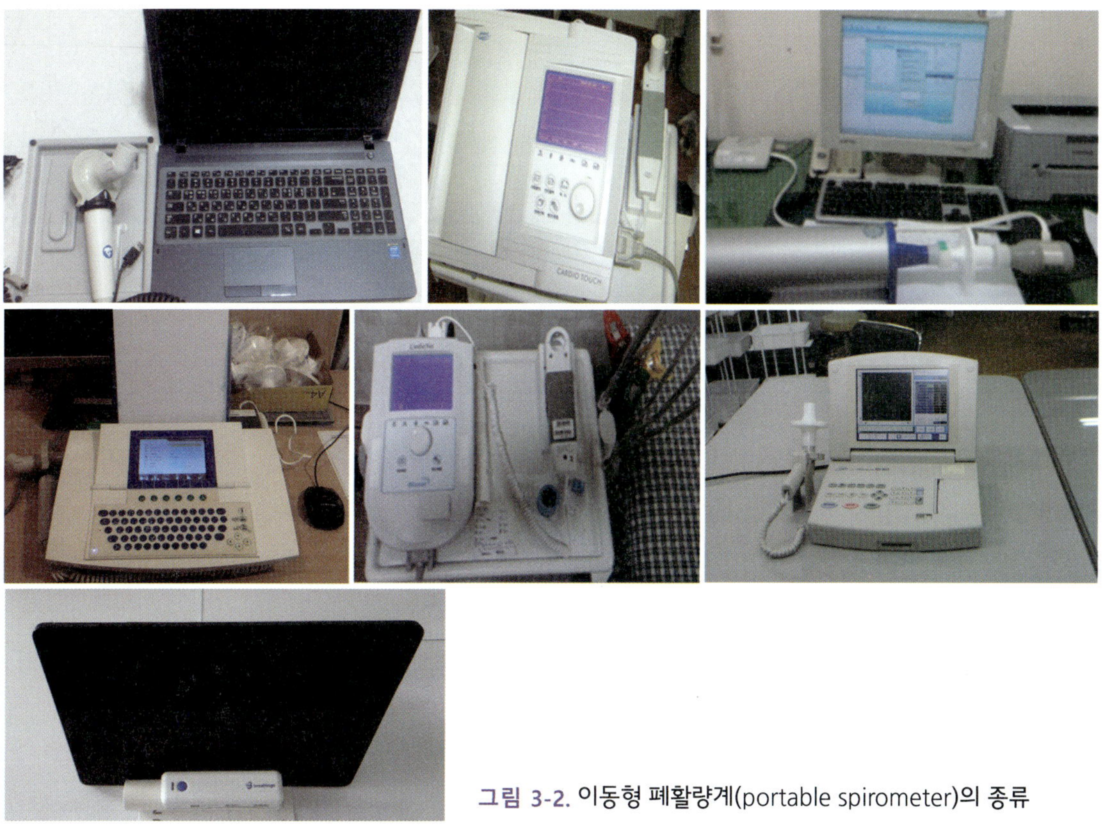

그림 3-2. 이동형 폐활량계(portable spirometer)의 종류

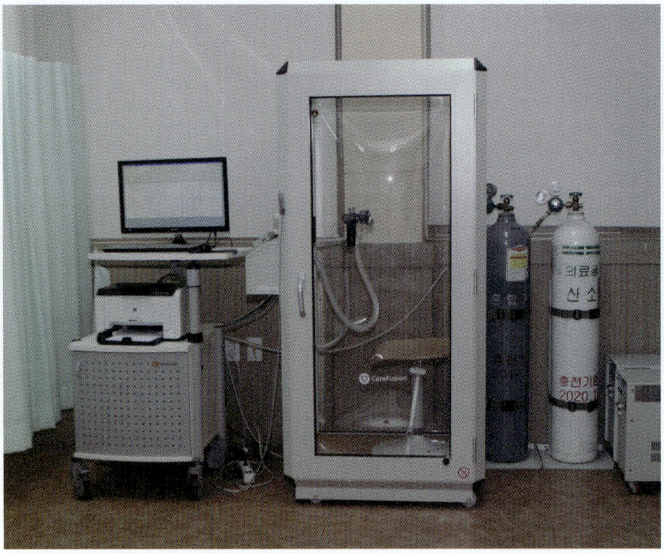

그림 3-3. 체적변동기록계(body plethsymograph)

(1) 용적측정 폐활량계(Volume - type spirometer)

들숨 및 날숨의 공기를 직접 실린더나 플라스틱 통, 비닐 통에 담으면서 기계적 변화를 펜을 이용하여 기록지에 기록하여 측정하는 방법이다. 최근에는 컴퓨터를 부착하여 측정하기 편리하도록 되어 있다.

① 습식폐활량계(Water sealed spirometer)

강제(노력성)날숨으로 내쉴 때 물에 잠겨있는 통 속에 공기를 넣어 통의 변화에 따라 기록지에 기록하는 방법이며, 폐활량의 변화가 그래프로 나타나므로 수동으로 검사값을 계산하여야 한다(그림 3-4). 과거에 사용하였던 폐활량계로 현재는 거의 사용하지 않고 있다.

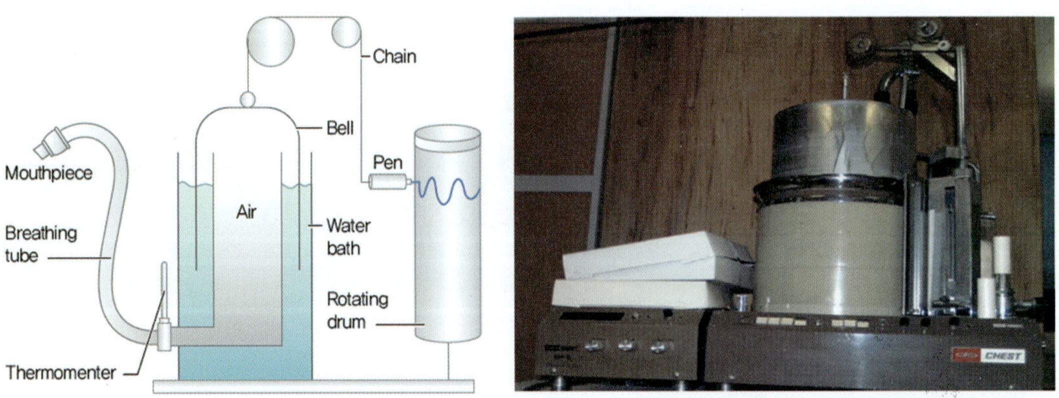

그림 3-4. Water-sealed spirometer

② 건식폐활량계(Dry rolling sealed spirometer)

들숨 또는 날숨을 할 때 실린더형의 용기에 공기를 직접 담아 기계적 변화를 기록하고 수동으로 계산하여 폐활량 측정값을 계산하는 방법이다. 최근에는 컴퓨터를 부착하여 다양한 폐활량 측정값을 자동으로 계산할 수 있다(그림 3-5).

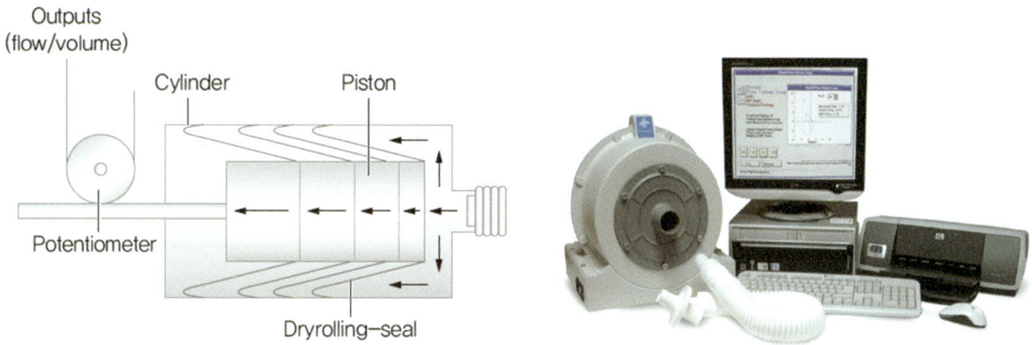

그림 3-5.Dry rolling sealed spirometer

(2) 유량측정 폐활량계(Flow - type spirometer)

유량측정 폐활량계는 들숨이나 날숨 시 공기의 속도변화를 공기압력의 변화나 또는 열선을 이용하여 열의 감소, 팬의 회전수 등을 센서를 이용하여 전기적 신호로 바꾸고 다시 공기의 유량과 양으로 환산하여 측정하는 방법이다.

① 호흡기류계(Pneumotach)

센서를 설치하여 저항이 생기게 하고, 공기압의 변화를 측정하여 공기의 유량과 공기의 양을 계산한다. 대부분의 이동형 소형 폐활량계는 이 방법을 사용하고 있다(그림 3-6).

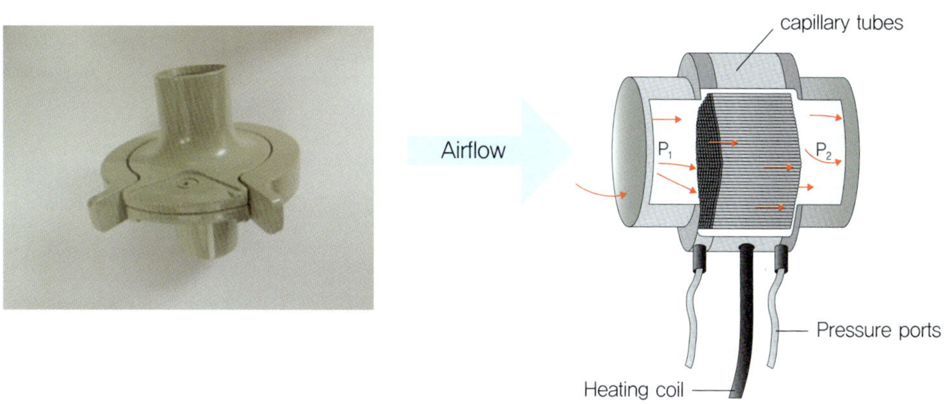

그림 3-6. Pneumotach type

② 열선식 유속계(Hot wire anemometer)

열 감지 센서를 이용하여 공기가 통과하면서 열의 감소정도를 측정하여 유량과 공기의 양을 계산한다(그림 3-7).

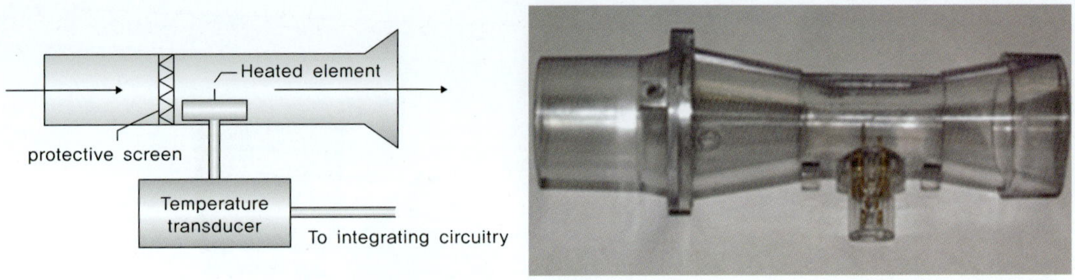

그림 3-7. Hot wire anemometer type

③ 터빈(Turbines)

팬이 달린 센서를 이용하여 공기가 흐를 때 팬이 돌아간 횟수를 계산하여 유량과 공기의 양을 계산한다(그림 3-8).

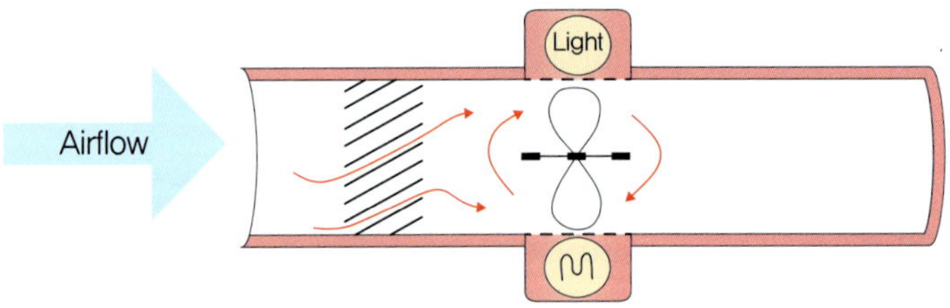

그림 3-8. Turbines type

4. 폐활량계의 보정방법

1) 보정(Calibration)의 의미

폐활량계의 보정이란 폐활량계가 얼마나 정확하게 측정하는지를 확인하고 부정확한 검사값만큼 결과치에 더하거나 빼는 과정을 말한다. 즉 폐활량계가 실제 3리터의 공기를 정확하게 3 L로 측정하는가를 알아보는 것이다. 보정은 폐활량계 측정센서의 오류와 연결부위의 누출, 저항에 따른 오차 등을 보정하게 되며, 가장 큰 오류의 원인으로는 용적측정 폐활량계에서는 실린더 작동의 오류, 유량측정 폐활량계에서는 측정센서의 오류가 대표적이다.

2) 보정의 방법과 시기

(1) 보정은 용적측정 폐활량계나 유량측정 폐활량계 모두에서 시행하여야 한다.

(2) 3 L 보정용 실린지를 이용하는 것을 표준화 방법으로 정하나 폐기능검사기의 제조회사의 권고를 따를 수 있다.

(3) 보정은 검사를 시작하기 전에 하루 1번 시행하는 것이 보통이나 다음과 같은 경우에도 보정을 실시한다(그림 3-9).

- 검사 시작 전(보통 아침)과 최종적으로 검사를 끝낼 때(보통 저녁) 시행한다.
- 센서를 바꾸었을 때는 반드시 보정한다.
- 폐활량계를 이동하였을 때는 보정을 시행한다.
- 많은 대상자를 검사하는(근로자 대상검사나 건강검진 등) 경우에는 최소한 4시간에 1회씩 실행한다.
- 특이적 또는 비특이적 과민반응 등과 같이 시행하는 경우 센서에 이물질이 끼어 검사값이 높게 나오는 경우가 종종 있으므로 이보다 자주 보정을 시행한다.

(4) 보정용 3 L 실린지는 3 L 용적의 0.5% 또는 15 mL 이내의 정확성을 가진 것으로 보정을 실시하여야 한다.

(5) 제조사는 3 L 실린지의 신뢰범위를 제시해야 하고, 검사자는 보정용 3 L 실린지가 이를 준수하는지 주기적으로 확인해야 한다.

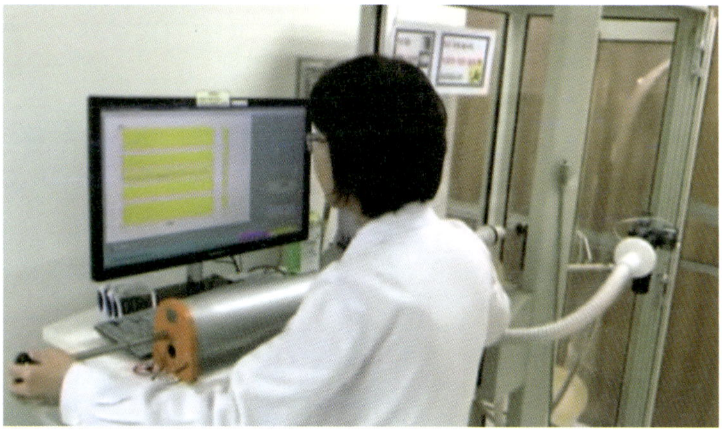

그림 3-9. 폐활량계의 보정 장면

3) 용적(Volume) 측정 폐활량계의 보정방법(Vmax 2130)

(1) 화면 하단 왼쪽의 F1 key를 선택하면 calibration setup box 나타난다.

(2) 보정을 시작할 때 실내 온도를 확인한다. 만일 보정 시 온도와 폐활량 측정 시 온도가 3℃ 이상 차이가 날 경우에는 반드시 재보정을 해야 한다.

(3) 보정 실린지의 피스톤이 2~5 L 사이 적절한 위치에 있으면 화면이 초록색이 되고, 적절하지 않은 위치는 노란색이 된다.

(4) 보정 실린지의 공기를 완전히 뺀 상태에서 폐활량계 호스에 연결한다. F3를 선택하면 처음 보정 화면으로 돌아온다.

(5) 보정 실린지의 피스톤을 5회 왕복시킨다. 첫 왕복은 화면에 나타나지 않는다. 피스톤의 왕복은 최대한 부드럽고 일정하게 시행하며, 피스톤의 왕복 운동 속도는 3~6 L/sec로 한다. 실린지의 피스톤은 공기를 완전히 밀어낸 상태로 끝나게 된다.

(6) 화면에는 보정 계수가 고려된 측정치가 나타나며, 실제 용적의 ±3.5% 범위 안에 있는지 확인한다.

(7) 확인 과정을 위해 피스톤 운동을 왕복 5회 시행한다. 고유량(high flow) 상태와 저유량(low flow) 상태에서의 보정을 위해 후반 4회 왕복 중 1번은 반드시 0.5 L/sec 미만(저유량)으로, 1번은 반드시 6.0 L/sec 이상(고유량)으로 시행한다. 각 기준 유량은 붉은 점선으로 그림 3-10과 같이 화면에 나타난다.

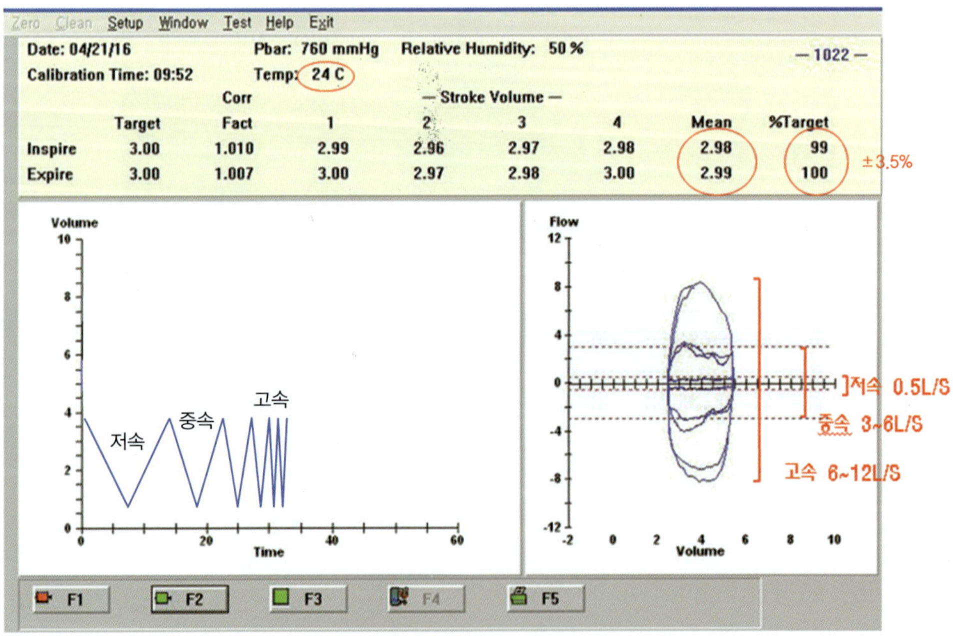

그림 3-10. 정상 보정(normal calibration)
4회까지의 보정에서 들숨(inspire)과 날숨(expire)의 모든 측정값이 기준범위(±3.5%) 안에 있다.

(8) 화면에는 총 10회의 왕복 운동 중 각 과정의 첫 회를 제외한 총 8회의 측정 결과가 나타난다. 보정 결과는 모두 실제 용적의 ±3.5% 범주 안에 있어야 하며, 이 수치를 벗어나면 그림 3-11과 같이 경고 문구가 화면에 나타난다.

(9) 보정은 제조사별로 정해진 시간 또는 횟수 내에 시행하여야 한다.

(10) 검사용과 보정용 휠터는 동일 회사제품을 사용한다.

(11) 보정용 기기는 장비 가까이에 위치한다.

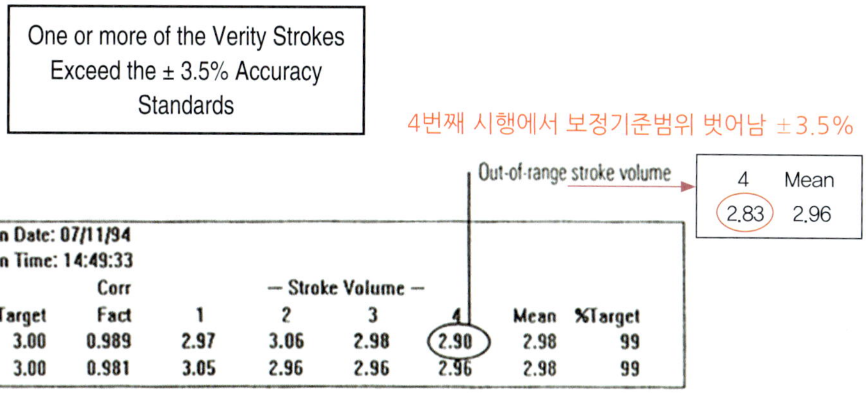

Calibration Date: 07/11/94
Calibration Time: 14:49:33

	Target	Corr Fact	1	2	3	4	Mean	%Target
Inspire	3.00	0.989	2.97	3.06	2.98	2.90	2.98	99
Expire	3.00	0.981	3.05	2.96	2.96	2.96	2.98	99

(— Stroke Volume — : columns 1–4)

그림 3-11. 보정 오류
4번째 시행에서 들숨(inspire)의 측정이 기준범위(±3.5%)를 벗어났다.

4) 유량(Flow) 측정 폐활량계의 보정 방법

현재 국내에서 사용되는 유량측정 폐활량계는 열선식 유속계(Hot Wire Anemometer) (Vmax20, Vmax22, Vmax29, Vmax229, V62J), 터빈(Turbines Sensor Type) (Quark PFT,Quark SPIRO, Spiropalm)), 호흡기류계(Pneumotach Sensor Type) (VyntusSpiro, MasterScreenPneumo, MasterScreen PFT, FlowScreen, CPFS/D, Ultima PF, C-8900, COMPACT, ALPHA, SMP-300, Hi-801) 등이 있다.

(1) 화면 하단 왼쪽에 있는 F1을 선택하면 아래의 그림과 같은 calibration setup box가 나타난다(그림 3-12).

(2) Vmax 유량-용적(flow-volume) 보정 화면에서 F1을 클릭하면 mass flow sensor zerobox 화면이 나타난다.

(3) 보정 실린지를 flow sensor에 연결하고 피스톤을 2번 왕복한 후 space continue를 눌러준다.

(4) Auto flow sensor의 영점 보정이 끝난 후 유량-용적 보정 화면이 나타난다.

(5) Calibration stroke 화면에서 노란색 부분에 맞추어 실린지의 피스톤을 왕복하여 오른쪽 부분이 녹색으로 바뀌면서 화면이 전환되면 저유량, 중유량, 고유량으로 피스톤 왕복을 시행한다(그림 3-13).

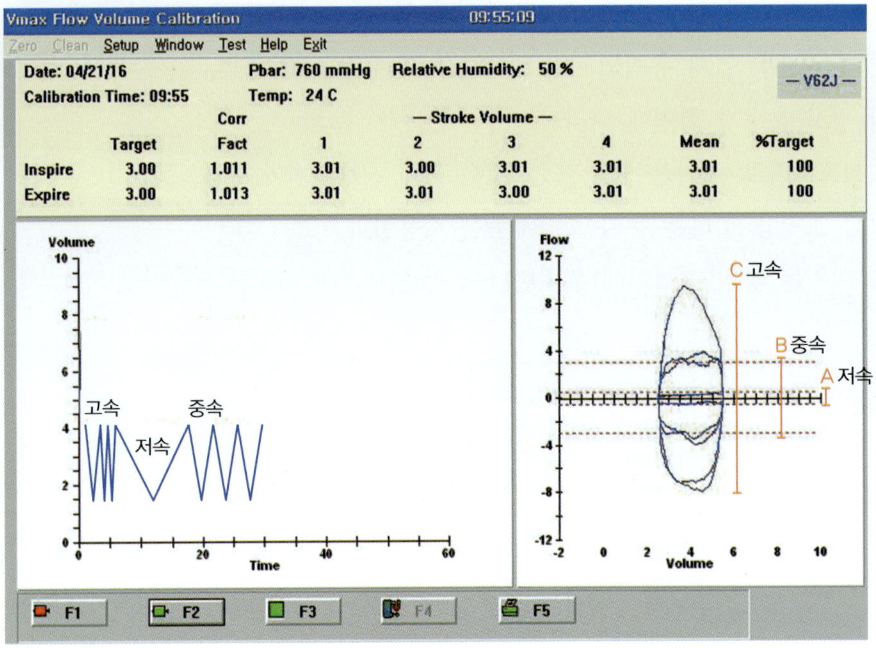

그림 3-12. 정상보정(normal calibration)

A: ±0.5 L/sec, B: ±3.0 L/sec, C: ±8.0 L/sec, 4회까지의 보정에서 들숨(inspire)과 날숨(expire)의 모든 측정값이 기준값(3.5%)의 범위 안에 있다.

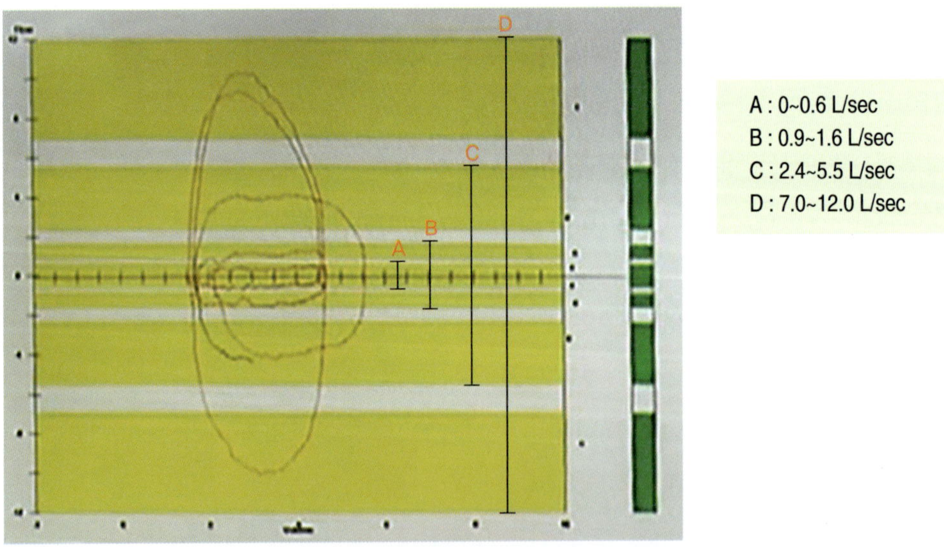

그림 3-13. 보정 화면(calibration bar graph)

(6) 보정 용량(target volume)의 측정치가 97~103%(±3.5% 이내)에 포함되면 F3으로 저장하여 준다.

(7) 그림 3-14과 같이 기준범위에서 벗어난 경우 다시 보정을 해야 한다.

(8) 보정은 제조사별로 정해진 시간 또는 횟수(3~4회) 내에 해야 한다.

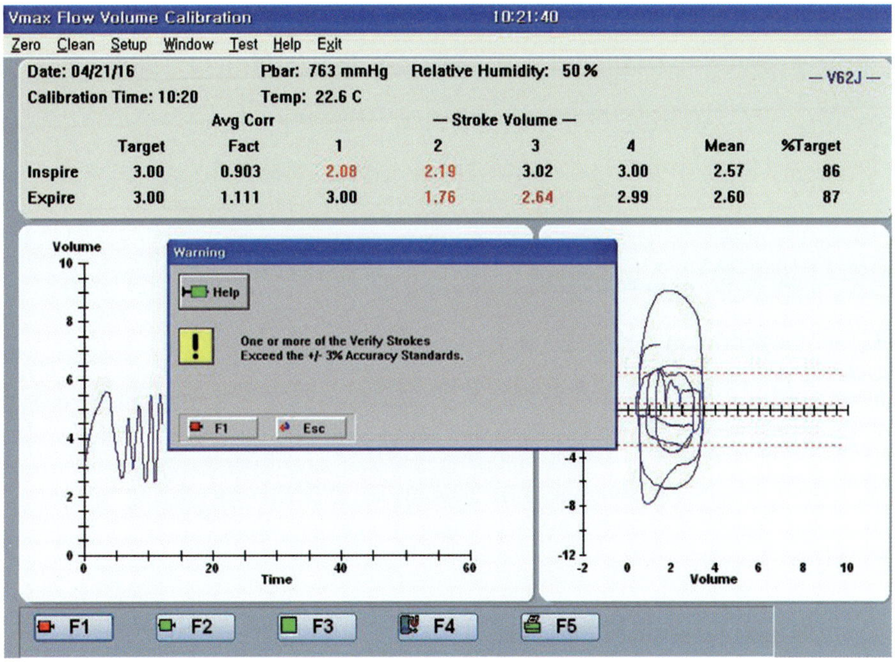

그림 3-14. 보정 오류

보정 측정값이 기준범위(±3.5%)를 벗어나면 화면과 같이 적색으로 표시된다.

• 체적변동기록법(body plethysmography)의 압력 보정 방법(그림 3-15)

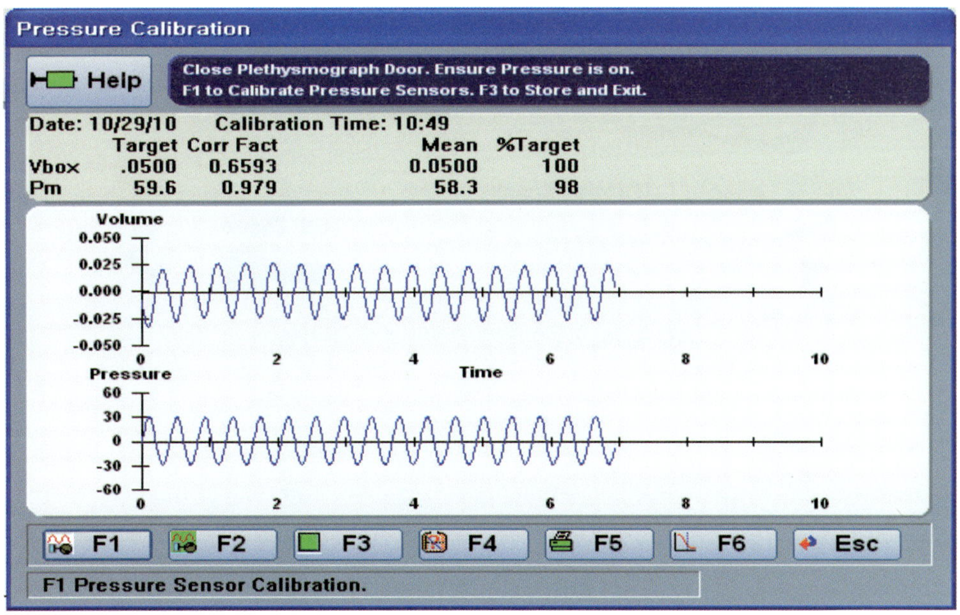

그림 3-15. 체적변동기록법(body plethysmography)의 압력 보정(정상)

박스 안의 용량(volume)과 압력(pressure)의 측정값이 모두 기준범위(±3.5%) 이내이다.

① 유량–용량 보정이 끝난 후 box door를 완전히 닫은 후 압력 보정을 시행한다.
② 유량–용량 보정 화면에서 F4를 클릭하면 압력 보정 box 화면이 나타난다.
③ Body box 문을 닫은 후 F1을 클릭하면 자동으로 보정된다.
④ 보정 용량(target volume)의 퍼센트가 97~103% 안에 포함되면 F3로 저장한다.

5) 기타 이동식 폐활량계의 보정방법

(1) 초기 화면에서 calibration 선택하면 보정 화면이 나타난다.
(2) 'Calibration start'버튼을 클릭하고 3리터 보정 실린지로 왕복운동을 통해 보정을 한다. 단 횟수 및 기류속도는 제조사에서 권장하는 방법으로 시행한다.
(3) 보정 결과값이 ±3.5% 이내에 들어오면 종료한다(그림 3-16). 단 기준에 벗어나면 다시 보정을 시행해야 한다.

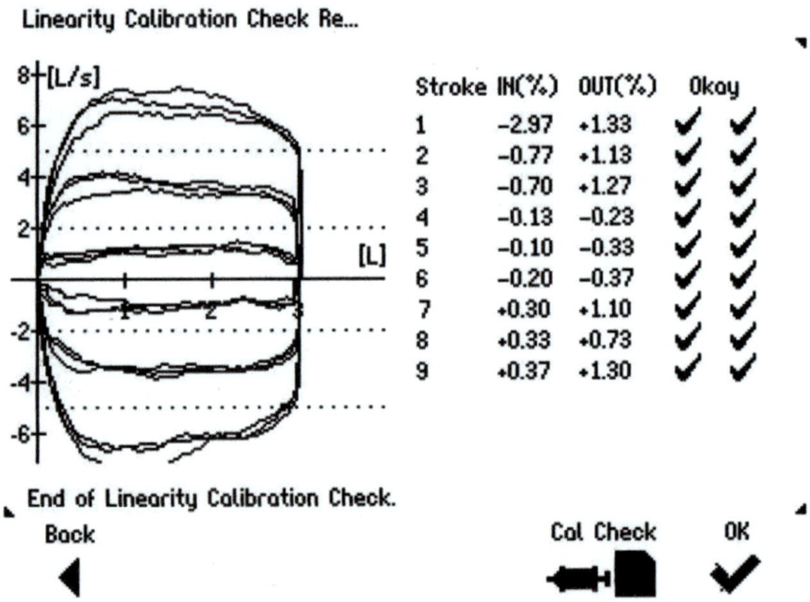

그림 3-16. 이동식 폐활량계의 보정 결과(정상)

6) 보정 시 문제 해결

보정 오류 원인	해결방법
보정 실린지의 파손	보정 실린지 교체
전압 불안정	전기 상태 점검
센서 또는 호스의 불완전 연결	센서 또는 호스의 연결부위 재확인
부적합한 실내 온도 및 기압	보정 설정(setup)에서 온도와 기압 재확인 후 보정
센서 오작동	센서 교체 후 재보정

7) 누출검사의 방법 및 주기

누출검사(leak test)란 마우스피스로부터 폐활량계에 연결된 관이나 접속 부위에서 공기가 새는 경우를 말하며, 보정이 필요한 원인이 된다.

Dry rolling seal spirometer 등의 용적측정 폐활량계는 실린더의 마모에 의한 누출이 가장 많으며, 가끔 연결관이 찢어지거나 구멍이 뚫린 경우, 접속 부위가 빠진 경우가 있다. 유량측정 폐활량계는 마우스피스와 측정센서 사이의 접속 부위에서 누출이 발생한다.

(1) 누출검사의 시기

보정을 시행할 때 매일 누출검사도 동시에 시행한다. 누출검사는 연결관을 조립한 상태에서 보정 전에, 그리고 연결관을 교체한 후에도 시행해야 한다.

(2) 용량측정 폐활량계의 누출검사 방법

① 공기의 출구(연결관의 개구부)를 막고 실린더를 손으로 약하게[약 3 cmH_2O (0.3 kPa)의 압력] 1분간 밀면서 부피의 변화를 확인한다.

② 1분간 30 mL 이상의 변화가 있다면 연결부위를 재확인한 후 다시 시도한다.

(3) 폐활량검사 중 확인

폐활량검사 중에는 연결관이 움직일 수밖에 없으므로 수시로 마우스피스와 호스의 연결부위, 필터의 연결부위, 측정센서의 연결부위를 확인해야 한다. 특히 용량측정 폐활량계인 경우 실린더와 연결부위 등에서 공기가 새는지 자주 확인해야 한다. 만일 공기의 누출이 있으면 용량-시간곡선에서 고평부가 수평이나 상승하지 않고 오히려 감소한다.

(4) 누출검사의 평가

보정용 실린지에서 공기가 조금이라도 누출된다면 폐활량계로는 부적합하여 사용할 수 없다.

폐기능검사학 실습보고서

학교명:　　　　　　　　　　학번:　　　　　　　　　　이름:

Section

04 폐기능검사실

학습목표

1. 폐활량계와 부속장비를 설명할 수 있다(A).
2. 폐활량 측정기의 성능의 표준화를 설명할 수 있다A).
3. 폐활량계의 종류 및 특징을 설명할 수 있다(B).
4. 폐활량계의 보정방법을 설명할 수 있다(A).

1. 폐기능검사 보고서

1) 폐기능검사 의뢰서(예시)

등록번호
성　　명
성별/나이

폐기능검사 의뢰서

발행처		일자		발행의　　　　의사 CODE		
상병 CODE				□PREVIOUS EXAM: □MEDICATION:	외래	입원

임상소견 및 기타

호흡기 기능검사

분류번호	코드	검사방법	검사명	비 고
나-601	F6001	기본폐기능검사 [기류용적폐검사를 하지 않는 경우]	□ Pulmonary Function Test without Flow-Volume Curve	
	F6002	기류용적폐곡선 [기본폐기능검사 포함]	□ Pulmonary Function Test without Flow-Volume CurveCurve	
	F6003	폐포기산소량 및 탄소가스량 측정	□ Alveolar O_2 and CO_2 Level Measurement	
		잔기량 및 폐용적측정 Residual Volume and Functional Residual Capacity		
	F6004	가스확산법 Gas Diffusion Method	□ 질소가스 사용 N_2 Gas	
	F6005		□ 헬륨가스 사용 Helium Gas	
	F6006	체적기록법 [플레디스모그래피에 의한 것]	□ Plethysmography	
	F6007	폐쇄용적측정	□ Closing Volume Measurement	
	F6008	등기류용적측정	□ Iso-Flow Volume Measurement	
	F6009	기도저항측정	□ Airway Resistance Measurement	
	F6010	일산화탁소확산능 측정	□ CO Diffusing Capacity Measurement	
	F6011	폐탄성검사	□ Lung Compliance Measurement	
	F6012	운동부하 심폐기능검사	□ Cardiopulmonary Exercise Test	
	FX661	최고호기유량측정(휴대용) [1일당]	□ Peak Flow Meter(Portable)	
나-663	FX663	최대 흡기 및 호기구강압측정	□ Maximal Inspiratory Pressure and Maximal Expiratory	

알레르기 검사

분류번호	코드	검사방법	검사명	비 고
나-712	E7129	기관지유발시험 Bronchial Provocation Test	□ 비특이적 Non-Specific	
	E7128		□ 비특이적[만니톨 사용 하는 경우]	
	E7122		□ 특이적[항원별] Specific	
	E7123	기도가역성 검사	□ Bronchodilator Test	
나-715	E7151	알레르겐 피부반응검사[1종목당]	□ 피부단자시험 Skin Prick Test	
	E7152	Allergen Skin Test	□ 피내반응시험 Intradermal Test	

환자 유형	보험	보호	산재	일반	소　계		특진료		수납인
					본인부담				
					보호자부담		수납액		

2) 폐기능검사 결과보고서(예시)

(1) 정상 환기

Name: ,	Date: 2012 01 26	Smoker: No	How Long: 0 pack/yrs
Id: W	Room: Pulmo	Quit: No	Stopped: yrs
Technician:	Physician:		

Gender: Female   Height(cm): 162   Weight(kg): 56.0   Age: 23   Race: Asian

Spirometry (BTPS)		PRED	PRE-RX BEST	PRE-RX %PRED	POST-RX BEST	POST-RX %PRED	% CHG
FVC	Liters	3.96	4.26	108			
FEV1	Liters	3.19	3.69	116			
FEV1/FVC	%	80	87				
FEF25-75%	L/sec	3.70	3.90	105			
PEF	L/sec	6.65	6.67	100			
MVV	L/min	120					
FET100%	Sec		4.84				
Lung Volumes (Plethysmograpy)							
TLC	Liters	5.19					
VC	Liters	3.96					
IC	Liters	2.55					
FRC PL	Liters	2.95					
ERV	Liters	1.28					
RV	Liters	1.51					
RV/TLC	%	28					
Diffusion							
DLCO	mL/mmHg/min	22.4					
VA	Liters						
DLCO/VA	mL/mHg/min/L	4.78					
Airway Resistance							
Raw	cmH2O/L/sec	1.29					
sGaw	L/s/cmH2O/L	0.263					
Max Pressure							
PI max	cmH2O	92					
PE max	cmH2O	158					

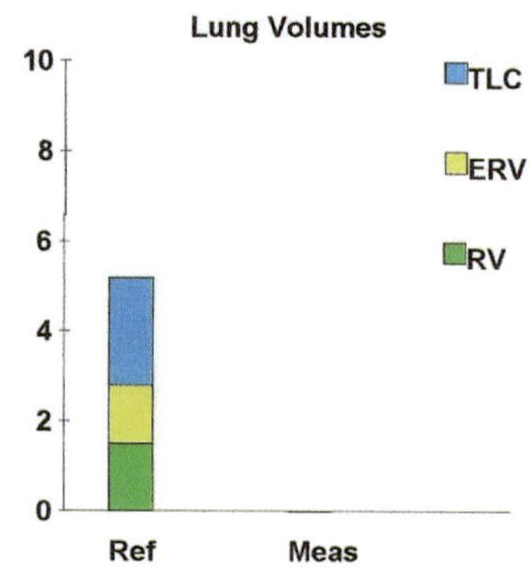

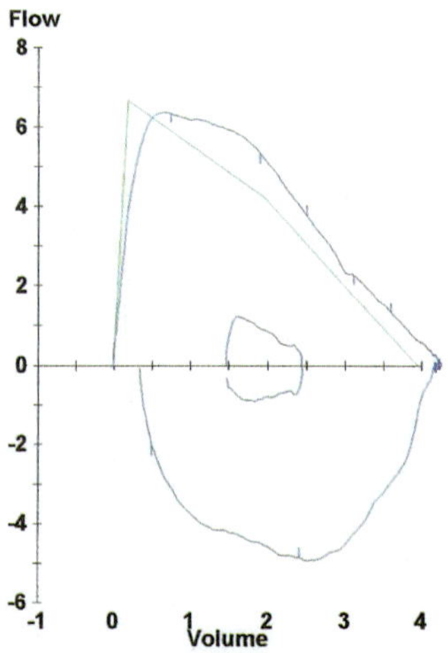

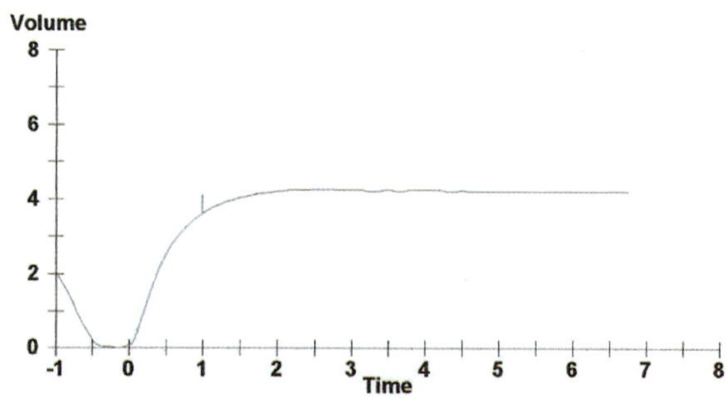

Interpretation & Comments :

그림 4-1. 정상 환기

(2) 폐쇄성 환기장애

Name: ,	Date: 2012 01 16	Smoker: No	How Long: 0 pack/yrs
Id: N	Room: Pulmo	Quit: No	Stopped: yrs
Technician:	Physician:		

Gender: Male Height(cm): 177 Weight(kg): 68.0 Age: 65 Race: Asian

			PRE-RX		POST-RX		
Spirometry (BTPS)		PRED	BEST	%PRED	BEST	%PRED	% CHG
FVC	Liters	4.49	3.94	88	4.18	93	6
FEV1	Liters	3.10	1.93	62	1.98	64	2
FEV1/FVC	%	70	49		47		
FEF25-75%	L/sec	2.88	0.73	26	0.79	27	8
PEF	L/sec	8.44	4.01	48	4.58	54	14
MVV	L/min	134					
FET100%	Sec		9.66		7.84		-19
Lung Volumes (Plethysmograpy)							
TLC	Liters	6.59					
VC	Liters	4.49					
IC	Liters	3.02					
FRC PL	Liters	4.01					
ERV	Liters	1.51					
RV	Liters	2.46					
RV/TLC	%	39					
Diffusion							
DLCO	mL/mmHg/min	19.8	22.3	112			
VA	Liters	7.06	5.48	78			
DLCO/VA	mL/mHg/min/L	3.70	4.07	110			
Airway Resistance							
Raw	cmH2O/L/sec	1.09					
sGaw	L/s/cmH2O/L	0.229					
Max Pressure							
PI max	cmH2O	107					
PE max	cmH2O	201					

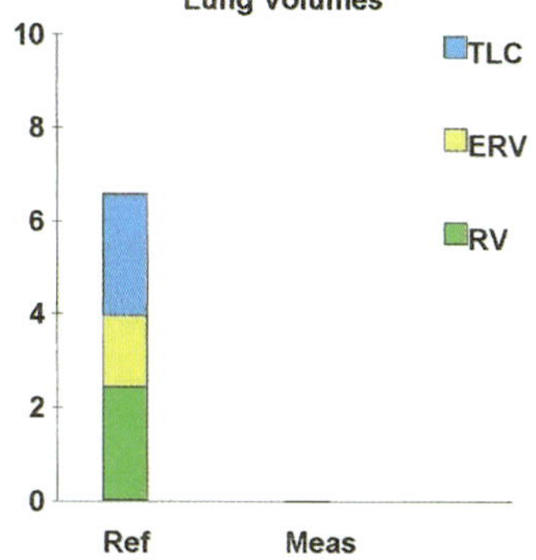

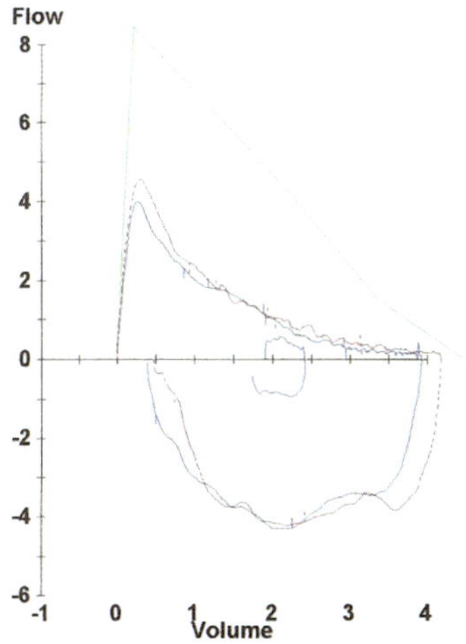

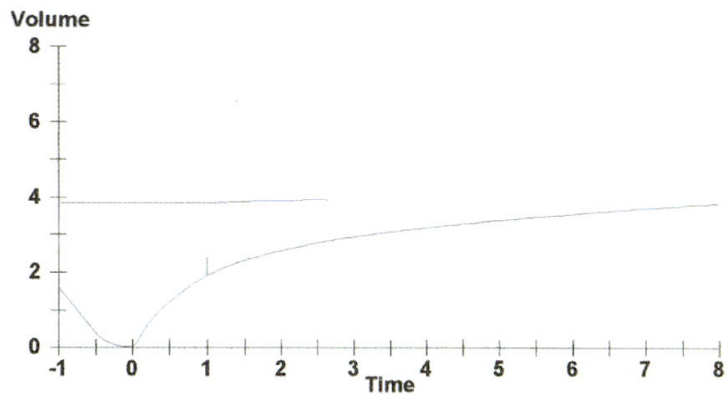

Interpretation & Comments :

그림 4-2. 폐쇄성 환기 장애

(3) 제한성 환기장애

Name: ,	Date: 2011 06 17	Smoker: No	How Long: pack/yrs
Id: F	Room: Pulmo	Quit: No	Stopped: yrs
Technician:	Physician:		

Gender: Female　Height(cm): 152　Weight(kg): 59.0　Age: 52　Race: Asian

			PRE-RX		POST-RX		
Spirometry (BTPS)		PRED	BEST	%PRED	BEST	%PRED	% CHG
FVC	Liters	2.80	1.55	55	1.52	54	-2
FEV1	Liters	2.11	1.43	68	1.43	68	0
FEV1/FVC	%	75	92		94		
FEF25-75%	L/sec	2.59	3.44	133	3.89	150	13
PEF	L/sec	5.43	5.76	106	6.09	112	6
MVV	L/min	98					
FET100%	Sec		7.01		7.15		2
Lung Volumes (Plethysmograpy)							
TLC	Liters	4.15					
VC	Liters	2.80					
IC	Liters	1.82					
FRC PL	Liters	2.36					
ERV	Liters	0.91					
RV	Liters	1.45					
RV/TLC	%	35					
Diffusion							
DLCO	mL/mmHg/min	18.4	8.7	47			
VA	Liters		1.98				
DLCO/VA	mL/mHg/min/L	4.00	4.41	110			
Airway Resistance							
Raw	cmH2O/L/sec	1.65					
sGaw	L/s/cmH2O/L	0.257					
Max Pressure							
PI max	cmH2O	77					
PE max	cmH2O	142					

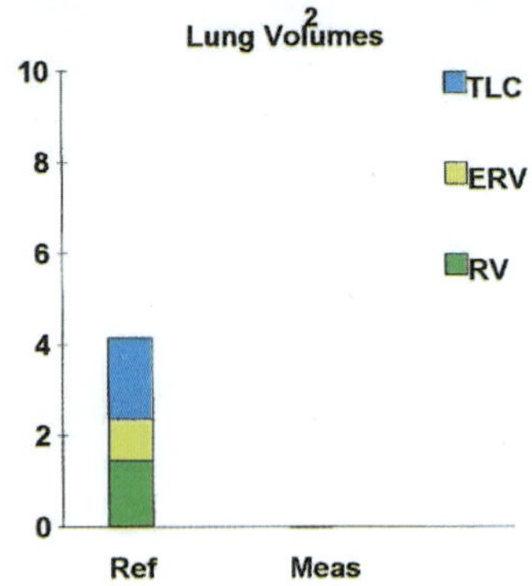

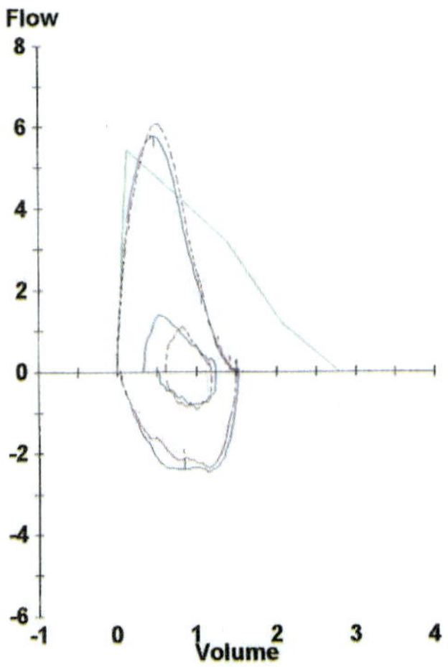

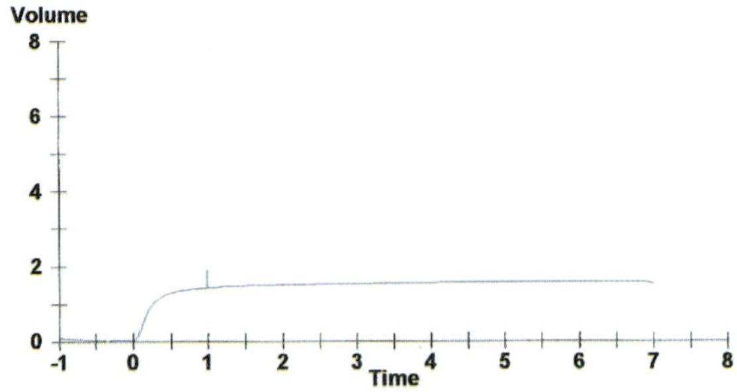

Interpretation & Comments :

그림 4-3. 제한성 환기장애

2. 폐기능검사 용어

1) 폐활량검사(VC, SVC) & 강제(노력성)폐활량검사(FVC)

약어	풀이	의미
V_{ATPS}	Ambient temperature and ambient pressure saturated with water vapor	측정 시 실온, 대기압 하에서 수증기로 포화된 상태의 공기량
V_{BTPS}	Body temperature and ambient pressure saturated with water vapor	측정 시 대기압 하에서 실온을 체온(37℃)으로 보정하고, 수증기로 포화된 상태의 공기량
FVC	Forced vital capacity	강제(노력성)폐활량
FEV_1	Forced expiratory volume in one second	1초량
FEV_1/FVC%	Percent of FEV_1/FVC or FEV_1/FVC%	1초율(강제(노력성)폐활량 중 1초량의 비)
$FEF_{25\sim75\%}$	25~75% of forced expiratory flow	강제(노력성)날숨중간유량(25%부터 75%까지)의 평균 유량
PEF	Peak expiratory flow	최고날숨유량(강제(노력성)폐활량을 측정할 때 최고로 빠른 날숨 유량)
VC	Vital capacity	폐활량
$FEF_{75\sim85\%}$	Forced expiratory flow 75~85%	강제(노력성)폐활량의 85%부터 75%까지 평균유량
$FEF_{200\sim1,200}$	Forced expiratory flow 200~1,200	날숨 시작 후 200~1,200 mL까지의 평균유량
ATI	Air trapping index	공기걸림지수 = [(VC-FVC) ÷ VC]×100
$FET_{100\%}$	Forced expiratory time %	강제(노력성)날숨시간 %(강제(노력성)폐활량의 100%일 때까지 걸리는 시간)
Extrap V	Extrapolated volume	외삽용적(강제(노력성)폐활량을 측정할 때 초기시점에서 약하게 불어내다가 이어서 세고 빠르게 불어낸 시작점의 오류에 의한 공기량)
Extrap V%	(Vextrap ÷ FVC) ×100	외삽용적률
FIVC	Forced inspiratory volume capacity	강제(노력성)들숨폐활량
$FIV_{0.5}$	Forced inspiratory volume 0.5	강제(노력성)날숨 후 한번 들숨했을 때, 최초 0.5초의 들숨량
$FIV_{1.0}$	Forced inspiratory volume 1.0	강제(노력성)날숨 후 한번 들숨했을 때, 최초 1.0초의 들숨량
IV_{50}	Inspiratory volume 50	강제(노력성)들숨폐활량의 50%일 때의 유량
VI	Ventilatory index	환기지수
$FEV_{0.5}$	Forced expiratory volume 0.5	0.5초량(강제(노력성)날숨 시작점에서 0.5초 경과 시의 날숨량)
$FEV_{3.0}$	Forced expiratory volume 3.0	3초량(강제(노력성)날숨 시작점에서 3초 경과 시의 날숨량)
MMF	FVC 75%부터 25%까지의 평균유량	강제(노력성)날숨평균유량
$\dot{V}_{75}$	Vital capacity 75	강제(노력성)폐활량의 75%일 때의 유량
$\dot{V}_{50}$	Vital capacity 50	강제(노력성)폐활량의 50%일 때의 유량
$\dot{V}_{25}$	Vital capacity 25	강제(노력성)폐활량의 25%일 때의 유량
$\dot{V}_{10}$	Vital capacity 10	강제(노력성)폐활량의 10%일 때의 유량
FEVt	Forced expiratory volume in time	시간폐활량
FEFR	Forced expiratory flow rate	강제(노력성)날숨유량
FIF	Forced inspiratory flow	강제(노력성)들숨유량
% PRED	%Predicted value	%예측치(예측율)
% CHG	%changed value	%변화량(변화율)

2) 체적변동기록법(폐용적, 기도저항)

약어	풀이	의미
TLC	Total lung capacity	총폐용량
VC	Vital capacity	폐활량
FRC	Functional residual capacity	기능적 잔기용량
ERV	Extratory reserve volume	날숨예비용적
IRV	Inspiratory reserve volume	들숨예비용적
RV	Residual volume	잔기량
RV/TLC	RV÷TLC	잔기율(잔기량÷총폐용량)
Raw	Airway resistance	기도저항
sGaw	Specific airway conductance	기도상태를 평가하는 지표

3) 최대 환기량검사(MVV)

약어	풀이	의미
MVV	Maximal voluntary ventilation	최대 환기량(1분간 반복적으로 최대한 빠르고 깊게 들이 마시고 내쉰 공기의 양)
MBC	Maximal breathing capacity	최대 호흡용량(폐쇄성 환기장애가 있을 때 천천히 크게 호흡을 하여 얻을 수 있는 최대 환기량)

4) 폐확산능검사(DLco)

약어	풀이	의미
DLco	Diffusing capacity of the lung for carbon monoxide	일산화탄소를 이용한 폐확산능력
VA	Alveolar volume	폐포 용적
DLco/VA	Diffusing capacity divided by the alveolar volume	Krogh 상수 (폐용적의 차이에 따른 DLco를 보정한 값)

5) 운동부하폐기능검사(CPX)

약어	풀이	의미
V_{O2}	Oxygen uptake	산소섭취량(1분당 산소소비량으로 측정된 산소소비량에 호흡수를 곱하여 계산)
V_{CO2}	CO_2 production	이산화탄소 생산량(1분당 생산되는 이산화탄소의 용적으로 매 호흡당 날숨된 이산화탄소를 측정하고 호흡수를 곱하여 계산)
RER	Respiratory exchange ratio	호흡교환비, 호흡상수 [산소소비량에 대한 이산화탄소 생산량의 비율(V_{CO2}/V_{O2})]
VE	Minute ventilation	분당환기량(평상 호흡량과 호흡수의 곱)
V_{O2} pulse	Oxygen pulse	맥박산소 측정(산소 소비량을 심박동수로 나눈 것으로 1회 심장순환당 산소운반량을 나타냄)
TV	Tidal volume	일회호흡량(매호흡당 용적으로 운동에 대한일회호흡량의 반응 패턴은 호흡곤란의 원인을 제시할 수 있음)
METs	Metabolic equivalents	운동수행능력(대사당량)
AT	Anaerobic threshold	무산소성 역치(운동 시 조직에서 소비되는 산소(VO_2)가 유산소에너지 대사 과정에서 무산소에너지 대사과정으로 변환되는 시점을 의미함)

3. 폐기능검사 전 준비사항

1) 폐기능검사를 시행할 때 고려해야 할 사항

(1) 폐기능검사의 금기사항

- 한 달 이내에 심근경색이 있었던 경우
- 가슴부위 또는 배부위의 심한 통증으로 협조가 안 되는 경우
- 마우스피스를 물면 입안 또는 얼굴에 통증이 생기는 경우
- 복압요실금이 있는 경우
- 치매나 의식저하로 협조가 안 되는 경우

(2) 폐기능검사 전 피해야 할 사항

- 검사 4시간 이내 음주 금지
- 검사 2시간 이내 과식 금지
- 검사 1시간 이내 흡연 금지
- 검사 30분 이내 격렬한 운동 금지
- 가슴과 배가 최대로 팽창하는 것을 제한하는 옷 착용 금지

(3) 감염관리

① 교차오염 방지를 위한 준비

검사실 내에는 가운, 손소독재, 마스크, 장갑 등 감염원으로부터 검사자와 피검자를 보호할 수 있는 물품이 항상 준비되어야 한다. 검사 중 감염을 방지하기 위해서는 검사 전후에 손을 씻어야 하며 가능한 장갑과 마스크를 착용하는 것이 좋다. 마우스피스, 호흡관 또는 폐활량계의 내부를 직접 만진 후에는 바로 손을 씻어야 한다. 만약 검사자가 손을 베거나 상처가 있는 경우에는 폐활량계를 조작할 때 장갑을 착용해야 한다. 피검자의 코에 직접 접촉되는 코클립은 1회용으로 사용되어야 한다. 폐쇄회로법의 검사기를 사용하는 경우에는 검사 전에 적어도 5회 이상 공기를 순환하여 내부를 건조시킨다.

② 1회용 인라인휠터의 사용(disposable in-line filter)

1회용 인라인휠터를 사용하면 비교적 쉽게 감염을 막을 수 있으므로 사용이 추천된다. 1회용 인라인휠터를 소독하면 세균이나 바이러스 제거능력이 현저히 감소하므로 반드시 1회용으로 사용하도록 한다.

③ 독립된 검사실 및 환기장치

폐기능검사실은 호흡기 감염원에 노출되기 쉬운 장소이므로 다른 검사실과 독립되어야 한다. 검사실은 창문이 설치되어 환기가 용이하거나 별도의 환기장치가 설치된 장소가 추천된다.

④ 검사기의 소독

검사기는 각 제조사의 권고에 따라 주기적으로 소독하여 사용해야 한다. 소독해야 할 부위와 소독방법은 검사기마다 다르며 검사기의 재질과 센서의 특성에 따라 사용가능한 소독액이 다르므로 반드시 제조사의 지침서를 따라야 한다. 정기적인 소독여부의 확인이 가능하도록 소독대장을 만들어 관리하는 것이 추천된다.

⑤ 검사실 내 살균장치의 가동

살균장치는 부유세균과 바이러스 제거능력이 확인된 것이 추천된다. 또한, 검사 중에 작동이 가능하거나 살균력이 유지되는지, 그리고 검사실 용적 이상에 적용가능한지를 확인해야 한다.

살균과정에서 발생하는 가스 등이 인체에 무해한지 확인된 제품을 선택해야 한다.

⑥ 결핵 등 감염성 질환의 전파 방지

공기 중 비말감염이 가능한 결핵 등의 호흡기질환에 감염된 피검자 또는 감염이 의심되는 피검자는 검사순서의 제일 마지막에 실시하도록 하며, 검사가 끝난 후 실내를 환기시키고 사용된 검사기는 바로 소독을 실시하여야 한다. 검사자는 N95, KF94 등의 보호용 마스크와 장갑을 반드시 착용한 상태로 검사를 진행해야 하며 검사 후에는 사용된 일회용품을 적절한 방법으로 폐기해야 한다.

⑦ 객혈이나 입안 병변이 있는 환자의 검사

각혈 환자 또는 입안 점막에 상처가 있거나, 잇몸 출혈이 있는 환자들은 특히 조심히 다루어야 한다. 호흡관이나 밸브는 다시 사용하기 전에 소독해야 한다.

2) 폐기능검사의 순서

폐기능검사의 실시 매뉴얼(operating manual)은 폐기능검사실에 항상 비치하여 표준화된 검사 방법에 따라 동일한 방법으로 실시하여야 한다.

(1) 사전준비 및 폐기능검사의 준비

- 폐활량계가 깨끗하게 준비되어 있는지 확인
- 폐활량계는 30분 전에 전원을 켜서 예열
- 소모품인 1회용 인라인휠터, 코마개, 의치 보관 용기, 기록지 등의 확인
- 체중계와 신장계, 온도계, 습도계, 기압계 등의 준비 확인
- 응급조치에 대한 준비 확인
- 심하게 조이는 옷이나 의치 등을 제거할 수 있는 탈의실 확인
- 마우스피스를 버릴 수 있는 덮개가 있는 의료폐기물 전용 용기 확인

(2) 장비 준비 및 확인

- 호흡관의 연결 확인 및 마우스피스 설치
- 컴퓨터의 가동여부
- 폐기능검사자 본인이 폐기능검사를 사전에 실시하여 적정가동 여부 확인

(3) 보정(Calibration) 실시

- 최소 하루 한번 정확한 용적의 3리터 보정 실린지로 시행하는 것을 원칙으로 하며, 문제가 있으면 하루 중 어느 때라도 다시 시행한다.
- 검사일의 물리적 인자(온도, 습도, 기압)를 고려하여 용적(3 L)에 대한 보정을 실시하여 결과가 3 L±3.5% 이내의 범위에 있고, 유량(0.5 L/s~12 L/s)에 대한 보정기록이 모두 있는 경우 적합한 보정으로 인정한다.
- 장비의 적정 가동온도 미만에서 보정 및 검사를 시행했을 경우 사유를 기재
- 보정 시 온도와 검사 시 온도가 3℃ 이상 차이가 날 경우 재보정 실시
- 유량측정 장비의 정도 관리는 최소 하루 한번 3리터 보정 실린지로 시행하는 것이 원칙으로, 최소 3회 이상 0.5~12 L/sec(3리터 보정 실린지로는 6초 이상과 0.5초 미만)의 속도로 시행한다.

(4) 폐활량 측정의 목적 설명

폐활량 측정의 목적에 대한 설명을 짧게 설명하고 직접 측정하는 방법을 보여주어 적극적으로 검사할 자세를 유도하고 자발적으로 최대한 노력하도록 이해시킨다.

- "폐활량 측정은 당신 폐의 건강상태에 대하여 알아보려는 것입니다"라고 소개한다.
- "폐활량 측정은 당신의 폐가 최대한 들이마시고 내뱉는 공기의 양과 얼마나 빨리 뱉을 수 있는지를 평가하는 검사입니다"라고 설명한다.
- "따라서 최대한 들이마시고 촛불을 끌 때처럼 최대한 세고, 빠르게 내뱉어야 합니다"라고 강조한다.
- "폐활량 측정은 이렇게 최대한 들이마시고 최대한 빠르게 내뱉는 것입니다"라고 하면서 간단하게 실기를 보여준다.

(5) 폐활량 검사의 표준화된 시행 방법

- 폐기능 검사 장비의 보정 여부를 확인한다.
- 검사에 대해 설명한다.
- 환자의 흡연력, 최근의 병력 및 약물 복용 여부를 확인한다.
- 체중과 신장을 정확하게 측정한다.
- 머리를 약간 올린 상태에서 바른 자세를 취하게 한다.
- 숨을 빠르게 끝까지 들이쉬도록 설명한다.
- 마우스피스를 제대로 물고 있는 방법을 설명한다.
- 숨을 최대한 세게 내쉬어야 함을 설명해 준다.

(6) 피검자에게 시범을 보임

- 폐활량 측정 시 목(위쪽으로 15°유지)과 자세에 대한 설명
- 들숨 시 최대한 끝까지 들이마실 것
- 마우스피스의 사용법 설명
- 날숨 시는 최대한 세고 빠르게 불도록 교육

(7) 적합성의 판단기준

- 각 폐활량 검사를 적합하게 시행하였다고 하기 위해서는 다음과 같은 기준을 만족해야 한다.
- 다음과 같은 허상(artifact)이 없어야 한다.
  - 날숨 1초 이내에 기침을 하는 경우
  - 측정결과 영향을 미칠 수 있는 성대의 폐쇄
  - 날숨을 조기에 중단하는 경우

- 검사 시 들숨과 날숨을 최대한도로 하지 않은 경우
- 새는 경우
- 마우스피스가 막힌 경우
- 시작을 잘 해야 한다.
  - 외삽용적이 0.15L 미만이어야 한다. 이상이면 적합성이 없다. 다시 검사한다.
- 날숨은 다음과 같은 기준을 만족해야 한다.
  - 날숨의 기간이 6초 이상이어야 하고(어린이의 경우는 3초), 용량–시간 곡선에서 고평부가 존재하거나, 고평부가 존재하지 않더라도 더 날숨을 할 수 없는 경우

(8) 재현성의 판단 기준

- 적어도 적합한 3개의 폐활량 검사 수치를 구한 이후 다음과 같은 기준을 만족해야 한다.
  - FVC의 최대값과 그 다음으로 큰 FVC 값의 차이가 0.15 L 이하이고
  - FEV_1의 최대값과 그 다음으로 큰 FEV_1 값의 차이가 0.15 L 이하이면 검사를 중단한다.
  - 이 두 기준을 만족하지 못하는 경우에는 만족할 때까지 추가 검사를 시행하는데, 최대 8회까지 검사를 시행한다. 단 피검자가 검사를 더 이상 진행하지 못하거나 시행하면 안 되는 경우에는 8회 이전에도 중단할 수 있다.
  - 검사를 시행하여 수치가 이전 검사의 20% 이상 감소하는 경우에는 검사를 중단 한다. 적어도 적합한 3개의 폐활량 검사 수치를 저장해야 한다.

(9) 기관지확장제 투여 후 검사의 시행법

- 적합성 있는 3번 이상의 폐활량 검사를 시행하고, 천천히 숨을 끝까지 내쉰 후, albuterol/ventorin 100μg을 흡입한 후, 총폐용량까지 들이쉬게 한다.
- 이 상태에서 숨을 5~10초간 참고, 이후 숨을 내쉰다. 위 과정을 30초 간격으로 4번 시행한다(400μg을 흡입한다).
- 이후 10분에서 15분 후에 다시 적합성 있는 3번 이상의 폐활량 검사를 시행한다.

(10) 폐확산능 측정법과 정도관리 기준

① 측정 전 준비 사항

일산화탄소 확산능에 영향을 미치는 요인(e.g. 운동, 자세, 일산화탄소에 대한 친화력의 변화)에 대한 표준화가 필요하다. 임상적으로 문제가 되지 않는다면 피검자는 검사 시행 10분전부터 산소 투여를 중단해야 한다. 검사를 시작하기 전, 피검자에게 검사를 시행하는 법을 자세히 알려주고 시범을 보여 준다. 피검자에게 검사 기간 중에 편하게 앉아있게 한다. 회사의 지침에 따라 적정 온도에서 검

사를 시행해야 한다. 흡연이 일산화탄소헤모글로빈(COHb)의 변화를 초래할 수 있으므로, 피검자에게 검사 당일 금연을 하고 일산화탄소에 노출되지 않도록 주의를 준다.

② 들숨방법

마우스피스를 물고 집게로 코를 막은 후, 상시 호흡을 하게하여 피검자가 마우스피스를 물고 편안하게 검사를 진행하게 준비한다. 일산화탄소 확산능의 측정을 위해 잔기량까지 숨을 내쉬게 한다. 기도 폐쇄성질환에서는 호기 시간이 오래 걸릴 수도 있지만 대개 6초 동안 호기를 하게 한다. 잔기량에 도달하면 마우스피스를 물고 빠르게 총폐용량까지 숨을 들이 쉬게 한다. 들숨용적의 85%를 4초 이내에 들이 쉬어야 한다.

③ 호흡중단 및 날숨법

숨을 참고 있는 상태에서 발살바 조작(기도가 폐쇄된 상태에서 숨을 내쉬려고 하는 것)은 흉곽 내의 혈류를 감소시켜 일산화탄소 확산능이 감소하고, 뮐러 조작(기도가 폐쇄된 상태에서 숨을 들이쉬려고 하는 것)은 흉곽 내의 혈류를 증가시키기 때문에 일산화탄소 확산능이 증가한다. 그러므로 피검자로 하여금 숨을 참고 있는 동안 가능한 숨을 최대한 들이 쉰 상태에서 호흡 노력을 하지 않게 잘 지도하여 흉강 내의 압력이 대기압과 유사하게 유지되도록 해야 한다.

숨을 참고 있는 시간은 10초를 유지해야 한다. 대부분의 피검자에서 10초를 유지할 수 있다. 주저하거나 끊이지 않게 부드럽게 숨을 내쉬는데, 숨을 내쉬는 시간을 4초를 넘기면 안되고, 검체를 채취하는 시간은 3초를 넘기면 안 된다.

④ 적합성의 기준

정도관리가 잘 된 기계를 사용해야 한다. 가장 큰 폐활량의 85% 이상의 용적을 4초 이내에 들이 쉬어야 한다. 숨을 참고 있는 시간이 10초가 되어야 하고 가스가 새거나 발살바 조작 혹은 뮐러 조작을 시행하지 않아야 한다. 호기시간이 4초(표본을 채취하는 시간은 3초)가 되어야 한다.

⑤ 재현성의 기준

적어도 2회 이상 적합한 검사를 시행하여 측정값의 차이가 3 mL CO (STPD)/min mmHg(혹은 1mmol/min kPa)이내 여야 한다. 이런 재현성의 기준을 만족하면 두 값의 평균값을 보고한다. 5회 이상 검사를 시행하는 것을 추천하지 않는다.

⑥ 검사 간격

검사를 여러 번 시행하는 경우에는 피검자의 폐 안의 가스를 제거하기 위해 4분 이상 기다린 후 검사를 시행해야 한다. 기다리는 동안 환자는 앉아 있어야 한다. 기도 폐쇄성질환이 있는 경우에는 가스가 제거되는 시간이 길어질 수 있기 때문에 검사 사이 간격을 10분 이상 두는 것을 고려해야 한다. 여러 번 심호흡을 하면 폐 안의 가스를 더 효과적으로 제거할 수 있다.

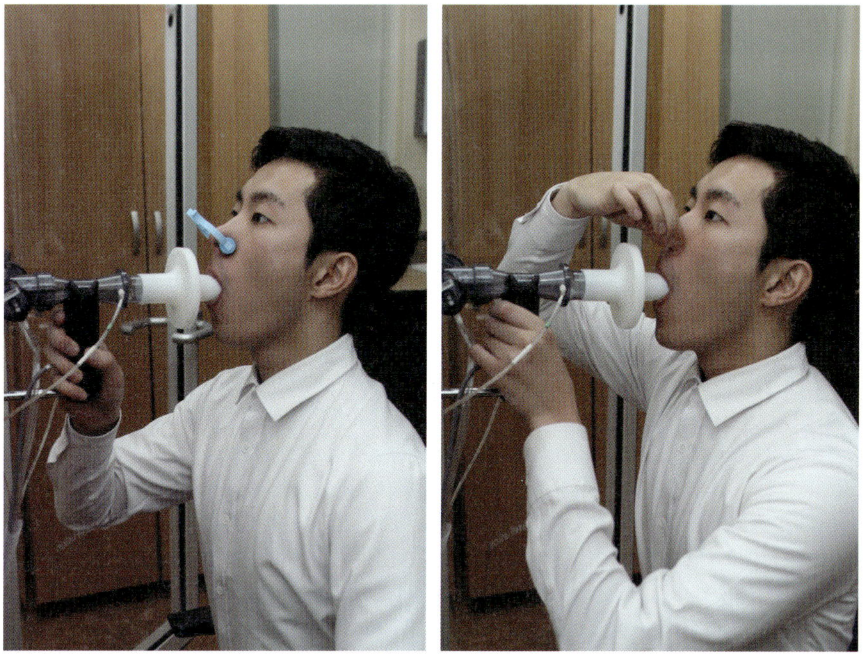

그림 4-4. 마우스피스 무는 방법
A : 코마개 사용법, B : 손 사용법

특수건강진단 폐활량검사 분야 정도관리 평가지침 〈KOSHA(안전보건공단), 2016. 1. 1. 개정〉

1. 체중/신장/온도/습도/기압계 비치
2. 위생상태(소독대장확인)
3. 검사실 환경: 창문, 음압발생장치, 독립된 환기장치
4. 감염관리(살균장치): 적정 성능의 살균장치 사용 여부
5. 감염관리(일회용 필터)
   세균 및 바이러스 제거율 99.9% 이상, 저항 1.5 cmH_2O/L/s 이하, 무용공간 75 mL 이하

→ **검사환경**

6. 검사 방법 설명, 검사 자세, 시범 방법 실시
7. 검사관련 설문 및 환류 기록
8-1. 결과지 표시 항목
8-2. 기본정보 입력의 정확성

→ **검사과정 및 결과**

9. 보정기록
10. 피검사당 검사 실시횟수
11. 적합성(시작점 및 세고 빠르게 불어냄)
12. 적합성(검사 중 기침 또는 들숨, 개구부의 막힘, 유량–용적곡선 형태의 다양성)
13. 적합성(조기 중단 및 고평부(plateau) 미도달)
14. 재현성

→ **검사의 적합성과 재현성**

폐기능검사학 실습보고서

학교명: 학번: 이름:

Section

05 폐활량 측정법

학습목표

1. 폐기량 분획을 설명할 수 있다(A).
2. 폐활량검사를 수행할 수 있다(A).
3. 강제(노력성)폐활량검사를 수행할 수 있다(A).
4. 최대 환기량검사를 수행할 수 있다(A).
5. 폐기능검사 시 발생하는 오류를 해결할 수 있다(A).

1. 폐용량 곡선(Spirogram)

1) 폐용량 곡선의 명칭

호흡의 깊이를 나타내는 4가지의 위치에는 안정날숨(호기) 위치, 안정들숨(흡기) 위치, 최대 들숨(흡기) 위치, 그리고 최대날숨(호기) 위치가 있다. 이들의 호흡위치에 따른 단일 용적을 폐용적(lung volume)이라고 하며, 폐용적 간의 조합을 폐용량(lung capacity)이라고 한다(그림 5-1).

(1) 폐용적(lung volume)

폐환기의 규모는 폐용적에 의해 결정된다.

① 일회호흡량(1회 호흡용적, tidal volume, TV)

안정상태에서 1회 호흡하는 동안 들이마시거나 내쉬는 공기의 양을 일회호흡량이라 하며, 정상 성인에서 약 500 mL이다.

② 들숨예비용적(예비흡기량, inspiratory reserve volume, IRV)

일회호흡량을 들숨한 후 최대로 더 들이마실 수 있는 공기량을 들숨예비용적이라 하며, 정상 성인에서 약 3,100 mL이다.

③ 날숨예비용적(예비호기량, expiratory reserve volume, ERV)

안정날숨(호식) 후에도 폐는 아직 많은 양의 공기를 가지고 있는데, 이 중 날숨 근육(호식근)의 수축으로 최대로 내쉴 수 있는 공기량을 날숨예비용적이라 하며, 정상 성인에서 약 1,200 mL이다.

④ 잔기량(residual volume, RV)

최대로 노력하여 날숨한 후 폐 속에 남아 있는 공기량을 잔기량이라하며, 정상 성인에서 약 1,200 mL이다.

(2) 폐용량(lung capacity)

폐용량은 두 가지 이상의 폐용적의 합으로 구성된다.

① 들숨용량(흡식용량, inspiratory capacity, IC)

정상 날숨상태에서 최대로 들숨할 수 있는 공기량을 들숨용량이라 하며, 일회호흡량과 들숨예비용적을 합한 폐용량으로 정상 성인에서 약 3,600 mL이다.

② 기능적 잔기용량(기능적 잔기용량, functional residual capacity, FRC)

정상 날숨 후 폐 내에 남아 있는 공기량을 기능적 잔기용량이라 하며, 날숨예비용적과 잔기량을 합한 폐용량으로 정상 성인에서 약 2,400 mL이다.

③ 폐활량(vital capacity, VC)

공기를 최대로 들숨한 후 최대로 날숨하는 공기량을 폐활량이라 하며, 폐기능 척도의 중요한 인자가 된다. 일회호흡량과 들숨예비용적 및 날숨예비용적을 모두 합친 것이며, 정상 성인에서 약 4,800 mL이다.

④ 총폐용량(total lung capacity, TLC)

최대의 들숨으로 폐 내에 수용할 수 있는 공기량을 총폐용량이라 하며, 폐활량과 잔기량을 합한 폐용량으로 약 6,000 mL이다.

이들 사이의 관련성을 요약하면 다음과 같다.

- IC = IRV + TV
- FRC = ERV + RV
- VC = IRV + TV + ERV = IC + ERV = TLC − RV
- TLC = IRV + TV + ERV + RV = IC + FRC = VC + RV

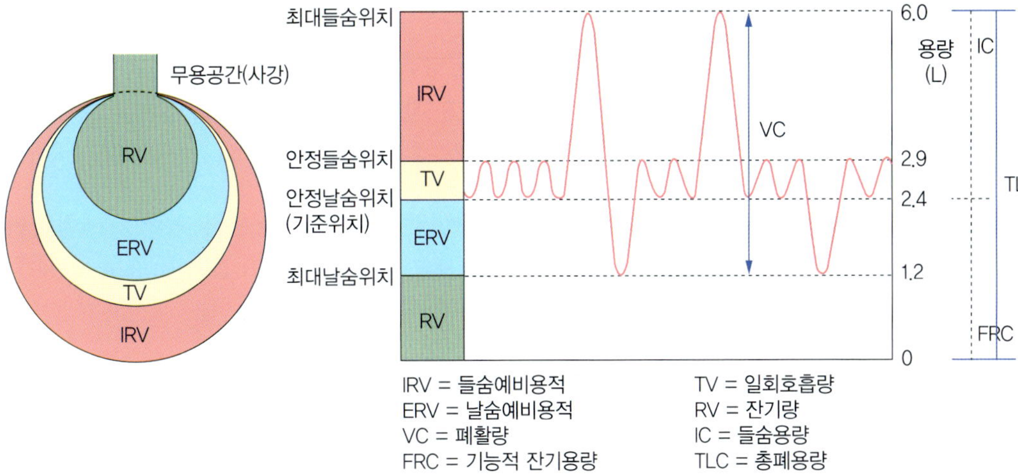

그림 5-1. 폐기량분획(spirogram)

(3) 무용공간(사강, dead space)

호흡이란 외부의 공기와 폐 내의 공기를 완전히 교환하는 것이 아니라 흡입한 적은 양의 공기(일회호흡량, TV)로 폐 내에 잔존하고 있는 더 많은 공기(기능적 잔기용량, FRC)를 희석하여 혈액과의 가스 교환 시 적절한 PO_2와 PCO_2를 유지시키는 작용이라 할 수 있다. 그뿐만 아니라 일회호흡량 중에서 일부는 가스 교환을 하지 못하고 기도에 잔존하게 되는데, 이와 같이 폐포 환기에 관여하지 못하는 공간을 해부학적 호흡무용공간(anatomical respiratory dead space) 또는 사강이라고 부른다.

비록 호흡기가 폐포 환기에 관여하더라도 폐포 내 가스 및 혈액 계면에서 가스 교환을 하지 못하면 그 공간도 호흡무용공간에 포함되어야 한다. 따라서 해부학적 호흡무용공간을 포함하여 혈액과의 가스 교환에 관여하지 못하는 모든 폐 내 공간을 생리학적 호흡무용공간 또는 사강(physiological respiratory dead space)이라고 하며 정상 성인의 경우 약 150 mL 정도가 된다. 정상 폐에서 두 가지 호흡무용공간 사이에는 큰 차이가 없으므로 폐는 이상적인 가스의 혼합 장치(ideal mixing chamber)라고 볼 수 있다.

2. 폐활량(Vital capacity, VC, SVC) 측정

1) 개요

폐활량검사법은 폐기능검사 중 가장 쉽고 저렴한 기본 검사이다. 그러나 피검자가 검사 방법을 충분히 이해하고 협조를 잘 하여야만 좋은 결과를 얻을 수 있으므로 검사자가 검사법을 잘 숙지하고 피검자에게 충분히 설명할 수 있는 능력을 갖추어야 한다.

폐활량(vital capacity) 측정은 검사 방법에 따라 폐활량[vital capacity (VC) 또는 slow vital capacity

(SVC)] 측정과 강제(노력성)폐활량(forced vital capacity, FVC) 측정으로 구분된다.

임상에서 상자형(body box) 폐활량계를 이용하여 폐활량을 측정한다고 하면 주로 강제(노력성)폐활량(FVC) 측정을 말하며, 폐활량(SVC)은 따로 측정하지 않고, 폐용적(lung volume) 검사를 통하여 측정한다. 그러나 이동형(portable) 폐활량계를 이용하는 경우에는 폐활량(SVC)과 강제(노력성)폐활량(FVC)을 명확하게 구분하여 별도로 측정한다. 특히 기도폐쇄가 심한 경우의 폐쇄성 폐질환이 의심되는 피검자는 폐활량(SVC)을 반드시 측정하여야 한다(그림 5-2). 여기에서는 폐활량과 강제(노력성)폐활량을 별도로 구분하여 측정방법과 결과평가 및 해석을 하고자 한다.

폐활량(VC, SVC) 측정은 피검자가 평상시 호흡을 2~3회 반복한 후 최대한 숨을 끝까지 들이 마시고 천천히 시간에 관계없이 가능한 끝까지 내쉬게 하여 폐활량(VC), 들숨예비용적(IRV), 날숨예비용적(ERV), 일회호흡량(TV), 들숨용량(IC) 등을 측정한다.

2) 폐활량검사 방법

(1) 올바른 자세를 유지하도록 유도한다.

① 주로 앉은 자세에서 검사 실시한다. 단, 팔걸이가 있고 바퀴가 없는 의자에 앉는 것이 바람직하다.

② 허리를 의자에 붙이지 말고 가슴을 펴고, 고개는 위쪽으로 15°정도 유지한다.

③ 복부비만, 임신 등의 경우는 선 자세에서 실시하기도 한다. 단, 팔걸이가 있고 바퀴가 없는 의자를 피검자 바로 뒤에 두어 낙상에 대비하여야 한다.

(2) 코마개(nose clip)를 착용한다.

(3) 마우스피스(mouth piece)는 치아로 살짝 움직이지 않을 정도로 물고, 입술은 공기가 새지 않도록 유도한다(틀니는 필요시 제거 후 측정한다).

(4) 안정호흡을 2~3회 반복시킨 후, 안정날숨위치가 안정되면 피검자에게 천천히 최대 들숨위치까지로 들이마시도록 한다. 이때 어깨를 들지 않고 상부 가슴만 위쪽으로 부풀리듯이 한 자세로 최대로 들숨하도록 한다.

(5) 이후에 천천히 최대 날숨위치까지 불어내고, 다시 안정호흡을 2~3회 하도록 유도한다.

(6) 검사의 오류를 확인하고, 검사자는 피검자가 잘못한 부분을 설명하고 그다음 실시에서는 개선되도록 교육한다.

(7) 적합한 검사가 3회 이상이 되도록 실시한다.

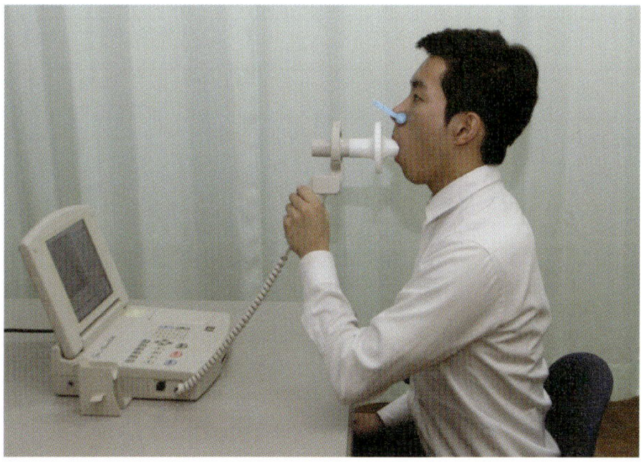

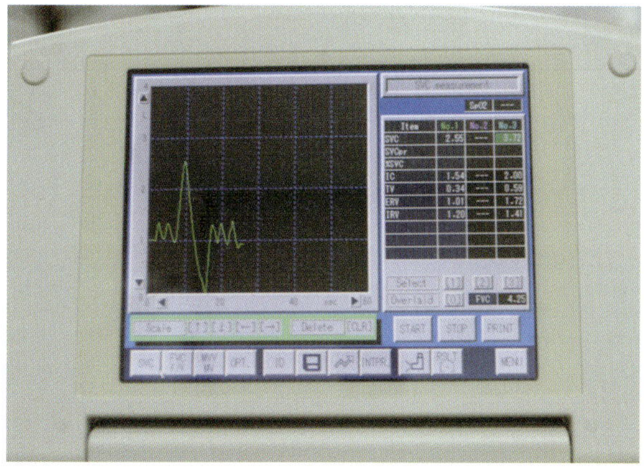

그림 5-2. 폐활량 측정 장면(이동형 폐활량계)

3. 강제(노력성)폐활량(Forced vital capacity, FVC) 측정

1) 개요

강제(노력성)폐활량(FVC)은 용적-시간 곡선에서 자발적 노력을 통해 가능한 강하고 빠르게 최대 들숨위치로부터 최대 날숨위치까지 내쉰 공기량이다. 강제(노력성)폐활량의 측정에는 피검자의 협력이 절대적으로 필요하다. 측정할 때는 잠깐씩 휴식을 취하면서 적어도 3회 이상을 측정한 후 그중 최대의 것을 취하는 것이 바람직하다.

2) 강제(노력성)폐활량검사 방법

(1) 올바른 자세를 유지하도록 유도한다(그림 5-3).

① 주로 앉은 자세에서 검사 실시한다. 단, 팔걸이가 있고 바퀴가 없는 의자에 앉는 것이 바람직하다.

② 허리를 의자에 붙이지 말고 가슴을 펴고, 고개는 위쪽으로 15° 정도 유지한다. 끝까지 이 자세를 유지하고 목이나 턱을 굽히지 않도록 한다. 턱과 목을 굽히면 기도의 폐쇄가 발생하여 날숨 공기량이 감소하거나 중단될 수 있다.

③ 복부비만, 임신 등의 경우는 선 자세에서 실시하기도 한다. 단, 팔걸이가 있고 바퀴가 없는 의자를 피검자 바로 뒤에 두어 낙상에 대비하여야 한다.

(2) 코마개를 착용한다. 코마개가 없을 때에는 본인 손가락으로 코를 막고 시행한다.

(3) 들숨을 최대한 빠르게 하고 힘주지 말도록 유도한다.

(예: 어깨를 들지 않고 상부 가슴만 위쪽으로 부풀리듯이 한 자세로 최대로 들숨한다)

(4) 마우스피스는 치아로 살짝 움직이지 않을 정도로 물고, 입술은 공기가 새지 않도록 유도한다(틀니는 필요시 제거 후 측정한다).

(5) 날숨은 빠르고 세게 불어내도록 유도한다. 날숨 시 상부나 목에 힘을 주지 않고 복부 아래쪽(배꼽 부위)에 힘을 주도록 설명한다.

(6) 피검자가 정열적으로 최대의 노력으로 실시하도록 유도한다.

(7) 검사기의 화면에는 용적–시간곡선(최대강제(노력성)날숨곡선, FVC)과 유량–용적곡선(flow-volume curve)이 나타나도록 하는 것이 좋으며, 검사의 오류를 확인하고 고평부(plateau)에 도달할 때까지 독려하면서 확인하도록 한다.

(8) 검사 중 화면은 용적–시간곡선과 유량–용적 곡선을 한 화면에서 모두 볼 수 있도록 한다.

(9) 검사를 시작하고 처음부터 중간까지는 유량–용적 곡선에서 최고 날숨유량(peak expiratory flow, PEF)과 기침, 조기중단 등을 검토하고, 검사의 마지막에는 용적–시간곡선에서 고평부에 도달하는지, 충분한 시간까지 불어내었는지 확인한다.

(10) 검사자는 피검자가 잘못한 부분을 설명하고 그다음 실시에서는 개선되도록 교육한다.

(11) 적합한 검사가 3회 이상 되도록 휴식을 취하면서 반복 실시한다.

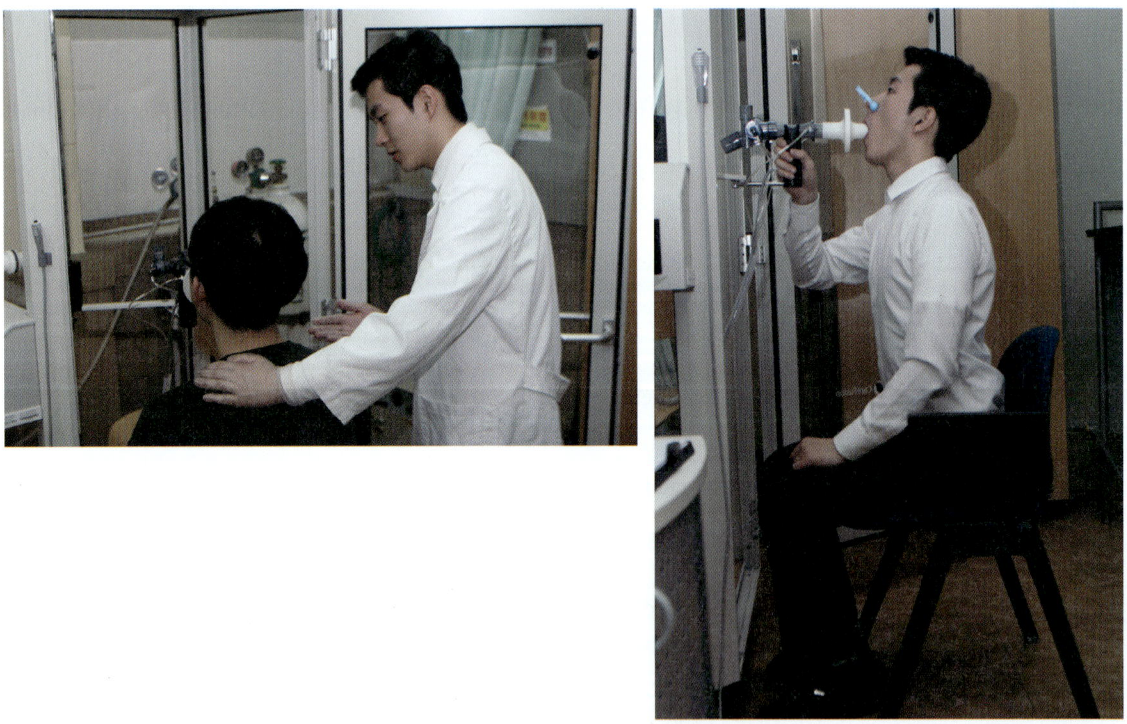

그림 5-3. 강제(노력성)폐활량 측정 장면

※ 강제(노력성)폐활량을 효율적으로 측정하는 방법

① "몇 번의 편한 호흡을 한 후 준비가 되었을 때 숨을 최대한 깊이 한 번에 들이마시고 망설이지 말고 최대한 신속하고 세게 불어야 합니다."라고 충분히 이해하도록 설명한다.

② 최대한 들이마시고 명료한 소리로, 그리고 몸과 손을 이용하여 신호를 주면서 독려하도록 한다(측정 시작점의 시간을 지키도록 유도한다).

③ 6초 이상 불어 내지 못하는 경우가 종종 발생하므로 명료한 소리로 "계속, 계속, 좀 더, 좀 더 부세요. 숨을 들이마시지 말고 계속 부세요"라고 독려한다.

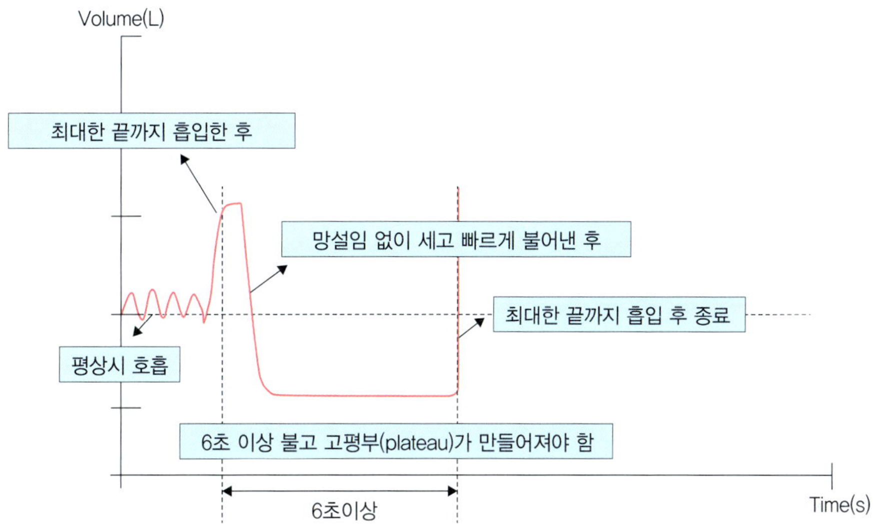

그림 5-4. 강제(노력성)폐활량 측정 시 기록화면

3) 검사 화면에서 확인 사항

(1) 용적-시간 곡선(volume-time curve, 강제(노력성)날숨곡선)에서 확인 사항

① 검사의 마지막 부분에서 검사곡선이 고평부에 도달하였는지 확인이 제일 중요하다.

② 충분한 시간 동안 불었는지 확인한다.

③ 시작점의 오류와 외삽용적이 있는지 확인한다.

(2) 유량-용적 곡선(flow-volume curve)에서 확인 사항

① 최고날숨유량을 검토하여 노력의 정도를 판단한다.

② 기침, 성문(목젖)이나 혀의 막힘, 숨을 들이마심 등을 검토하는 데 유용하다.

③ 시작점의 외삽용적(extrapolated volume, EV)이 있는지 확인한다.

④ 조기중단이 있는지 확인한다.

임상노트

외삽용적(Extrapolated volume, EV)

- 정의

1초량(FEV_1)을 측정하는 경우, 세고 빠르게 불어내는 초기시점에서 망설임으로 약간 약하게 불어내다가 본격적으로 세게 불어냈을 때 폐활량측정기는 약하게 불어낸 시점부터 1초를 계산하여 1초량을 산출한다. 그러나 실제적으로는 세게 불어내기 시작한 시점부터 1초량이 계산되어야 하는데, 이 차이의 양을 외삽용적이라고 부른다. 보통 강제(노력성)폐활량(FVC)의 검사치에는 영향이 없으나 1초량(FEV_1)의 검사치가 부정확하게 된다.

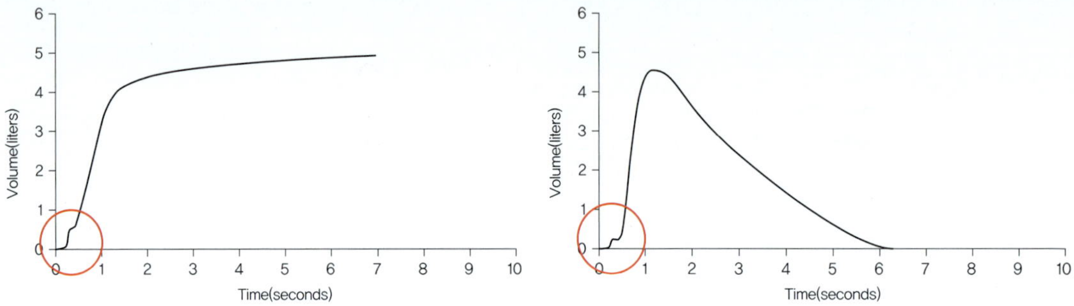

〈망설임과 시작점의 오류로 외삽용적이 있는 폐활량 검사의 곡선〉

- 계산 방법
  ① 가장 급격히 상승한 부분의 기울기를 x축(시간축)에 연결한다.
  ② x축(시간축)과 만나는 점을 시작점(zero point)으로 정한다.
  ③ 시작점에서 y축(용적축)에 평행하게 수직으로 선을 그어 용적-시간곡선과 만나는 점의 공기 양을 읽는데, 이것이 외삽용적이다.

- 평가

외삽용적이 강제(노력성)폐활량의 5% 이상 또는 150 mL 이상이면 적합성이 없는 검사로 판단하고 다시 검사를 시행하여야 한다.

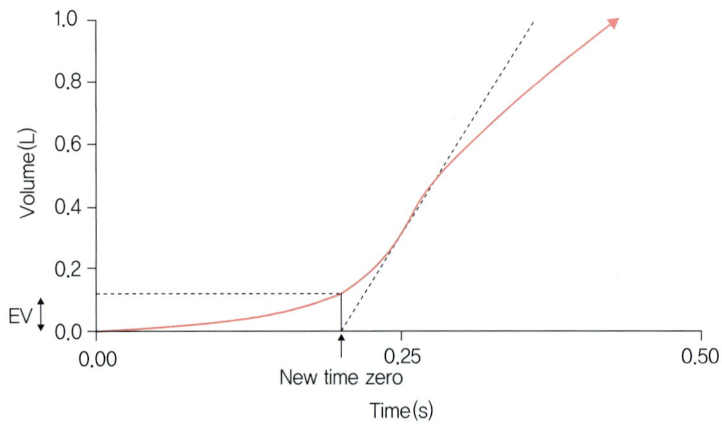

〈외삽용적의 측정법〉

※ 강제(노력성)폐활량검사 중 확인사항

호흡을 시작하면 피검자와 폐활량계의 스크린을 반복하여 보면서 다음을 확인한다.

① 볼(뺨)을 이용해서 훅 부는가?
② 마우스피스를 막은 것은 없는가?
③ 마우스피스를 피리를 불 듯 하였는가?
④ 처음에 최대한 세고 빠르게 불었는가?
⑤ 용적-시간 곡선(강제(노력성)날숨곡선)에 이상은 없는가?
⑥ 유량-용적 곡선에 이상은 없는가?
⑦ 충분한 날숨시간과 고평부에 도달하였는가?
⑧ 검사에 적합성이 있는가?
⑨ 검사에 재현성은 있는가?

4) 검사 후 적합성과 재현성에 대한 검토와 재실시 여부 판단

① 해석

② 보고 및 임상적 조치

폐활량 측정법의 적합성 및 재현성 기준

〈미국흉부학회(American Thoracic Society, ATS), 유럽호흡기학회(European Respiratory Society, ERS)의 지침〉

- 적합성 기준(acceptability criteria)
  ① 유량-용적곡선에서 검사시작 1초 이내에 기침 또는 들숨이 없으며, 검사 진행 중 혀에 의한 개구부의 막힘이 없고, 유량-용적 곡선 형태의 다양성이 없는 경우
  ② 마우스피스를 물고 있는 입술주위나 코 등에서 공기가 새는 것이 없는 경우
  ③ 피검자가 망설임 없이 세고 빠르게 불어냈으며, 외삽용적이 150 mL 미만 또는 강제(노력성)폐활량의 5% 미만인 경우[최고날숨유량시간(PEFT)은 120 ms (0.12초) 미만이 권장됨]
  ④ 용적-시간 곡선에서 적어도 6초간의 날숨 또는 고평부가 있는 경우
  ⑤ 날숨 시 조기중단이 없는 경우
  ⑥ 표준화된 폐활량 검사의 적합한 방법으로 모두 3회 이상 검사를 실시한 경우(8회까지 검사를 실시하였음에도 피검자의 협조 부족 등으로 3회 이상의 적합한 검사결과를 얻지 못하는 경우 피검자의 비협조 사유를 검사의견란에 기재할 것.
  '8회 이상 검사할 수 없음')

- 재현성 기준(reproducibility criteria)
  ① 3개의 적합한 검사 중 가장 큰 강제(노력성)폐활량 및 1초량과 그다음으로 큰 강제(노력성)폐활량 및 1초량의 차이가 각각 150 mL 이하인 경우
  ② 단, 강제(노력성)폐활량이 1.0 L 이하인 경우의 차이는 100 mL 이하이어야 함

5) 폐활량측정의 제한점

폐활량 측정이 호흡기 질환에 대한 선별검사나 진단방법으로 매우 유용한 방법인 반면에 제한점도 많이 갖고 있다.

(1) 폐활량측정은 검사방법과 대상자의 협조에 따라 검사치가 많이 달라진다. 따라서 올바른 검사방법과 통일된 검사방법을 사용하지 않는 경우 판단에 오류가 발생하기 쉽다. 또한 대상자가 협조하지 않으면 검사치의 오류가 발생하게 되므로 검사자는 대상자에게 충분한 설명으로 이해를 시키고 최대한 협조하도록 유도하여야 한다.

(2) 폐활량측정은 선별검사 방법이다. 폐기능의 전체적 이상 유무를 판단하지만 자세한 질병명과 부위를 알 수는 없다. 제한성 환기장애나 폐쇄성 환기장애가 있다고 하여 특이한 폐질환을 의미하지는 못한다. 즉, 여러 가지 폐질환에서 제한성 환기장애나 폐쇄성 환기장애가 발생하므로 폐활량측정에 의하여 확진할 수 없다. 예를 들어 폐활량측정에서 1초량(FEV_1)이 감소한 경우 천식인지, 폐기종인지, 다른 폐쇄성 폐질환인지 확증할 수 없어 흉부방사선 사진이나 직업력, 과거력, 다른 진단 검사를 실시하여 확진할 수밖에 없다.

(3) 폐활량측정은 종종 폐쇄성 폐질환을 초기에 발견할 수 있지만, 제한성 폐질환은 조기발견이 어렵다. 예를 들어 규폐증이나 석탄광부폐증의 초기에 흉부방사선 사진상에 이상소견이 있으면서도 폐활량측정에서는 정상으로 나타나는 경우가 있을 수 있다. 따라서 호흡성 폐질환에 대한 감시 프로그램에서 폐활량측정을 단독으로만 시행할 수 없고 몇 가지 다른 검사와 병행하여야 한다.

4. 최대 환기량(Maximal voluntary ventilation, MVV) 측정

1) 개요

최대 환기량(MVV)은 피검자가 자발적인 최대노력으로 1분간 호흡할 수 있는 공기량이다.

12초간 최대한 빠르고 깊게 호흡하여 얻은 호흡량을 1분간의 양으로 환산한다. 검사에 피검자의 노력과 협조가 필요하며 근육의 이상, 흉곽의 근육골격 질환 및 신경질환에 의한 호흡이상 진단에 도움을 주고 기도폐쇄 정도와 유의한 상관관계가 있다. 최대 환기량은 전체 호흡기계를 반영하며 건강한 젊은 성인에서 평균 150~200 L/min 정도이다.

2) 최대 환기량 검사방법

처음에는 편안하게 숨을 쉬다가 '힘껏 들이마시고 내쉬고'를 12초 동안 반복 측정한다.

호흡은 폐활량의 1/3~1/2의 깊이로 하고, 호흡빈도는 70~100회/분 정도로 할 때 가장 좋은 기록을 얻을 수 있다(그림 5-5, 5-6).

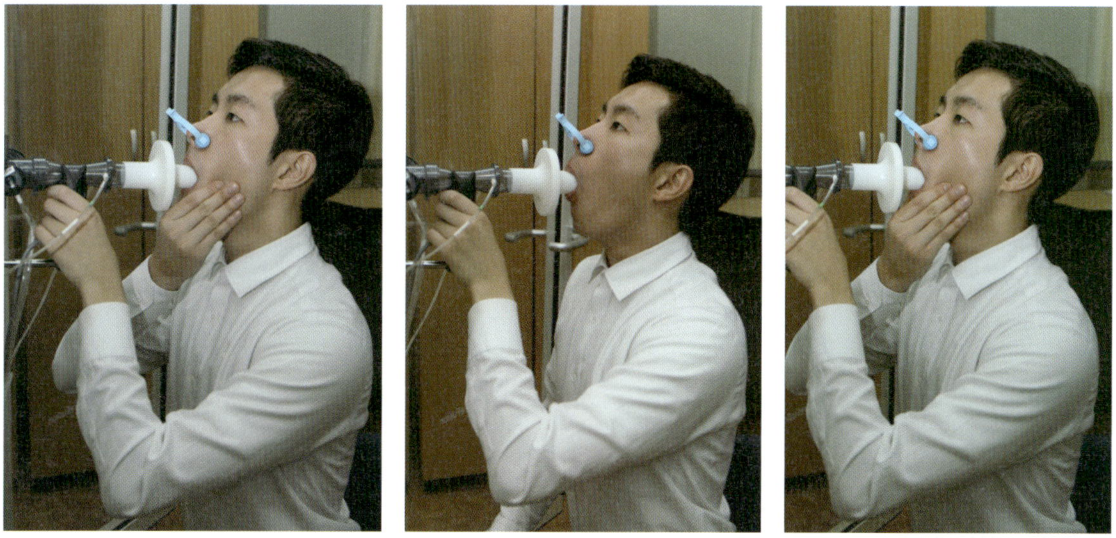

① 처음에는 편안히 숨쉬다가 ② 깊게 힘껏 들이마시고 ③ 힘껏 내쉬고 12초 동안 반복한다.

그림 5-5. 최대 환기량 측정 장면

3) 주의사항

(1) 폐색성이 심한 경우 또는 고령인 경우 등에서는 호흡수를 줄이고 호흡량을 증가시키는 경우 최대 환기량이 많아진다.

(2) 검사는 최대 환기량의 검사치가 많아 질 수 있는 방법으로 검사한다.

(3) 정상인에서는 1초간 강제(노력성)폐활량의 4배 정도이고 환기기능 장애가 있는 경우는 이보다 적다.

4) 적용

(1) 체력검사나 건강관리에서 환기기능의 스크리닝 검사로 유용하게 사용된다.

(2) 환자의 경우 부담이 크고 측정오차가 크기 때문에 같은 환기기능 검사인 1초량을 측정하는 경우가 많다.

※ 최대 환기량 검사 중 확인사항

호흡을 시작하면 피검자와 폐활량계의 스크린을 반복하여 보면서 다음을 확인한다.

① 힘껏 들이마시고 힘껏 내쉬고 있는가?

② 너무 깊게 들이마시고 내쉬지는 않는가?
(일회호흡량보다는 더 크고 폐활량의 노력보다는 약하게)

③ 일정하게 들이마시고 내쉬고 있는가?

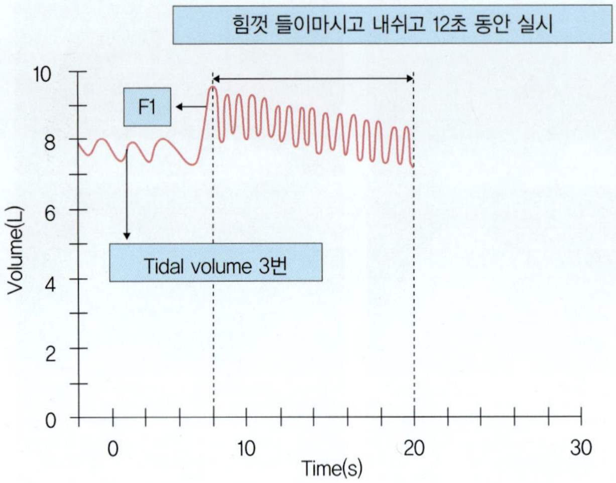

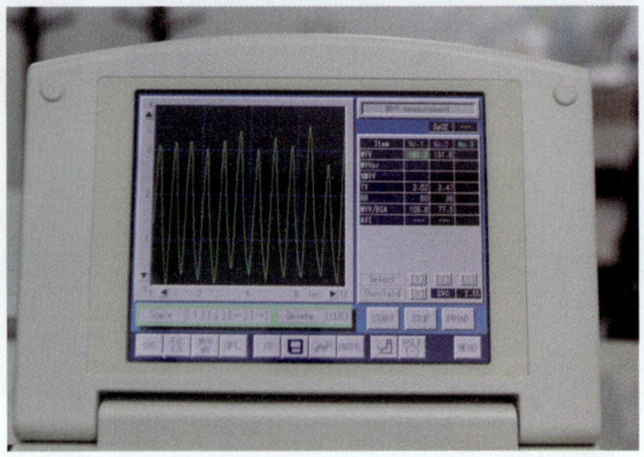

그림 5-6. 최대 환기량 측정 화면

5. 기관지 확장제 흡입 후 검사(Post bronchodilator test)

1) 개요

기관지 확장제 흡입 후 검사는 기관지 확장제 사용 전후의 폐활량 수치를 비교함으로써 기도 수축의 가역성을 평가하는 검사이다. 만약 기관지 확장제 흡입 후가 흡입 전보다 폐활량이 증가한다면 기관지 과민성이 있는 것으로 판단할 수 있다. 기관지 과민성은 천식의 중요한 특징이므로 비교적 간단한 검사로 유용한 정보를 얻을 수 있다.

2) 검사 방법

폐활량 측정 후 기관지 확장제인 알브톨(albuterol), 벤톨린(ventolin) 등을 충분히 들이마시고 10~15분 후 폐활량 측정을 다시 시행하여 검사의 변화를 관찰한다.

① 안정날숨위치까지 천천히 숨을 충분히 내쉰다.

② 흡입보조기인 마우스피스(mouthpiece) 또는 밸브스페이서(valve spacer device)를 입에 문 상태에서 기관지 확장제를 들이마신 후

③ 숨을 천천히 깊게 최대들숨위치까지 3~5초에 걸쳐 들이마시고, 5~10초간 참은 후 다시 최대날숨위치까지 자연스럽게 내쉰다.

④ 30초 이내의 간격으로 ①~③의 과정을 4회 반복한다. 원래 총 400 μg 약제가 투여되어야 하지만 피검자의 심장박동수가 변하거나 손 떨림 등이 발생할 우려가 있는 경우에는 용량을 200 μg으로 줄일 수 있다.

⑤ 마지막 약제 흡입이 끝난 후, 10~20분 사이에 폐활량을 다시 측정한다.

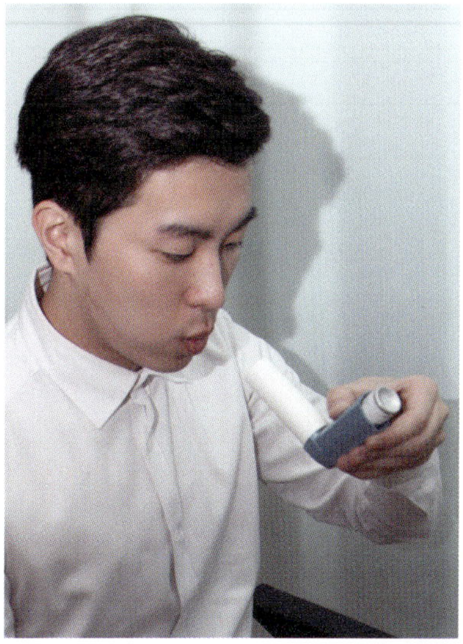

① 먼저 안정날숨위치까지 불어낸다.

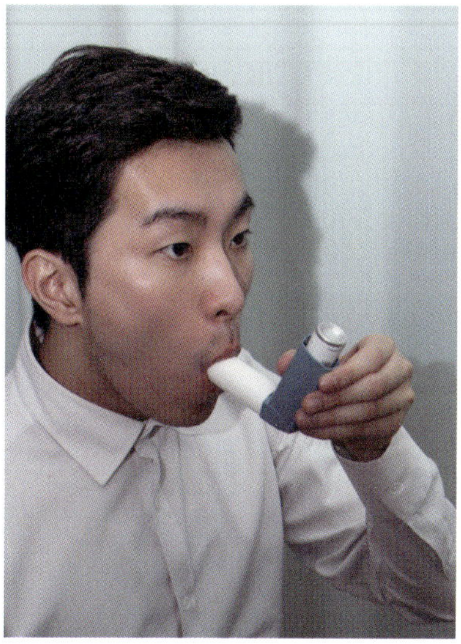

② 흡입보조기를 입에 문다.

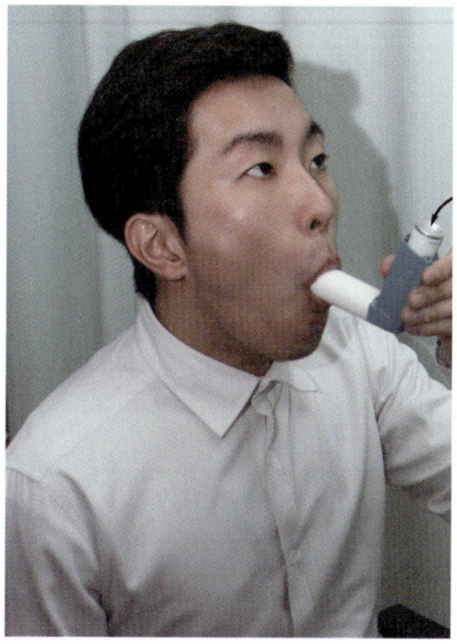

③ 최대들숨위치까지 들이마시고 손으로누른다

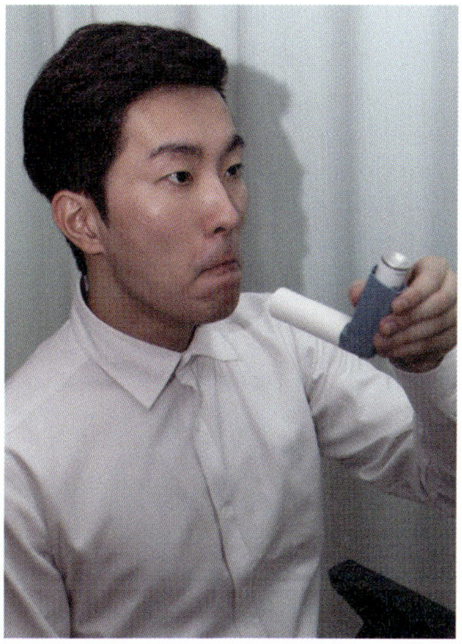

④ 5~10초 참는다.

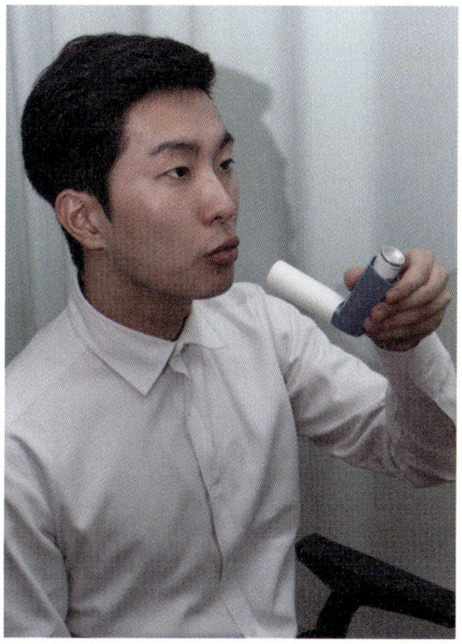

⑤ 최대날숨위치까지 천천히 내쉰다.

그림 5-7. 기관지 확장제 흡입 방법

※ 기관지 확장제 흡입 후 검사 중 확인사항

① 검사 전 폐기능 측정을 정확히 하였는가?
② 피검자는 기관지 확장제 흡입을 정확히 잘 하였는가?
③ 들숨을 할 때 약이 밖으로 흐르지 않았는가?

3) 결과지 증례 및 결과판정

• 기관지 확장제 흡입 후 검사에 의한 1초량(FEV_1) 호전율을 구하는 방법

$$\text{호전율(\%)} = \frac{\text{기관지 확장제 흡입후 } FEV_1 - \text{기관지 확장제 흡입전 } FEV_1}{\text{기관지 확장제 흡입전 } FEV_1} \times 100$$

Spirometry	(BTPS)	PRED	PRE-RX BEST	PRE-RX %PRED	POST-RX BEST	POST-RX %PRED	% CHG
FVC	Liters	3.46	2.61	75	2.92	84	12
FEV1	Liters	2.26	1.00	44	1.31	58	32
FEV1/FVC	%	79	38		45		
FEF25-75%	L/sec	2.12	0.29	14	0.53	25	81
IsoFEF25-75	L/sec	2.12	0.29	14	0.74	35	150
FEF75-85%	L/sec		0.13		0.27		103
PEF	L/sec	6.84	3.06	45	4.25	62	39
FET100%	Sec		11.31		8.20		-28
FIVC	Liters	3.46	2.33	67	2.87	83	23
FEV1	Liters	2.26	1.00	44	1.31	58	32
FIV1	Liters		1.89		2.49		32
FEF/FIF50		<1.00	0.13		0.18		39
Vol Extrap	Liters		0.01		0.01		62
FVL ECode			001010		000010		
MVV	L/min	102					
f	BPM						

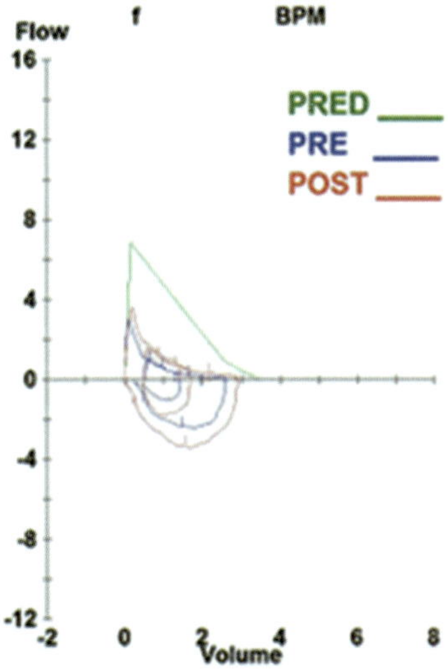

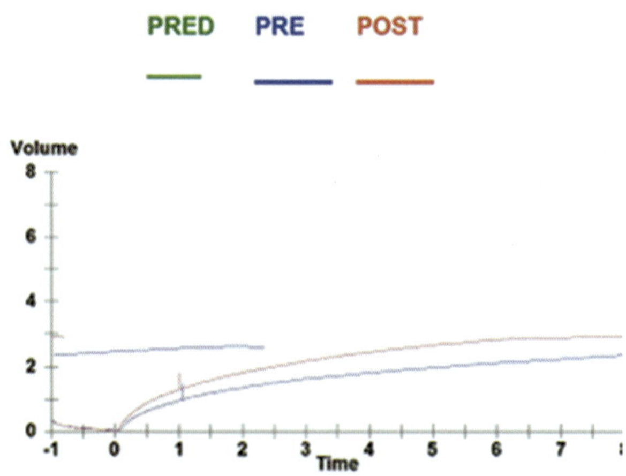

그림 5-8. 기관지 확장제 흡입 후 검사의 결과지 증례(양성 반응 : 폐쇄성 폐질환)
1초량의 호전율이 32%이고, 흡입 후 1초량이 흡입 전에 비하여 310 mL 증가하였다.

• 기도가역성 판정 : 1초량의 호전율이 12% 이상이고, 기관지 확장제 흡입 후의 1초량이 흡입 전에 비하여 200 mL 이상 증가하는 경우 양성으로 판정하고 기관지 과민성이 있는 것으로 본다.

6. 폐활량 측정 시 오류 및 해결방안(Q & A를 통한 상황대처법)

(폐활량 측정에 관한 일종의 tip이며, 검사 환경에 따라 다를 수 있다.)

질문 1 **피검자가 자꾸 혀로 구멍을 막아요. 어떻게 해야 하나요?**

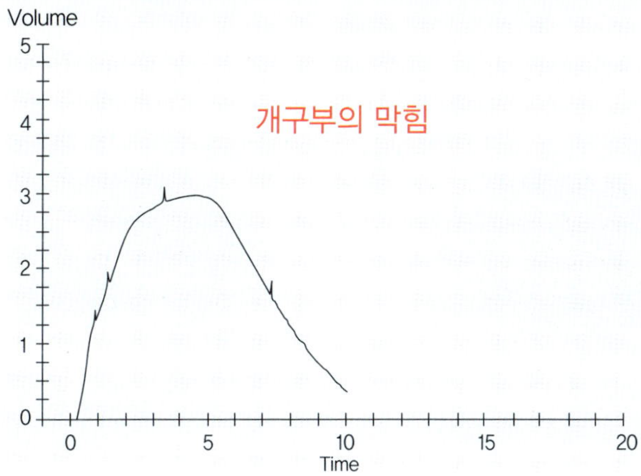

용적–시간 곡선

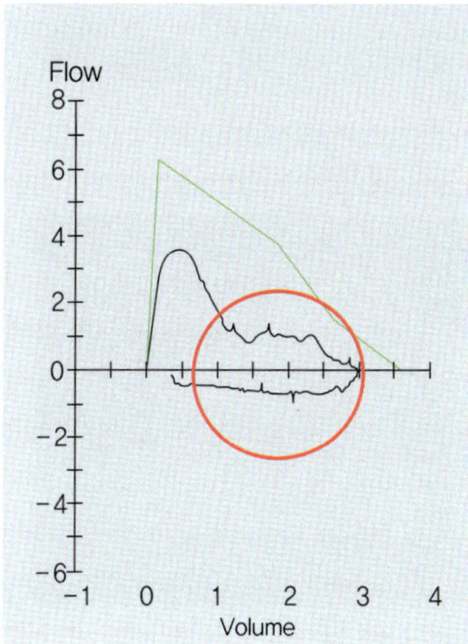

유량–용적 곡선

답변 1

첫째, 위와 같은 개구기(rubber)를 사용해 보세요.

둘째, 흔들리는 의치는 제거 후에 검사를 합니다.

셋째, 혀가 들어가는 경우 마우스피스를 얕게 물게 한 후 진행하여 보세요.

넷째, 턱을 위로 당기고 혀를 마우스피스 아래에 위치하도록 이야기한 후 진행하여 보세요.

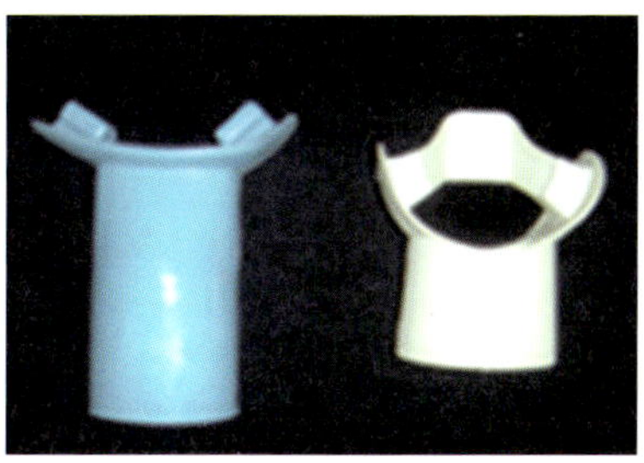

개구기(rubber)

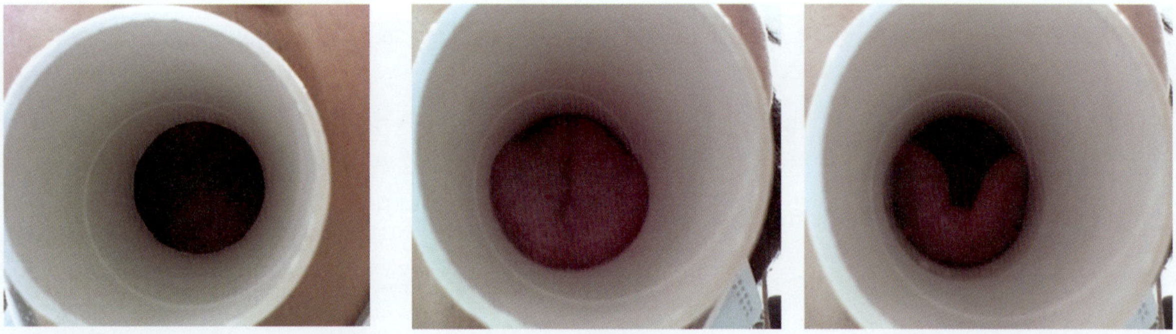

보통은 혀가 아래로 내려가면서 구멍이 막힘이 없어야 합니다.

그러나 혀를 넣지 말라고 하면 더 신경을 써서 이렇게 막아 버리게 됩니다.

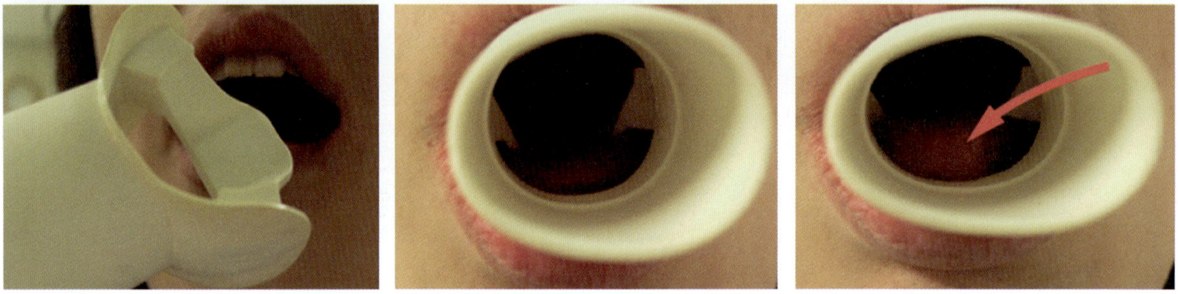

<해결방법>

우선 치아 전까지 물게 한 후 실시해 봅니다. 그래도 되지 않으면 마우스피스를 바꾸어서 실시합니다. 하지만 고무 마우스피스(개구기)도 안 될 땐 조금 쉬었다가 다시 실시하는 것도 좋은 방법입니다.

질문 2 **피검자와 제가 타이밍이 안 맞아서 들이마시라고 했는데도 자꾸 부셔요. 어떻게 해야 하나요?**

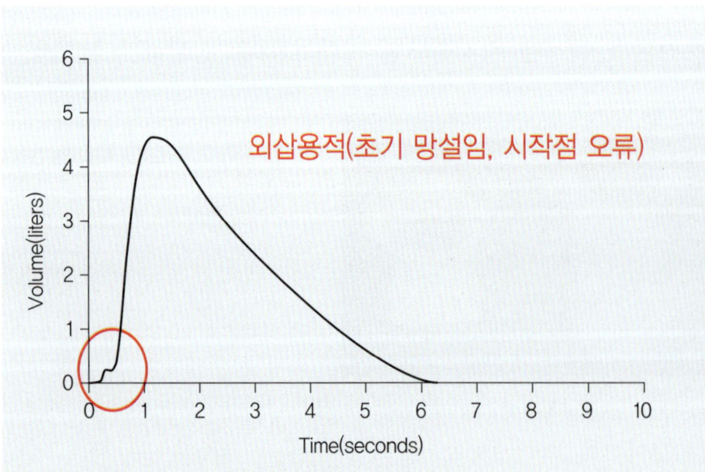

용적–시간 곡선

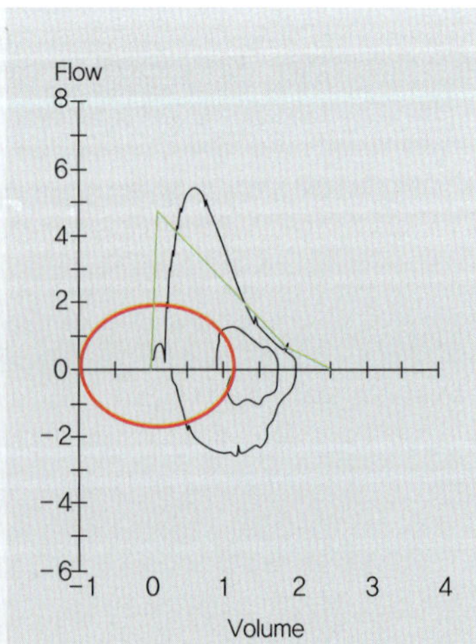

유량–용적 곡선

답변 2

첫째, 검사할 때, 날숨의 타이밍을 정확히 해야 합니다(외삽용적이 없어야 함). 최대들숨 후, 날숨을 할 때 타이밍이 맞지 않으면 날숨 지시를 약간 빠르게 해보세요.

둘째, 검사 전 피검자에게 날숨을 할 때, 검사자가 지시하는 손모양을 보고 불어낼 수 있도록 해보세요.

질문 3 **피검자에게 세게 불라고 말씀드렸는데도 세게 불지 않으세요. 어떻게 해야 하나요?**

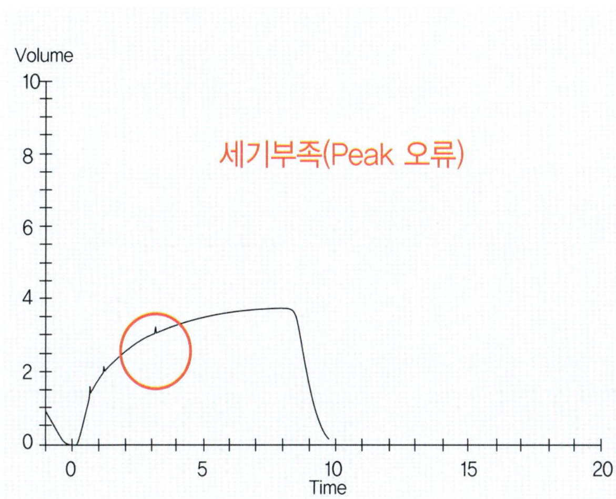

용적–시간 곡선

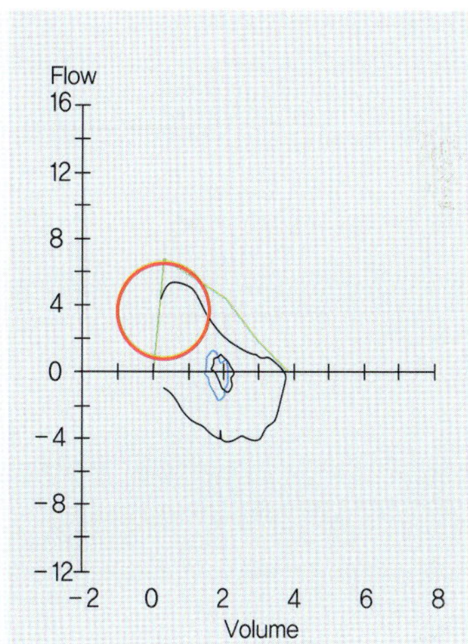

유량–용적 곡선

답변 3

첫째, 날숨의 세기가 검사 결과에 큰 영향을 미친다는 것을 설명해 보세요.

둘째, "속도를 더 빠르게 해보십시오"라고 설명해 보세요.

셋째, 날숨을 지시할 때 순간에 집중하여 불 수 있도록 해 보세요. 예를 들어, 피검자의 등을 가볍게 치거나 손으로 신호를 세게 줍니다.

넷째, 날숨을 할 때 배꼽 부분에 힘을 주고 불 수 있도록 해 보세요.

질문 4 **6초 이상 길게 불어야 하는데 자꾸 멈추세요. 어떻게 해야 하나요?**

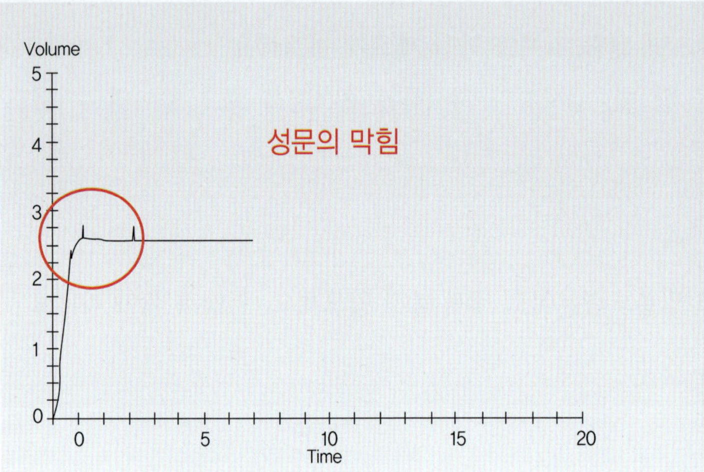

용적–시간 곡선

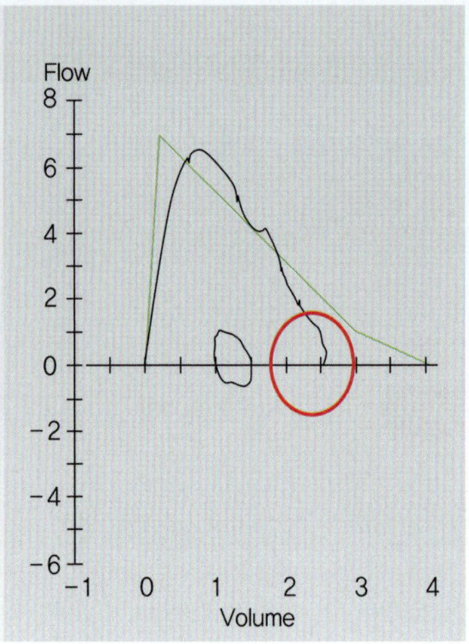

유량–용적 곡선

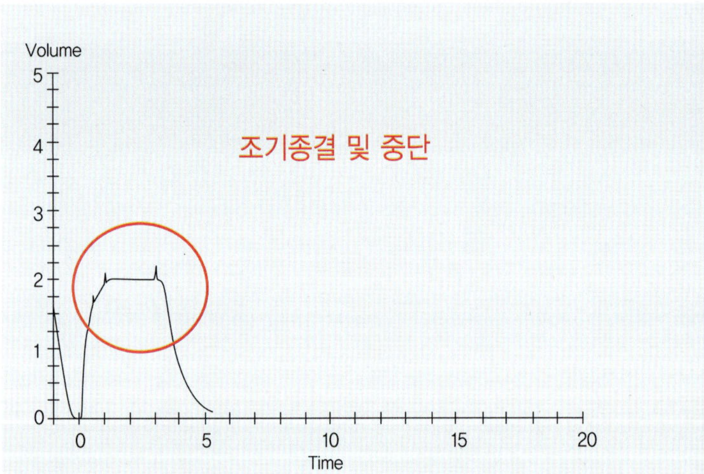

용적–시간 곡선

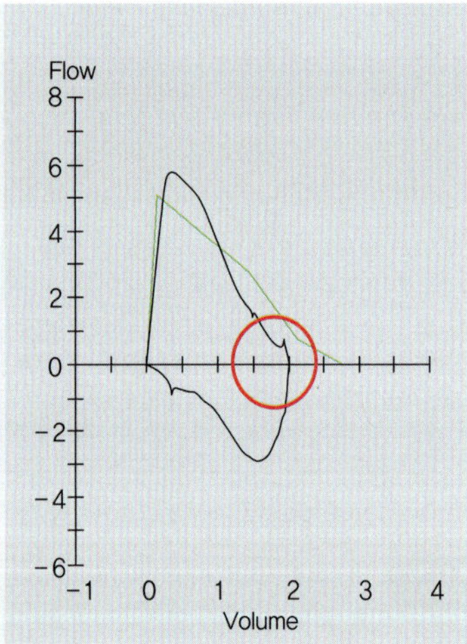

유량–용적 곡선

답변 4

혀로 마우스피스를 막거나 목 혹은 몸에 힘을 많이 주고, 더 잘해보려고 노력하는 분에게 오히려 더 많이 발생하는 경우가 있습니다. 또한 "후~~"가 아닌 "후읍~"하고 끊어지는 경우입니다.

첫째, 피검자 분의 긴장을 풀게 한 후 날숨 방법을 다시 설명해 보세요.

둘째, "몸에 힘을 빼고 후~ 불고 불 것이 없더라도 힘을 빼고 흉내라도 내세요"라고 설명해 보세요.

셋째, 검사를 함께 진행하면서 오래 부는 모습을 보여주는 것도 좋은 방법입니다.

질문 5 **검사 중 자꾸 기침을 하셔서 진행할 수 없습니다. 어떻게 해야 하나요?**

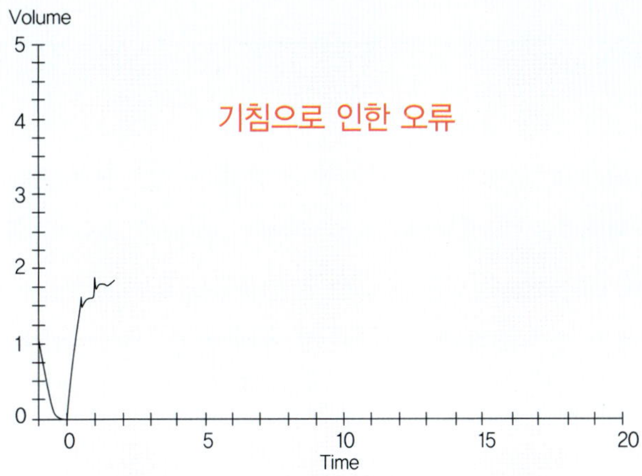

용적-시간 곡선

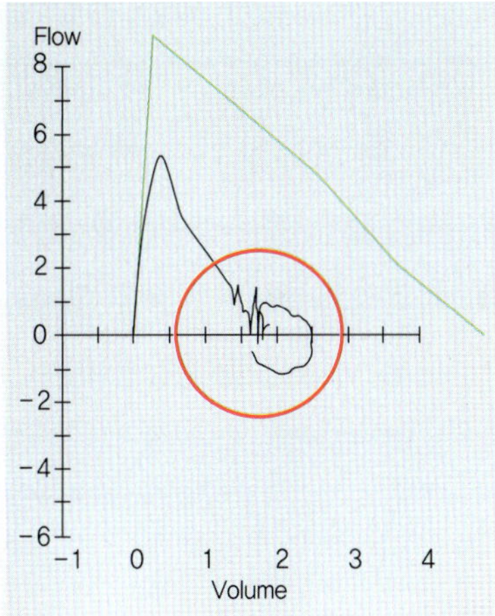

유량-용적 곡선

답변 5

첫째, 따뜻한 물을 마시거나 휴식 후 천천히 다시 진행해 보세요.
둘째, 목에 힘을 빼고 불어내도록 해 보세요.
셋째, 마우스피스를 작은 것으로 바꾸어 보세요.
넷째, 마우스피스를 얕게 물 수 있도록 해 보세요.
다섯째, 기침이 많이 심한 경우에는 다음에 내원할 때 다시 검사하도록 해 보세요.

질문 6 **들숨과 날숨이 잘 된 것 같은데 유량-용적 곡선(flow-volume curve)에서 마지막 들숨곡선이 맞물리지 않아요. 어떻게 해야 하나요?**

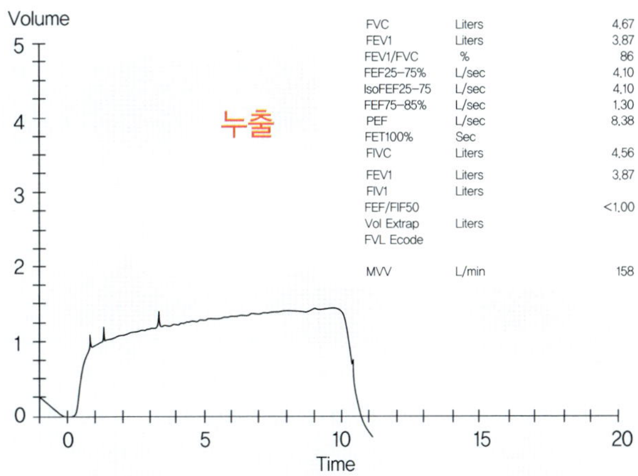

용적-시간 곡선

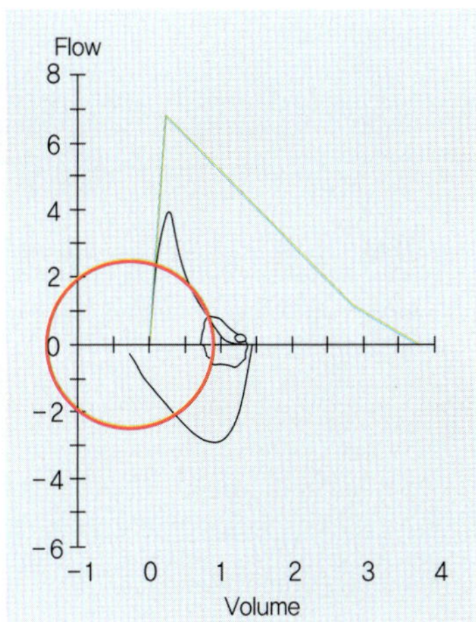

유량-용적 곡선

답변 6

첫째, 기계적 오류에 의한 누출일 수 있습니다. Dry rolling type(용적측정 폐활량계)인 경우 누출이 생기고 있는지 확인해보고, hot wire type(유량측정 폐활량계)인 경우 폐활량계를 재부팅한 후 보정을 다시 해보세요.

둘째, 피검자가 마우스피스를 완전히 물고 검사를 진행할 수 있도록 누출을 막아보세요.

셋째, 피검자가 처음 들숨을 할 때, 들숨이 제대로 안되었을 수도 있습니다. 들숨을 제대로 할 수 있도록 하며 들숨폐활량(FIVC)을 확인해 보세요. 정상인에서는 날숨폐활량(FVC)이 들숨폐활량보다 크거나 같은데, 누출 시에는 반대로 들숨폐활량이 더 크게 측정될 수 있습니다(그림 5-9).

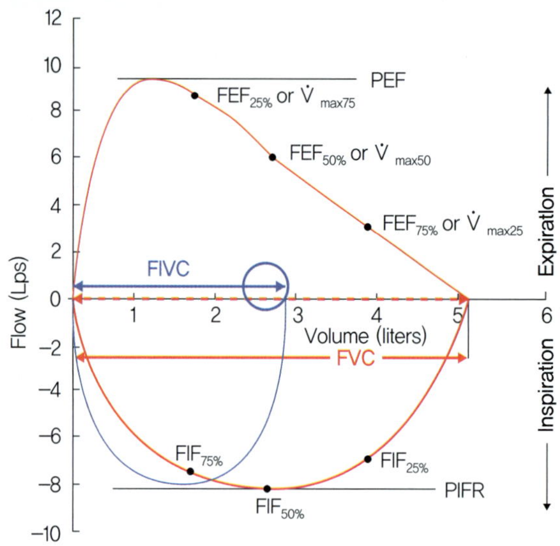

그림 5-9. 날숨폐활량과 들숨폐활량 비율

정상인 : FVC ≧ FIVC, 누출 시 : FIVC > FVC

넷째, 기도저항이 심한 천식 피검자 혹은 심한 만성 폐쇄성 폐질환(COPD) 피검자에게서 나타날 수도 있습니다. 만성 폐쇄성 폐질환이 심한 피검자에게 들숨을 너무 빠르게 하게 하면 조기에 막혀 버릴 수 있습니다. 이런 경우에는 천천히 들이마시고 날숨을 할 때는 빠르게 내쉬지만 힘을 빼고 불 수 있도록 해보세요.

질문 7 **호흡곤란이 심한 피검자(심한 만성 폐쇄성 폐질환 피검자)가 왔습니다. 무서워서 검사를 진행할 수 없습니다. 어떻게 해야 하나요?**

답변 7

첫째, 먼저 피검자의 상태를 확인하세요. 만성 폐쇄성 폐질환이 심한 피검자는 다음과 같은 특징을 보입니다.

- 호흡곤란 및 호흡횟수가 빨라지고, 심하면 입술을 오므리고 호흡합니다.
- 목 보조 호흡근육을 최대한 사용하므로 날숨을 할 때 목부위가 함몰됩니다.
- 흉곽은 앞뒤직경이 커지는 술통형 소견을 보이며, 갈비사이(늑간)가 함몰됩니다.

둘째, 피검자의 상태가 많이 좋지 않으면 다음에 할 수 있도록 하고 그렇지 않고 꼭 해야 할 상황이라면 의사가 있는 상태에서 검사하는 것이 좋습니다.

셋째, 그래도 꼭 진행해야 할 상황이라면,

- 강제(노력성)폐활량(FVC)을 하기 전에 먼저 느린 폐활량(SVC)을 시도해 봅니다. 공기걸림현상(air trapping)으로 인한 기도의 조기 폐쇄 가능성이 있기 때문입니다.
- 날숨을 할 때 피검자 상태와 산소 포화도를 함께 보면서 진행하는 것이 좋습니다. 날숨을 할 때 처음에는 힘주고 중간 정도부터는 힘을 빼서 고평부(plateau)가 형성될 수 있도록 하는, 즉 '빠른 한 숨'을 내쉬는 듯이 하면 좋습니다.
- 날숨을 20초 이상 계속하여도 고평부 형성이 되지 않고 입술이 청색으로 변하고 피검자가 쓰러질 듯 보이면 즉시 들숨을 진행하여야 합니다. 계속 날숨을 시키면 바로 응급상황이 발생할 수도 있습니다. 이럴 때는 피검자의 상황을 그대로 기술해 두어야 합니다.

넷째, 따뜻한 언행과 스킨십을 해봅니다(물론, 감염에 문제가 되지만 그 모든 것을 고려해야 합니다).

- 큰소리는 생략하는 것이 좋습니다(이미 많이 검사를 해보셨으므로 검사방법을 잘 알고 계심).
- 따뜻한 말과 스킨십으로 피검자의 불안감이 사라지도록 해보세요(만성 폐쇄성 폐질환 피검자는 우울증이 동반된다는 많은 보고가 있음).
- 검사하기 어려운 상황일지라도 검사는 적극적으로 해야 합니다.
- 피검자와 함께 불 수 있도록 유도해 보세요.

7. 유량-용적 곡선의 검사 오류

유량–용적 곡선에서 볼 수 있는 검사상의 오류에서 날숨 초기의 정점(peak)이 없는 것은 피검자의 노력이 부족한 경우이다. 너무 일찍 피검자가 숨을 내쉬는 것을 멈추면 날숨 곡선의 갑작스런 잘림이 나타난다. 검사 중 기침을 하면 날숨 곡선 도중에 작은 산의 형태를 볼 수 있다. 피검자가 다시 총폐용량까지 들숨하는 것으로 끝을 낼 경우 곡선의 시작과 끝이 만나지 못하면 검사 중 공기가 누출된 것으로 나타난다(그림 5-10).

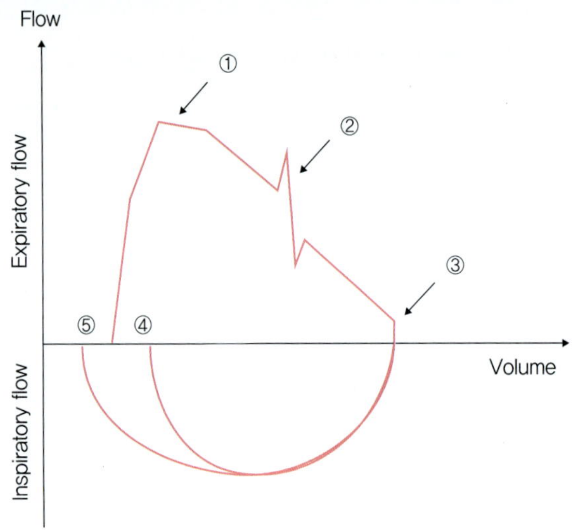

그림 5-10. 유량-용적 곡선에 의해 확인할 수 있는 검사상의 오류
① 노력부족 ② 기침 ③ 조기종결 및 멈춤 ④, ⑤ 공기 누출

폐기능검사학 실습보고서

학교명: 학번: 이름:

폐기능검사학 실습보고서

학교명: 학번: 이름:

Section

06 폐기능검사치의 평가 및 결과 해석

학습목표

1. 폐활량 검사결과를 평가 및 해석할 수 있다(A).
2. 강제(노력성)폐활량 검사결과를 평가 및 해석할 수 있다(A).
3. 최대 환기량 검사결과를 평가 및 해석할 수 있다(A).

1. 폐활량(VC, SVC) 검사결과의 평가 및 해석

폐활량 검사는 BTPS로 표기하도록 약속되어 있기 때문에 폐활량계로 측정한 ATPS량을 BTPS량으로 환산시켜 주어야 한다. 피검자가 폐활량계로 불어 넣은 공기는 33~35℃ 정도이며, 수분도 거의 100% 포화된 것으로 본다.

폐 속의 공기를 폐활량계로 불어 넣어 측정한 검사값은 냉각되고 습도도 감소한 상태에서 측정하는 것이므로 폐 안의 공기량보다 6~10% 적게 나타낸다. 따라서 체온 상태의 BTPS의 수치로 변환시켜야 한다. 정확한 검사를 요구하는 검사실의 온도는 17~40℃이며, 17℃ 이하나 40℃ 이상이 되면 정확성이 떨어진다. 최근의 폐활량계는 거의 자동화되어 검사실의 온도, 습도, 대기압을 입력하면 자동적으로 BTPS로 변환시켜 준다.

1) 폐활량 검사 결과 평가

폐활량(VC)은 최대로 숨을 들이마신 시점에서 천천히 최대로 내쉰 공기의 최대용적(날숨폐활량)을 말하며, 또한 최대로 내쉰 시점에서 최대로 들이마신 공기의 최대용적(들숨폐활량)을 말한다. 강제(노력성) 폐활량과 구분하기 위하여 느린 폐활량(SVC)이라고도 한다. 정상인에서 폐활량은 강제(노력성)폐활량과 같거나 약간 많은 양을 나타낼 때도 있지만, 심한 기도폐쇄가 있는 경우 느린 폐활량은 강제(노력성)폐활량보다 1 L가량 많게 나오기도 한다.

호흡성 세기관지, 폐포관, 폐포의 이상 유무는 폐활량측정법으로 쉽게 확인할 수 있으며, 이 부위에 이상이 있는 경우 제한성 환기장애가 발생하게 된다.

폐활량의 평가에는 %폐활량(%VC)을 사용한다.

(1) 공식

$$\%VC = \frac{\text{실측 VC}}{\text{예측 VC}} \times 100(\%)$$

(2) 평가

- 정상: 80% 이상
- 제한성 환기장애: 80% 미만

폐의 탄성감소(경화), 폐실질 감소 등이 일차적 원인이 되는 폐활량의 감소는 폐섬유증, 늑막비후(비후된 늑막) 등의 질환이 발생한다.

(3) 성, 연령, 신장에 의해 차이가 난다

여자는 남자의 70~80%를 차지하고, 25~35세 때 최고의 값을 보인다. 신장이 큰 사람은 폐활량 예측치가 크다.

2) 잔기량 검사 결과 해석

잔기량(RV)은 총폐용량(TLC)에서 폐활량(VC)을 뺀 값으로 잔기량의 평가에는 잔기율(%RV)을 사용한다.

(1) 공식

$$\%RV = \frac{RV}{TLC} \times 100(\%)$$

(2) 평가

연령 증가와 함께 증가(60세 이하: 20~30% 이하, 60세 이상: 35~40%)하며 만성 폐기종 등에서도 증가한다.

2. 강제(노력성)폐활량(FVC) 검사결과의 평가 및 해석

폐활량 측정은 주로 기관지의 직경이 2 mm 이상 되는 소기관지와 종말세기관지에 대하여 환기기능의 이상 유무를 검사하게 된다. 기도가 폐쇄되거나 막혀서 일어나는 환기기능의 장애는 주로 이 부분에서 일어나기 때문이다.

강제(노력성)폐활량 검사도 폐활량계로 측정한 ATPS량을 BTPS량으로 환산시켜 주어야 한다. 강제(노력성)폐활량을 시행하면 두 가지의 곡선(용적-시간 곡선, 유량-용적 곡선)이 동시에 그려진다.

1) 용적-시간 곡선(Volume time curve)

용적-시간 곡선(volume time curve)은 시간변화에 따른 용적의 변화를 측정하는 것으로 최대 강제(노력성)날숨곡선 이라고도 한다. 폐활량 측정은 주로 강제(노력성)날숨방법에 의하여 측정하며, 강제(노력성)폐활량, 1초량, 1초율의 3가지가 가장 기본이고 중요한 검사값이다(그림 6-1).

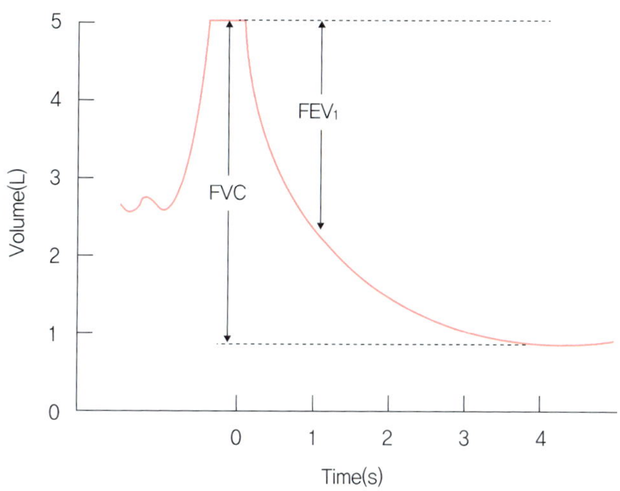

그림 6-1. 용적-시간 곡선(강제(노력성)폐활량과 1초량)

(1) 강제(노력성)폐활량(forced vital capacity, FVC)

강제(노력성)폐활량은 용적-시간 곡선에서 자발적 노력을 통해 가능한 강하고 빠르게 최대 들숨 위치로부터 최대 날숨위치까지 날숨시킨 용적이다. 강제(노력성)폐활량의 평가는 %강제(노력성)폐활량(%FVC)을 사용하며 예측식은 한국인을 대상으로 만들어진 예측식(최정근 등, 2005)이 추천된다.

① 공식

$$\%FVC = \frac{\text{실측 FVC}}{\text{예측 FVC}} \times 100(\%)$$

② 평가

폐활량(VC, SVC)은 강제(노력성)폐활량(FVC)보다 더 많은 양을 나타낼 때도 있다. 특히 폐쇄성 폐질환의 환기장애가 있을 때, 천천히 숨을 내쉬는 경우의 폐활량(SVC)이 비교적 정상을 보이고, 강제(노력성)폐활량이 천천히 내쉰 폐활량보다 낮게 나타날 수가 있으므로 폐활량 측정법만으로는 진단에 어려움이 있다. 그러므로 환기장애를 평가할 때는 최대강제(노력성)날숨 시 유량의 감소가 호흡장애와 더 관계가 깊다는 것을 알고 강제(노력성)폐활량을 반드시 측정하여야 한다. 기도폐쇄가 없는 정상인에서는 느린 폐활량과 강제(노력성)폐활량이 거의 같은 값을 보이지만, 심한 기도 폐쇄가 있는 경우 느린 폐활량은 강제(노력성)폐활량보다 1 L가량 많게 나오기도 한다.

- 정상: 약 80%(SVC = FVC, 약 5% 이내의 차가 있으면 정상)
- 폐쇄성 환기장애: SVC > FVC의 차이가 증가한다(강제(노력성)날숨 시 말초 기도가 폐쇄되기 때문).

(2) 시간폐활량(forced expiratory volume in time, FEVt)

최대 들숨위치에서 강제(노력성)날숨 개시 후 t초간 내쉰 용적을 T초량이라고 한다. 1초간 내쉰 용적을 1초량(FEV_1)이라 하고, 3초간 내쉰 용적은 3초량(FEV_3)이라고 한다(그림 6-1).

① 1초량(1초간 강제(노력성)폐활량, Forced expiratory volume in one second, FEV_1)

1초량은 강제(노력성)날숨의 방법으로 최대한 들이마신 후 다시 최대한 세고 빠르게 불어낼 때 1초간 내쉰 공기의 양을 말한다(그림 6-2). 1초량은 용적-시간 곡선에서 구할 수 있으나, 유량-용적 곡선에서는 구할 수 없다(그림 6-3). 1초량의 평가에도 한국인을 대상으로 만들어진 예측식(최정근 등, 2005)이 추천된다.

1초량에는 노력에 영향을 받는 곡선의 초반부와 노력에 관계없는 중간부분도 이에 속하기 때문에 임상진단을 위하여 충분히 재현성이 있으며 예민한 지표이다. 폐쇄성 폐질환 시 1초량이 감소하며 실제로 이 수치와 여러 호흡기질환의 장애 정도 및 장단기 예후에 대하여 상관관계가 있는 것으로 알려져 있다.

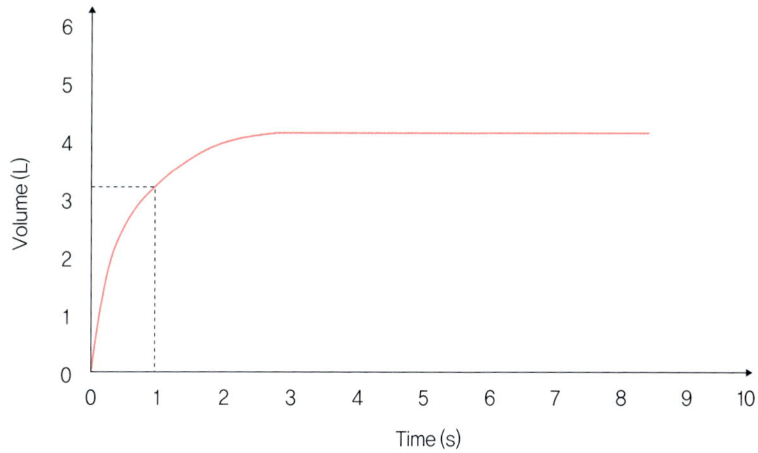

그림 6-2. 정상 강제(노력성)날숨곡선(용적-시간 곡선)에서의 1초량

② 1초율(FEV$_1$/FVC%, FEV$_1$%)

1초율은 1초량의 강제(노력성)폐활량에 대한 비(FEV$_1$/FVC ×100)로 구하며, %로 표시한다.

1초율은 폐쇄성 환기장애의 진단에 유용하며, 폐기능의 상태를 판단하는 데 중요한 지표이다. 1초율도 1초량과 마찬가지로 용적–시간 곡선에서 구할 수 있으나, 유량–용적 곡선에서는 구할 수 없다.

평가에는 Gaensler의 1초율이 많이 사용된다.

$$\text{Gaensler의 1초율} = \frac{FEV_1}{FVC} \times 100(\%)$$

$$\text{Tiffeneau의 1초율} = \frac{FEV_1}{VC} \times 100(\%)$$

③ 평가

• 정상: 70% 이상
• 폐쇄성 환기장애: 70% 미만

(3) 공기걸림지수(air trapping index, ATI)

강제(노력성)폐활량 측정 시 기관지 경련 및 분비물 저류에 의한 기관지 폐쇄로 인하여 가스가 완전 배출되지 않고 기도나 폐포에 남아 있게 되는데 이것을 공기걸림(air trapping, AT)이라고 하며, 이러한 용적을 측정하는 것이 공기걸림지수(ATI)이다. 폐쇄성 장애가 있는 경우 최대 환기량을 측정하고자 할 때 호흡 횟수가 증가할수록 공기를 불어낼 때 기관지의 폐쇄 때문에 폐 내에 공기가 차이게 되므로 실제적으로 흡기와 호기의 양은 감소한다.

① 공식

$$ATI = \frac{VC-FVC}{VC} \times 100(\%)$$

② 평가

- 정상: 5% 이하

2) 유량-용적 곡선(Flow-volume curve)

유량-용적 곡선은 정상인에서 성, 연령 및 체격에 따라 유량(폐 출입 공기의 속도) 및 용적의 절대치는 다를 수 있으나 그 곡선의 형태는 서로 비슷하므로 폐질환에 의한 형태변화를 시각적으로 진단할 수 있는 장점이 있다.

유량-용적 곡선의 초기부분은 강제(노력성)폐활량의 처음 1/4에 해당하는 부분으로 급경사를 이루며 정점에 달하고 그 후 서서히 하강한다(그림 6-3). 초기부분은 노력을 하면 최대 유량에 도달하나 노력하지 않으면 낮은 유량이 나타나는 노력의존성 부분이다. 따라서 실제 환자에서 유량감소가 있을 때 장애에 의한 것인지 혹은 노력이 부족해서 나타난 것인지 감별이 힘들기 때문에 진단적 가치는 매우 적은 편이다.

정점 이후 잔기량까지의 완만한 경사는 매우 재현성이 높고 진단적 가치가 높은 부분으로서 환자의 노력과 관계없이 폐의 물리 역학적 특성에 의해서 결정되는 노력비의존성 부분이다.

즉, 용적축의 각 점에 따라 최대유량이 정해져 있다. 따라서 피검자가 아무리 노력을 한다 해도 유량이 더 이상 증가되지는 않는다. 다시 말해서 사람이 할 수 있는 최대노력의 1/4만 발휘해도 최대유량에 도달할 수 있다는 것이다. 따라서 노력보다는 폐질환에 의한 폐의 물리 역학적 특성 변화에 의해서 유량이 결정된다.

들숨 시 곡선은 노력 의존부로서 모양은 대칭형이며 정점은 중간부에 위치한다. 들숨 시의 유량은 중앙부의 대기도 폐쇄 시 감소하며, 말초기도 폐쇄나 폐실질 질환에 의해서는 별로 영향을 받지 않는다. 따라서 폐활량 측정법은 비특이적인 기도폐쇄를 진단하는 데 유용한 반면 유량-용적 곡선은 중심성 대기도의 폐쇄진단에 매우 유용하다.

유량-용적 곡선은 폐활량(TV, FVC) 등을 알 수 있을 뿐만 아니라 곡선의 형태로부터 질환의 정보(환기장애의 병행, 변형 및 그 중증도, 대기도 및 소기도 기능의 분리평가, 중심기도 폐쇄 부위 및 가변성 여부), 환자의 검사에 대한 협조 정도를 알 수 있다. 유량-용적 곡선은 용적-시간 곡선(강제(노력성)날숨곡선)과 동시에 기록이 가능하다.

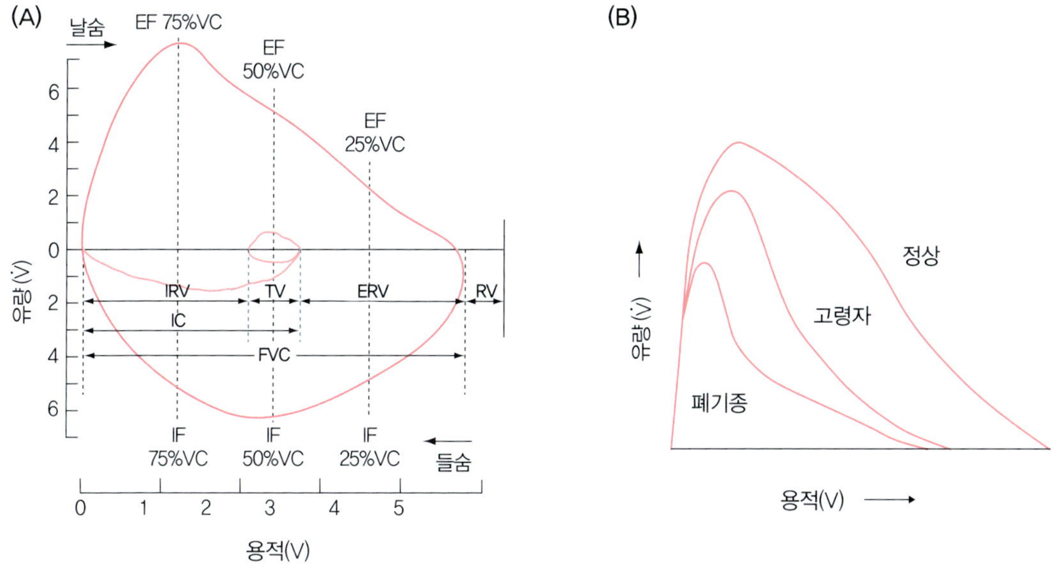

그림 6-3. 정상인의 유량-용적 곡선(A)과 고령자 및 폐기종 환자의 유량-용적 곡선(B)

(1) 최고날숨유량(최대날숨유량) [peak expiratory flow (PEF), peak expiratory flow rate (PEFR), maximal forced expiratory flow (FEFmax)]

최고날숨유량은 강제(노력성)날숨방법으로 최대한 불어낼 때, 한순간 날숨공기의 최고유량을 말한다. 피검자의 협조 상태를 판단할 때 간접적으로 사용할 수 있으며 얼마나 최대한 세게 불어내었는가를 판단할 때 주로 사용한다. 임상적으로 주기관지나 기관의 폐쇄정도를 간접적으로 예측할 수 있다.

(2) 강제(노력성)날숨중간유량(forced mid-expiratory flow 25~75%, $FEF_{25\sim75\%}$)

강제(노력성)날숨중간유량은 강제(노력성)날숨방법으로 최대한 세고 빨리 불어낼 때, 강제(노력성)폐활량의 25%부터 75%까지의 중간 50%의 공기량을 불어내는 데 걸린 시간(초)으로 나눈 평균 유량, 즉 날숨 초기의 25%와 말기의 25%을 제외한 중간값을 말하며, L/sec로 표현한다. 이전에는 최고 날숨중간유량(maximal mid–expiratory flow, MMEF)이라고도 하였다.

강제(노력성)날숨을 시작할 때 최대한 불어내고 난 후 중간부위에서는 불어내는 힘에 상관없이 날숨유량이 결정되게 된다. 이러한 기간을 선택하여 폐기능의 상태를 해석하고자 하는 것이다. 즉 최고 날숨유속(PEF)은 불어내는 데 관여하는 흉곽의 근육이나 피검자의 노력에 따라 변화할 수 있으나, 강제(노력성)날숨중간유량($FEF_{25\sim75\%}$)은 이러한 요인에 영향을 받지 않기 때문에 소기관지의 상태를 파악하는 데 좋은 지표로 사용할 수 있다. 성인의 정상치는 3~5 L/sec이다.

(3) 강제(노력성)날숨유량(Foced expiratory flow, $FEF_{25\%}$, $FEF_{50\%}$, $FEF_{75\%}$, $V\ max_{25}$, $V\ max_{50}$, $V\ max_{75}$)

강제(노력성)날숨유량은 최대한 강하고 빨리 불어낼 때 강제(노력성)폐활량(FVC)의 25%, 50%, 75%에서의 유량을 말하며, 소기관지와 세기관지의 폐쇄성 질환을 진단하는 데 유용하다.

(4) 강제(노력성)들숨유량(Foced inspiratory flow, $FIF_{25\%}$, $FIF_{50\%}$, $FIF_{75\%}$)

강제(노력성)들숨유량은 최대한 강하고 빨리 들이마실 때 강제(노력성)폐활량(FVC)의 25%, 50%, 75%에서의 유량을 말하며, 기관이나 주기관지의 폐쇄성 질환을 진단하는 데 유용하다.

(5) 유량-용적 곡선의 유형

① 정상 환기

정상인의 유량-용적 곡선은 정점 이후 하강곡선이 비교적 직선을 이루며 간혹 위쪽으로 약간오목(concave)할 뿐이다(그림 6-4). 정상인에서 유량은 폐용적이 감소함에 따라 직선 또는 약간 볼록한 곡선으로 나타난다. 최대 날숨유량은 환자의 노력에 의존하는 데 비해 유량-용적 곡선의 뒷부분은 환자의 노력에 비의존적이다(그림 6-5, 6-9).

② 폐쇄성 환기장애

기도폐쇄의 경우 정상인에서도 보이던 후반부의 직선은 없어지고, 곡선형태가 하방으로 급격하게 하강하여 초기에는 스파이크(spike) 모양으로 기록되고 후기에는 평탄 곡선이 기록된다(그림 6-6, 6-9). 기류 폐쇄가 있으면 최대 날숨유량은 감소하고 곡선의 최대 높이가 감소한다. 천식과 같은 기도협착 시 기도가 좁아지면 유량은 폐용적이 감소함에 따라 빠르게 감소하고 곡선은 오목한 형태로 나타난다. 폐기종과 같이 폐조직이 파괴되는 경우에는 강제(노력성)날숨 중에 기도가 붕괴되어 유량이 매우 감소하는 dog-leg 모양이나 L자 형태를 보인다(그림 6-7).

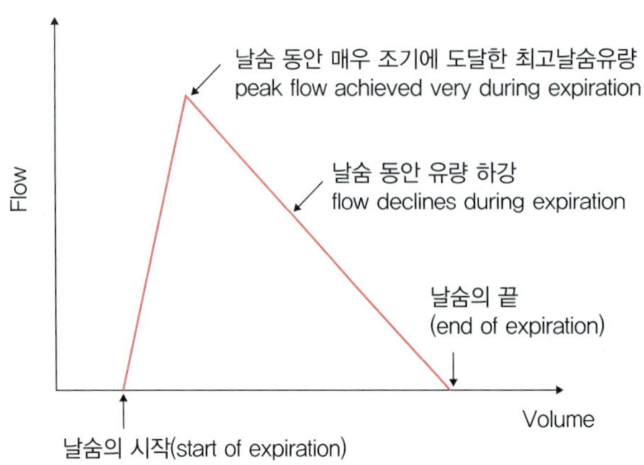

그림 6-4. 정상인의 유량-용적 곡선

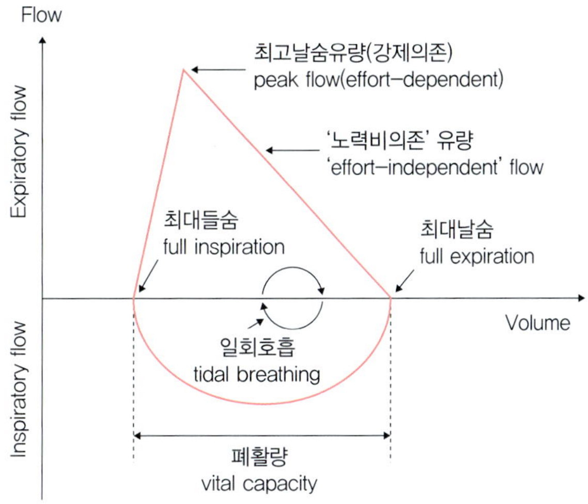

그림 6-5. 정상인의 유량-용적 곡선

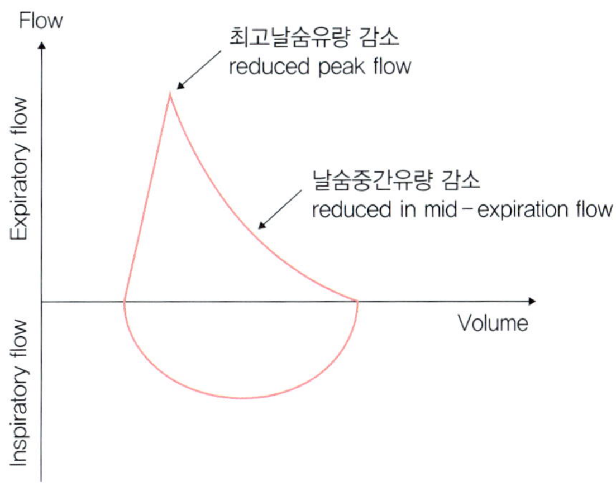

그림 6-6. 폐쇄성 환기장애의 유량-용적 곡선

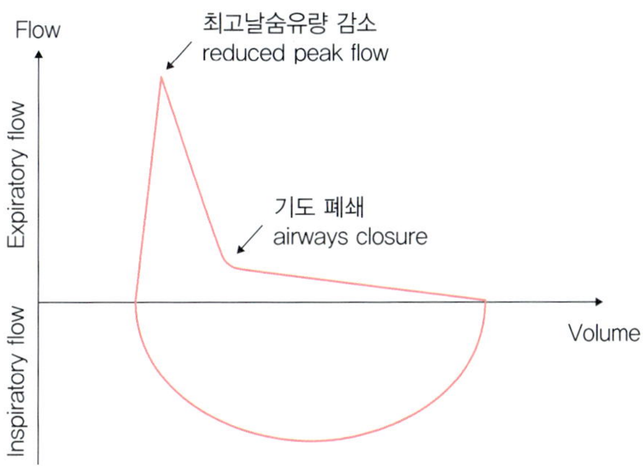

그림 6-7. 폐쇄성 환기장애의 유량-용적 곡선

③ 제한성 환기장애

제한성 환기장애에서는 폐활량이 주로 감소하고, 유량은 별로 감소하지 않기 때문에 유량-용적곡선은 키가 크고 폭이 좁은 모양의 직하강 곡선이 나타난다. 최대 날숨유량은 비교적 일정하게 유지되며 하강곡선은 급격한 경사를 이루는 직하강 곡선이 나타난다. 제한성 환기장애는 간질성 폐질환에 기인한 폐실질의 섬유화로 완전하게 폐가 팽창되지 않고 폐활량이 감소한다.

이때 섬유조직은 폐의 탄력반동을 증가시켜 폐용적에서 유량을 증가시킨다. 유량-용적 곡선은 가파른 날숨말기 구간을 가지며 높고 좁은 형태로 나타난다(그림 6-8, 6-9).

④ 상기도 폐쇄(upper airway obstruction)

상기도의 폐쇄는 고정폐쇄(fixed obstruction), 가변 흉곽 외 폐쇄(variable extrathoracic obstruction) 및 가변 흉곽 내 폐쇄(variable intrathoracic obstruction)로 나눌 수 있으며, 각각 특정한 형태의 유량-용적곡선을 가진다. 상기도의 고정폐쇄는 폐쇄된 부위나 그 전후의 기관 내강의 직경이 관벽을 통한 압력 차이에 영향을 받지 않고 고정되어 있기 때문에 흉곽 내 폐쇄 혹은 흉곽 외 폐쇄와 관계없이 날숨 및 들숨 유량의 감소가 초래되어 날숨 및 들숨 시 곡선에 고평부(plateau)가 나타난다.

상기도의 가변흉곽 외 폐쇄는 폐쇄된 상기도 부위가 고정되어 있지 않기 때문에 날숨 시에는 내경이 확장되지만, 들숨 시에는 대기압에 비해 상기도 압력이 낮아지기 때문에 상기도가 함몰(collapse)되어 내경이 좁아진다. 따라서 유량이 더욱 감소하여 들숨 시에만 고평부가 나타난다. 상기도의 가변흉곽 내 폐쇄는 기관이 폐쇄될 경우 호흡에 따른 흉곽 내 압력의 변화에 따라 들숨 시에는 폐쇄부위의 기

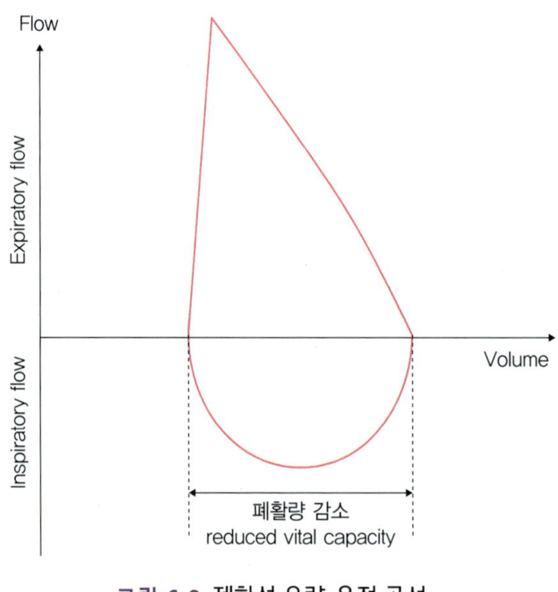

그림 6-8. 제한성 유량-용적 곡선

폐활량이 감소하기 때문에 곡선이 좁고, 굳어진 폐가 탄력 반동과 최대 날숨유량을 증가시키기 때문에 뾰족해진 유량-용적 곡선을 보인다.

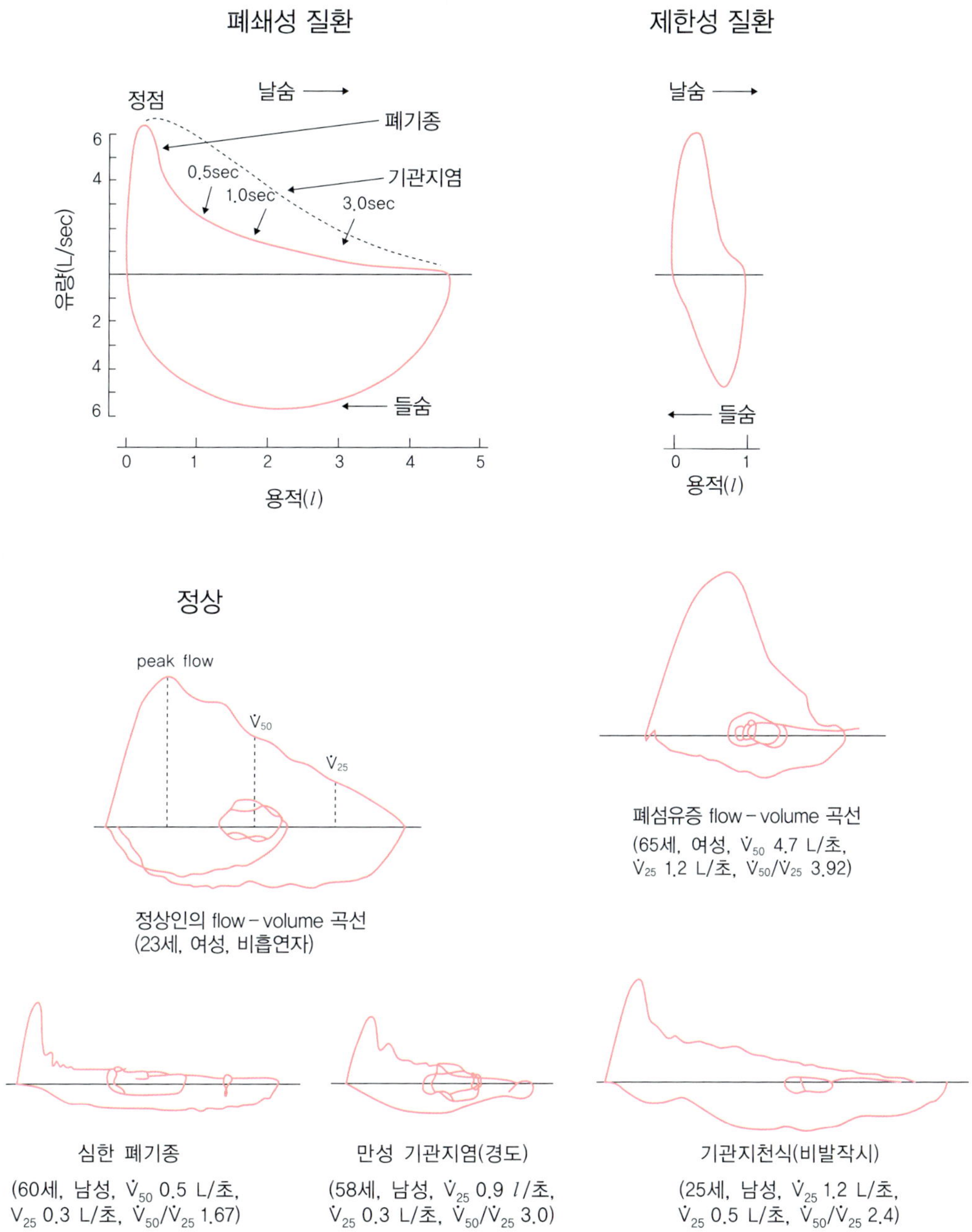

그림 6-9. 폐쇄성 및 제한성 폐질환의 유량-용적곡선

관내경이 확장되지만 날숨 시에는 가슴막 안의 압력, 즉 흉곽 내 압력이 증강되어 기관외벽을 압축하므로 폐쇄가 더욱 심해진다. 따라서 날숨곡선의 정점 이후의 곡선이 고평부를 나타낸다(그림 6-10).

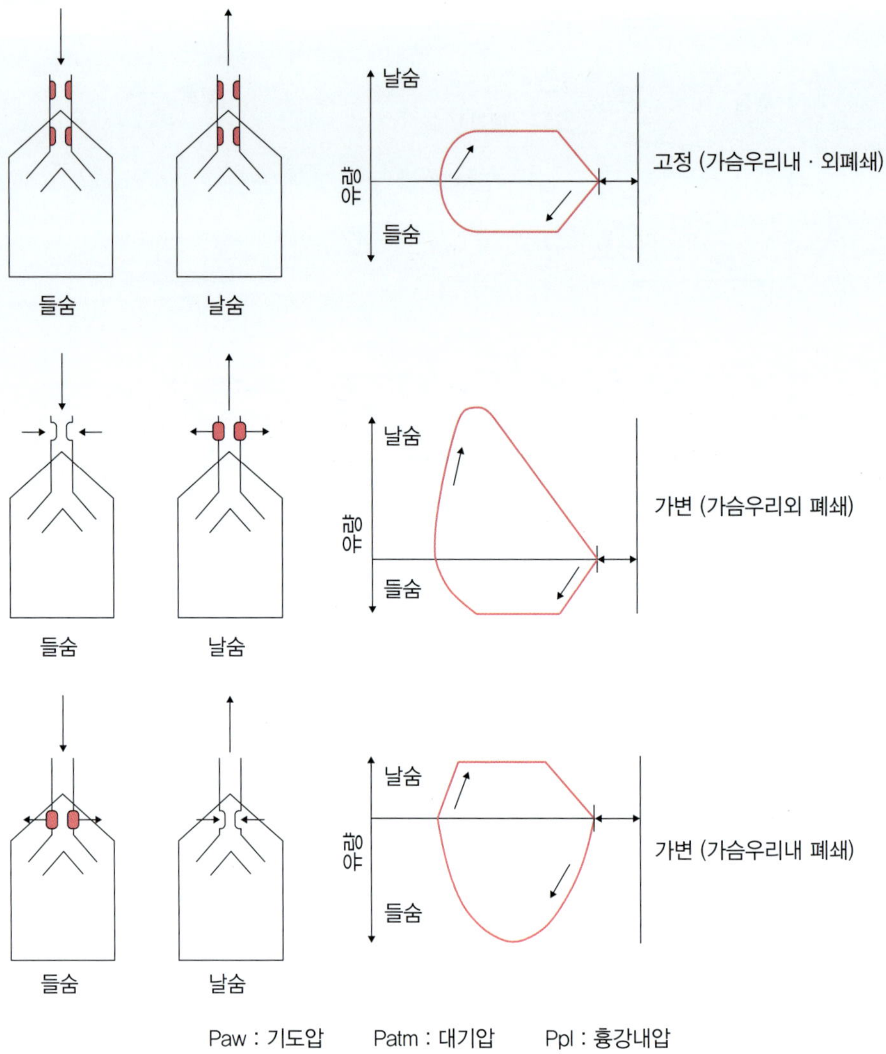

그림 6-10. 상기도 폐쇄 시 유량-용적 곡선

3) 환기기능 장애의 유형

폐활량 측정의 결과에 따라 환기기능의 장애는 4개 구획으로 구분된다.

- 정상(normal)
- 폐쇄성 환기장애(obstructive ventilatory disorder)
- 제한성 환기장애(restrictive ventilatory disorder)
- 혼합형 환기장애(mixed ventilatory disorder)

이들 지표에 대한 해석은 다른 모든 검사 성적 해석의 원칙과 마찬가지로 임상적 소견과 연관지어 이루어져야 한다. 그 이유는 지나친 해석으로 인한 오류를 피할 수 있기 때문이다. 폐활량을 측정한 결과는 크게 나누어 제한성 환기장애 및 폐쇄성 환기장애, 그리고 두 장애의 혼합형으로 분류하고 또한 그 장애 정도를 판단할 수 있다(그림 6-11, 6-12, 표 6-1).

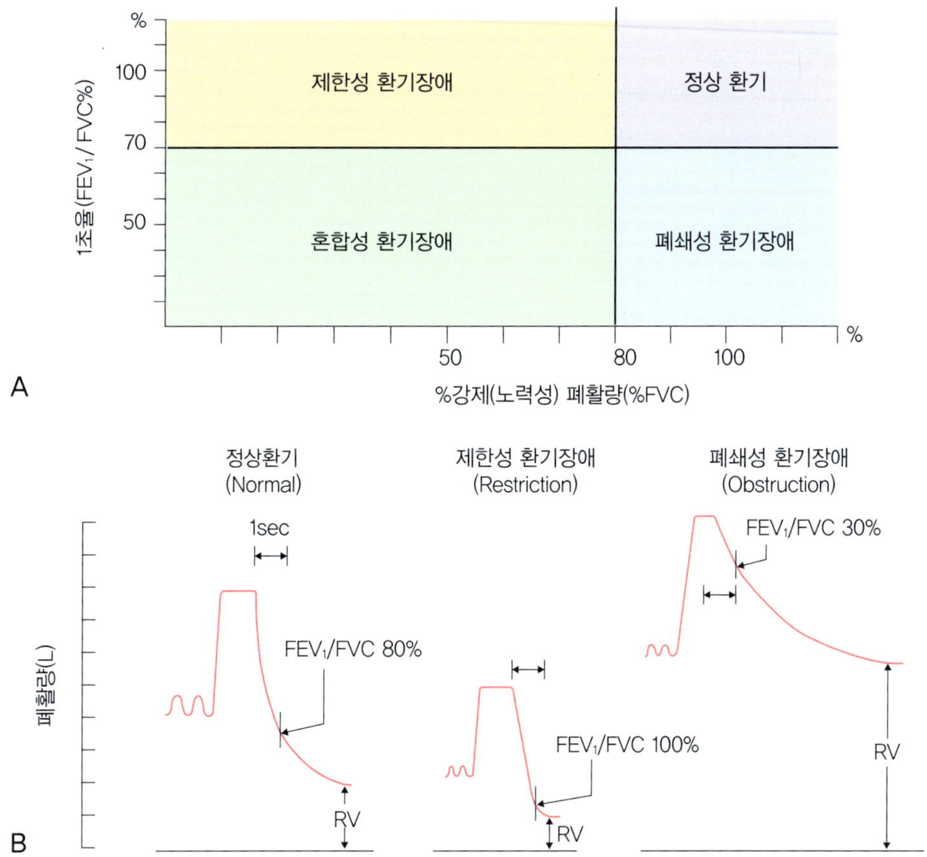

그림 6-11. 환기기능 유형

A: 환기장애 유형 B: 강제(노력성)날숨곡선의 형태

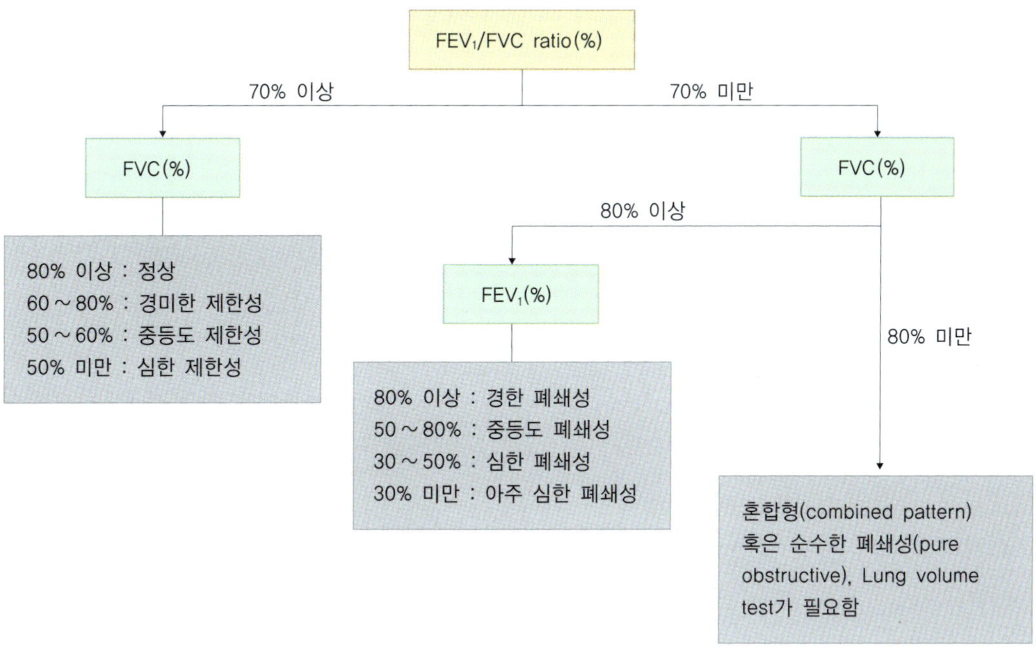

그림 6-12. 폐기능검사 결과 해석의 흐름도

표 6-1. 폐기능 이상의 패턴

측정 항목	제한성 환기장애	폐쇄성 환기장애	
		경증(mild)	중증(severe)
FVC	↓↓	Normal	↓
FEV_1	↓↓	↓	↓↓
FEV_1/FVC%	Normal	↓	↓↓
$FEF_{25-75\%}$	↓↓	↓	↓↓
FRC	↓	Normal	↑
RV	↓	Normal	↑
TLC	↓	Normal	↑

혼합형의 소견을 보일 때에는 감별진단에 주의하여야 하는데, 피검자가 충분히 노력하지 않았거나 호흡근육이 약화된 경우 혼합형의 소견을 보일 수 있기 때문이다.

(1) 정상

폐활량 측정에서 정상이란 성, 연령, 신장을 고려한 예측치에서 ±20% 이내의 범위에 속하는 경우를 정상으로 판단한다. 이는 그러한 신체 조건을 가진 정상인의 95%가 그 범위에 속한다고 보기 때문이다. 일반적으로 정상인의 환기상태는 1초율(FEV_1/FVC%)이 70% 이상이고 %강제(노력성)폐활량(%FVC)은 80% 이상으로 나타난다(그림 6-13, 6-14).

정상 폐활량 측정 곡선은 시간에 따라 내쉰 전체 용적을 나타내며, 이 용적의 약 80%가 1초내에 날숨이 되므로 1초율은 정상에서 70~80%이다. 이 곡선이 약 3~4초 후 편평해지는 것은내쉴 수 있는 전체 강제(노력성)폐활량이 이 시간 내에 모두 배출되기 때문이다.

폐활량 측정법에 의해서 폐기능 이상은 폐쇄성 환기장애, 제한성 환기장애, 혼합형 환기장애의 양상으로 구분된다.

(2) 폐쇄성 환기장애(Obstructive ventilatory disorder)

최대 날숨 시 기도의 폐쇄에 의하여 1초량이 감소한 경우다. 강제(노력성)폐활량도 감소할 수 있으나 1초량의 감소가 심하다. 1초율은 1초량의 감소가 심하므로 정상보다 낮은 수치를 나타낸다. 건강한 사람은 1초 동안에 강제(노력성)폐활량의 70~80%를 불어내는 반면에 기도의 폐쇄가 있는 사람은 1초 동안에 강제(노력성)폐활량의 70% 미만으로 불어낸다.

폐쇄성 환기장애의 진단은 이론적으로 두 가지 방법이 가능하다. 첫째, 정상호흡을 위해서는 기도폐쇄 때문에 힘(압력)이 더 필요하다는 것을 증명하는 방법(기도저항 측정)과 둘째, 최대날숨 시 기도

Name: , Date: 2012 01 26 Smoker: No How Long: 0 pack/yrs
Id: W Room: Pulmo Quit: No Stopped: yrs
Technician: Physician:
Gender: Female Height(cm): 162 Weight(kg): 56.0 Age: 23 Race: Asian

Spirometry (BTPS)

		PRED	PRE-RX BEST	PRE-RX %PRED	POST-RX BEST	POST-RX %PRED	% CHG
FVC	Liters	3.96	4.26	108			
FEV1	Liters	3.19	3.69	116			
FEV1/FVC	%	80	87				
FEF25-75%	L/sec	3.70	3.90	105			
PEF	L/sec	6.65	6.67	100			
MVV	L/min	120					
FET100%	Sec		4.84				

Lung Volumes (Plethysmograpy)

		PRED
TLC	Liters	5.19
VC	Liters	3.96
IC	Liters	2.55
FRC PL	Liters	2.95
ERV	Liters	1.28
RV	Liters	1.51
RV/TLC	%	28

Diffusion

		PRED
DLCO	mL/mmHg/min	22.4
VA	Liters	
DLCO/VA	mL/mHg/min/L	4.78

Airway Resistance

		PRED
Raw	cmH2O/L/sec	1.29
sGaw	L/s/cmH2O/L	0.263

Max Pressure

		PRED
PI max	cmH2O	92
PE max	cmH2O	158

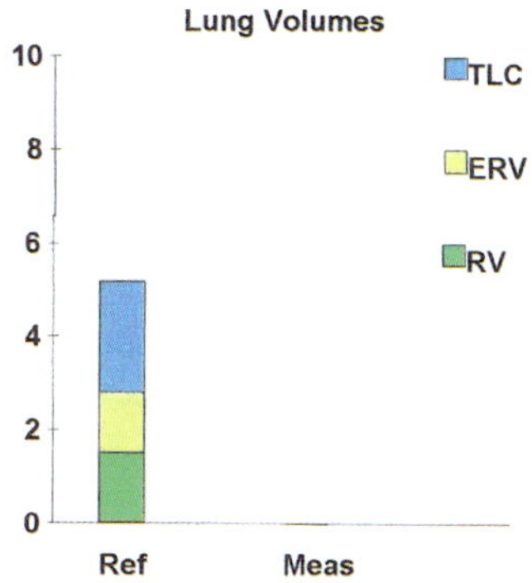

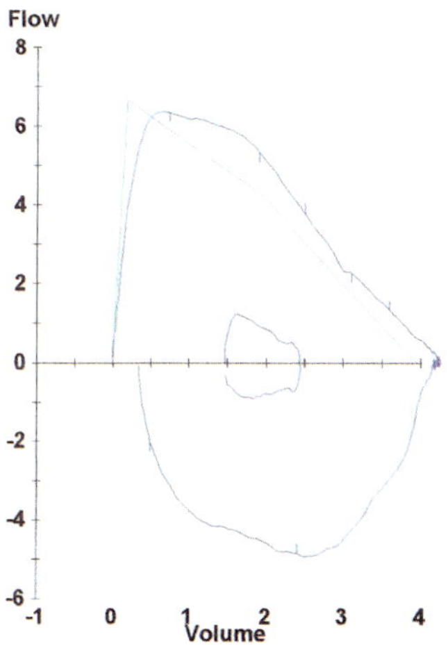

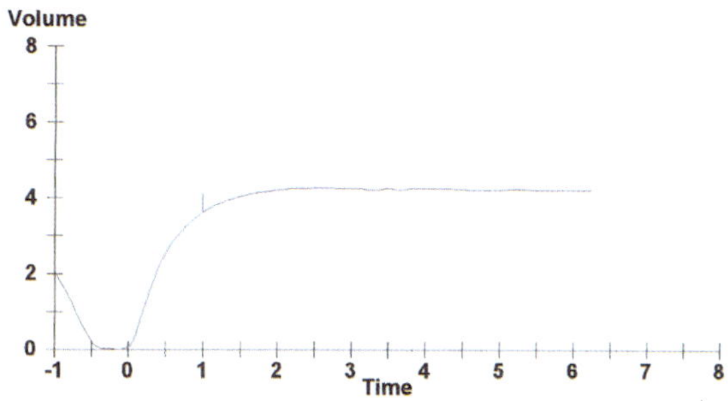

Interpretation & Comments :

그림 6-13. 정상 환기

1초율(FEV1/FVC%) 87%(70% 이상) → 강제(노력성)폐활량(FVC%) 108%(80% 이상) ⇒ 정상(그림 6-12 참조)

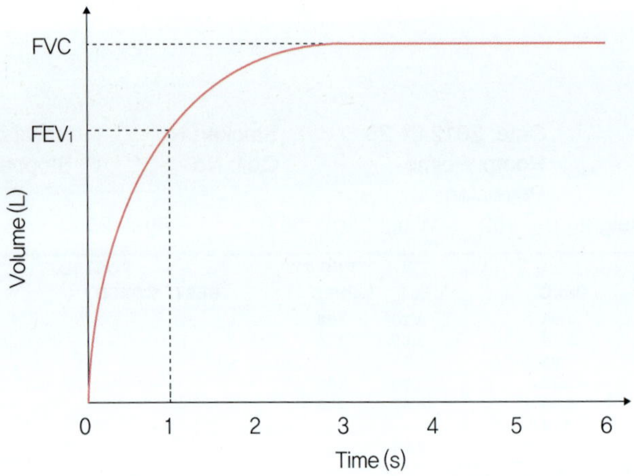

그림 6-14. 정상 폐활량 측정 곡선
전체 용적의 약 80%가 1초 내에 날숨된다.

폐쇄로 인해서 숨을 내쉬는 것이 늦게 되는 것을 증명하는 방법(1초량 등의 날숨유량 측정)이다. 기도저항의 측정은 고가의 정교한 장비와 기술이 필요하고, 폐쇄성 폐질환에서는 증가하는 말초기도의 저항뿐 아니라 상기도(upper airway)의 저항도 동시에 측정되어 총기도저항의 대부분은 상기도 저항이 차지하기 때문에 폐쇄성 폐질환 진단에는 적합하지 않으므로 임상적으로는 보통 간편하고 비용이 적게 드는 폐활량 측정법을 이용하고 있다.

폐쇄성 환기장애의 소견은 1초율(FEV_1/FVC%)이 70% 미만이고 %강제(노력성)폐활량(%FVC)이 80% 이상으로 나타난다(그림 6-15, 6-16, 표 6-2).

각 지표의 감소 정도는 각 예측치에 대한 백분율의 정도로써 판단할 수 있다(표 6-2). 폐쇄성 환기장애를 보이는 경우는 만성 폐쇄성 폐질환(만성 기관지염, 폐기종), 천식 등이며, 대기도의 폐쇄는 기관이나 주기관지의 종양 등이다.

천식과 만성 폐쇄성 폐질환과 같은 폐쇄성 질환에서는 기도가 좁아져 있기 때문에 유량과 1초량(FEV_1)이 감소한다. 공기가 폐쇄된 기도 내에 갇혀 있기 때문에 강제(노력성)폐활량도 감소하는데 1초량보다는 덜 감소한다. 1초율도 기도폐쇄 진단에 유용하지만 1초량이 중증도를 알 수 있는 가장 좋은 척도로 이용된다. 1초량은 GOLD stage에 따라, 예측치의 80%이면 경증(mild), 50~80%이면 중등증(moderate), 30~50%이면 중증(severe), 30% 미만이면 심한 중증(very severe)에 해당한다. 폐쇄성 환기장애에서는 1초율이 감소한다는 것이 가장 큰 특징이다.

Name: ,	Date: 2012 01 16	Smoker: No	How Long: 0 pack/yrs
Id: N	Room: Pulmo	Quit: No	Stopped: yrs
Technician:	Physician:		

Gender: Male Height(cm): 177 Weight(kg): 68.0 Age: 65 Race: Asian

			PRE-RX		POST-RX		
Spirometry (BTPS)		PRED	BEST	%PRED	BEST	%PRED	% CHG
FVC	Liters	4.49	3.94	88	4.18	93	6
FEV1	Liters	3.10	1.93	62	1.98	64	2
FEV1/FVC	%	70	49		47		
FEF25-75%	L/sec	2.88	0.73	26	0.79	27	8
PEF	L/sec	8.44	4.01	48	4.58	54	14
MVV	L/min	134					
FET100%	Sec		9.66		7.84		-19
Lung Volumes (Plethysmograpy)							
TLC	Liters	6.59					
VC	Liters	4.49					
IC	Liters	3.02					
FRC PL	Liters	4.01					
ERV	Liters	1.51					
RV	Liters	2.46					
RV/TLC	%	39					
Diffusion							
DLCO	mL/mmHg/min	19.8	22.3	112			
VA	Liters	7.06	5.48	78			
DLCO/VA	mL/mHg/min/L	3.70	4.07	110			
Airway Resistance							
Raw	cmH2O/L/sec	1.09					
sGaw	L/s/cmH2O/L	0.229					
Max Pressure							
PI max	cmH2O	107					
PE max	cmH2O	201					

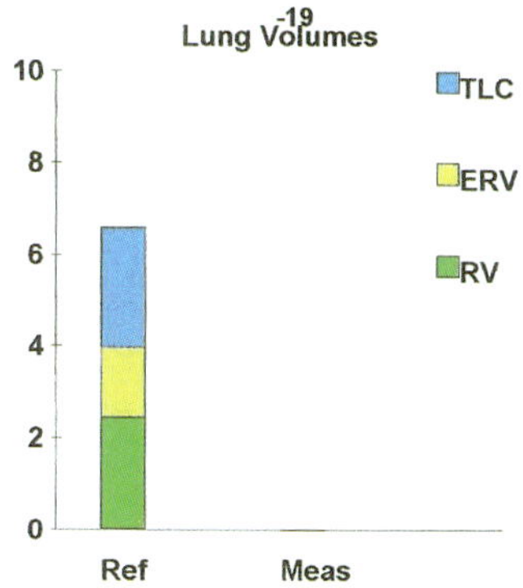

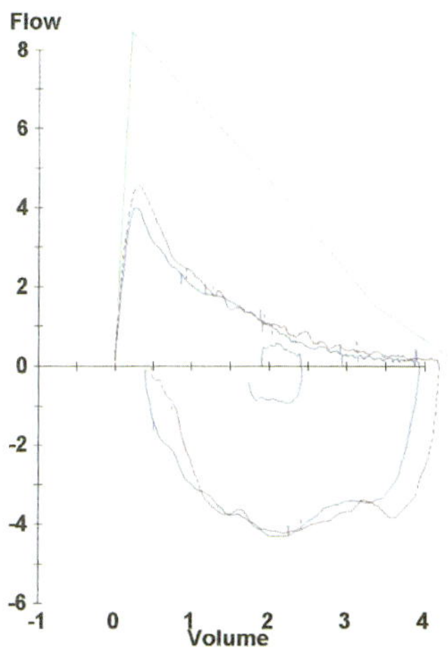

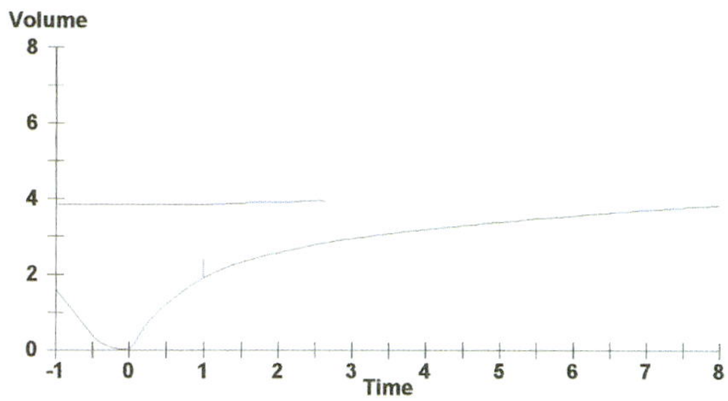

Interpretation & Comments :

그림 6-15. 폐쇄성 환기 장애

1초율(FEV1/FVC%) 49%(70% 미만) → 강제(노력성)폐활량 88%(80% 이상) → 1초량(FEV1) 62% ⇒ 중등도 폐쇄성

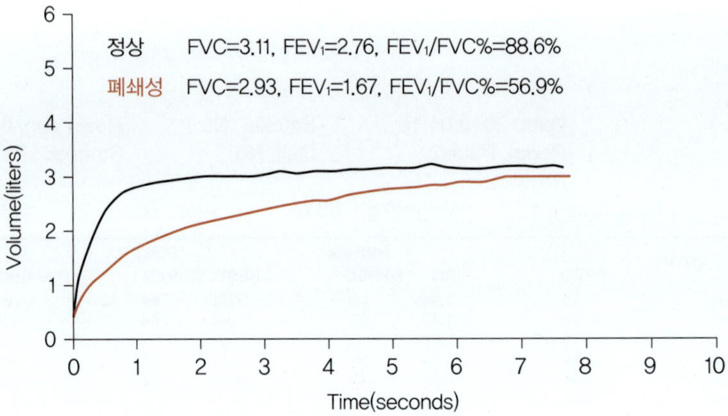

그림 6-16. 정상과 폐쇄성 환기장애의 용적-시간 곡선
1초량(FEV_1)과 1초율(FEV_1/FVC%)이 모두 감소하고, 특히 1초량이 많이 감소한다.

표 6-2. 폐쇄성 환기장애의 소견

	예측치	실측치	백분율(%)
FVC(L)	4.49	4.18	93
FEV_1(L)	3.10	1.98	64
FEV_1/FVC%	70%	47%	
$FEF_{25\sim75\%}$(L/sec)	2.88	0.79	27

(3) 제한성 환기장애(Restrictive ventilatory disorder)

폐활량(SVC)과 강제(노력성)폐활량(FVC)이 모두 감소한다. 1초량은 폐활량이 감소함에 따라 다소 감소할 수 있으나 비교적 정상을 유지한다. 따라서 1초율은 정상범위이거나 정상보다 증가한다.

제한성 환기장애의 소견은 %강제(노력성)폐활량(%FVC)이 80% 미만으로 감소하고 1초율(FEV_1/FVC%)은 70% 이상으로 나타난다(그림 6-17, 6-18). 따라서 1초율이 정상보다 높아진다(표 6-3).

강제(노력성)폐활량과 같은 폐용적이 저하된 경우는 반드시 총폐용량(TLC)의 감소를 확인하여야 하는데, 그 이유는 강제(노력성)폐활량의 감소가 제한성 환기장애만으로 오는 경우도 있지만 잔기량(RV)이 증가되어 상대적으로 강제(노력성)폐활량이 감소되는 경우도 있으며 앞의 두 가지가 같이 오는 경우도 있기 때문이다. 폐활량 또는 강제(노력성)폐활량이 60~80%이면, 경증, 60~80%이면 중등증, 50% 미만이면 중증에 해당한다.

제한성 환기장애를 초래하는 경우는 광범위한 간질성 폐질환(폐섬유증, 간질성 폐렴 등)과 폐부종, 진폐증, 흉막삼출액, 기흉, 흉막염, 흉막유착 등이 있다. 또한 흉부신경 및 근육질환으로 중증근무력증, 가로막 신경마비, 뇌졸중 등에 의한 호흡중추의 마비, 복수나 임신 등에 의한 가로막의 운동 제한 등도 제한성 환기장애를 초래할 수 있다.

M

Name: ,	Date: 2011 06 17	Smoker: No	How Long: pack/yrs
Id: F	Room: Pulmo	Quit: No	Stopped: yrs
Technician:	Physician:		

Gender: Female Height(cm): 152 Weight(kg): 59.0 Age: 52 Race: Asian

Spirometry (BTPS)		PRED	PRE-RX BEST	PRE-RX %PRED	POST-RX BEST	POST-RX %PRED	% CHG
FVC	Liters	2.80	1.55	55	1.52	54	-2
FEV1	Liters	2.11	1.43	68	1.43	68	0
FEV1/FVC	%	75	92		94		
FEF25-75%	L/sec	2.59	3.44	133	3.89	150	13
PEF	L/sec	5.43	5.76	106	6.09	112	6
MVV	L/min	98					
FET100%	Sec		7.01		7.15		2
Lung Volumes (Plethysmography)							
TLC	Liters	4.15					
VC	Liters	2.80					
IC	Liters	1.82					
FRC PL	Liters	2.36					
ERV	Liters	0.91					
RV	Liters	1.45					
RV/TLC	%	35					
Diffusion							
DLCO	mL/mmHg/min	18.4	8.7	47			
VA	Liters		1.98				
DLCO/VA	mL/mHg/min/L	4.00	4.41	110			
Airway Resistance							
Raw	cmH2O/L/sec	1.65					
sGaw	L/s/cmH2O/L	0.257					
Max Pressure							
PI max	cmH2O	77					
PE max	cmH2O	142					

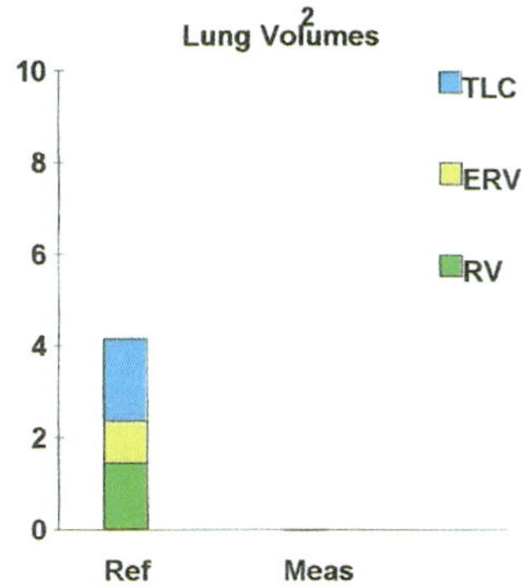

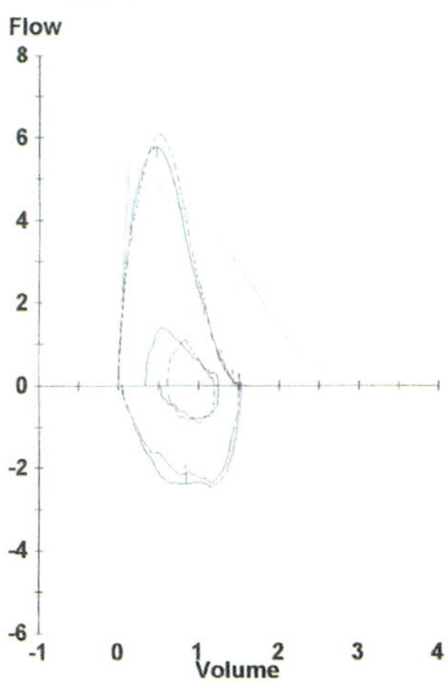

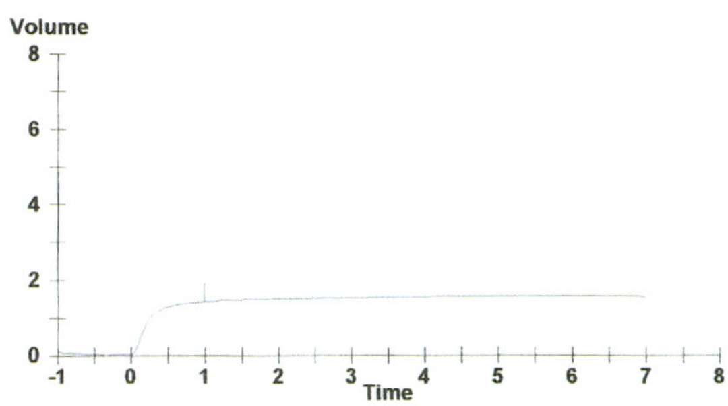

Interpretation & Comments :

그림 6-17. 제한성 환기장애

1초율(FEV1/FVC%) 92%(70% 이상) → 강제(노력성)폐활량(FVC) 55%(80% 미만) ⇒ 중등도 제한성[하지만 폐용적(lung volume)을 측정하여 혼합형 환기장애와의 구별을 해야 한다. 그림 2-2, 그림 6-12 참조]

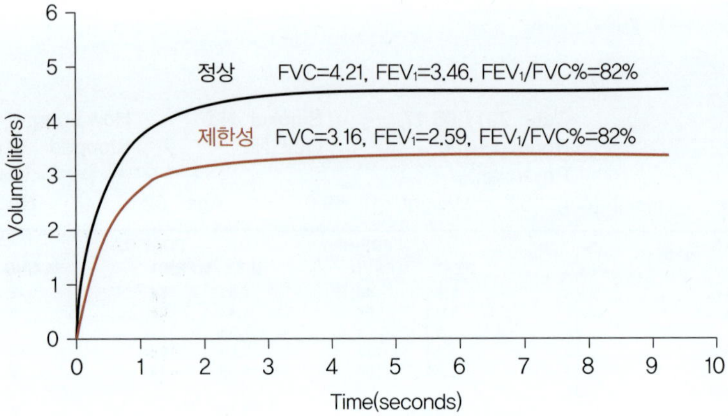

그림 6-18. 정상과 제한성 환기장애의 용적-시간 곡선
강제(노력성)폐활량(FVC)과 1초량(FEV_1)이 모두 감소하나 강제(노력성)폐활량이 더 많이 감소한다. 따라서 1초율(FEV_1/FVC%)이 증가한다.

표 6-3. 제한성 환기장애의 소견

	예측치	실측치	백분율(%)
FVC(L)	2.80	1.52	54
FEV_1(L)	2.11	1.43	68
FEV_1/FVC%	75%	94%	
$FEF_{25\sim75\%}$(L/sec)	2.59	3.44	133

간질성 폐섬유화증과 같은 폐실질 질환과 척추후측만증과 같은 가슴벽 질환에 의해 발생하는 제한성 질환에서는 폐가 완전하게 팽창하지 못하기 때문에 폐활량 또는 강제(노력성)폐활량이 감소한다. 그러나 섬유화된 폐가 날숨 압력의 증가를 일으키기 때문에 유량은 정상 또는 증가한다. 따라서 1초량의 절대값은 감소하더라도 1초율은 정상이거나 증가한다.

폐활량 측정 곡선에서 환자가 너무 일찍 숨을 내쉬는 것을 멈추면 강제(노력성)폐활량이 적게 측정되어 1초율이 증가되는 검사상의 오류로 제한성 환기장애 패턴과 혼동될 수 있어 폐활량 측정 검사가 제대로 진행되었는지 점검하는 것이 필요하다. 제한성 질환을 확진하기 위해서는 총폐용량을 측정하여야 한다.

제한성 질환과 혼동되는 검사상 오류의 강제(노력성)폐활량 측정 곡선은 그림 6-19와 같다.

(4) 혼합형 환기장애(Mixed ventilatory disorder)

강제(노력성)폐활량과 1초량이 모두 감소한 경우이다. 1초율도 낮은 경우가 많으나 정상으로 나타날 수도 있다. 즉 폐의 확장과 수축이 제한되어 폐용량도 적으며, 기도 폐쇄도 동반되어 있다.

혼합형 환기장애를 보이는 경우 판단에 주의를 해야 하는데, 피검자가 노력을 하지 않았거나 협조를 하지 않으면 강제(노력성)폐활량과 1초량이 모두 감소하여 혼합형 환기장애로 판단할 수 있다.

흉막유착, 가슴신경 및 호흡근육에 질환이 있는 경우도 혼합형 환기장애로 판단할 수 있기에 주의를 요한다.

혼합형 환기장애의 소견은 %강제(노력성)폐활량이 80% 이하, 1초율은 70% 이하로 모두 저하되는 특징이 있다. 이런 현상은 질환 초기부터 나타나지는 않고 폐쇄성 및 제한성 환기 장애가 더욱 진행되어 악화된 경우에 나타난다.

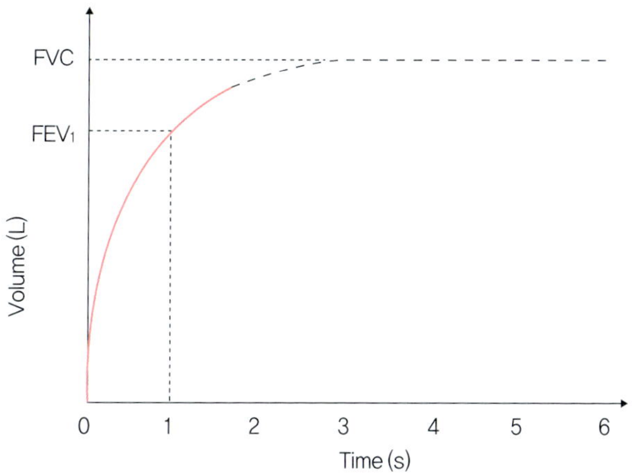

그림 6-19. 제한성 환기장애와 유사한 검사상의 오류
이런 경우는 피검자가 숨을 내쉬는 것을 너무 빨리 멈추어서 강제(노력성)폐활량이 적게 측정되었고, 1초율도 증가되어 제한성 환기장애와 유사한 양상을 보여준다.

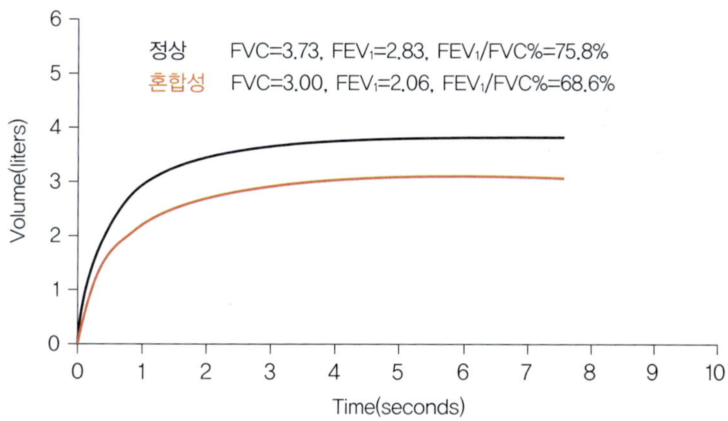

그림 6-20. 정상과 혼합성 환기기능 장애의 용적-시간 곡선
실제의 판단기준은 강제(노력성)폐활량 및 1초량 예측치의 백분율로 표시하여 한 가지 지표가 15%이상 차이가 나게 더 감소하면 해당 환기장애로 해석한다.

환기기능 장애의 판정 기준은 표 6-4와 같다.

표 6-4. 환기기능 장애의 판정 기준

해석	%강제(노력성)폐활량(%FVC)	1초율(FEV_1/FVC%)
정상	80% 이상	70% 이상
폐쇄성 환기장애	80% 이상	70% 미만
제한성 환기장애	80% 미만	70% 이상
혼합형 환기장애	80% 미만	70% 미만

4) 강제(노력성)폐활량 측정의 임상증례

증례 1

- 나이: 62세, 성별: 남성, 키: 165 cm, 체중: 57 kg
- 병력: 1~2년 전부터 심한 호흡곤란이 발생. 20년 동안 하루 30개비의 담배를 피운 흡연력 있으며, 2년 전 끊음.
- 검사자 기술: 피검자는 검사를 잘 시행하고, 측정값은 적합성과 재현성 좋음.
- 해석

1초량(FEV_1)과 강제(노력성)폐활량(FVC)은 예측치 범위 내에 있다. 1초율(FEV_1/FVC%)이 감소되어 있고, 이것은 강제(노력성)폐활량이 높은 정상값이기 때문이다. 날숨중간유량($FEF_{25\sim75\%}$)은 감소되는데 기류 폐쇄를 의미하며, 이것은 날숨 유량-용적 곡선의 오목한 형태에 의해 확인된다.

폐쇄성 장애는 경증에 불과하기 때문에 환자의 심한 증상에 대한 심도있는 평가가 필요하다.

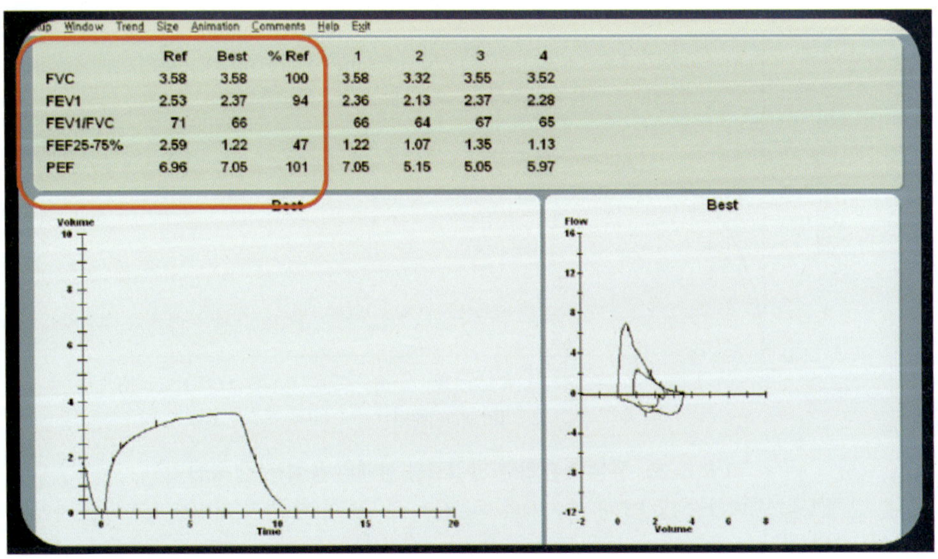

그림 6-21. 폐쇄성 환기장애

증례 2

- 나이: 67세, 성별: 남성, 키: 171 cm, 체중: 64 kg
- 병력: 수년 동안 호흡곤란이 점차 심해짐. 30년 동안 하루 20개비의 담배를 피운 흡연력 있음.
- 검사자 기술: 피검자는 검사를 잘 시행하고, 측정값은 적합성과 재현성 좋음.
- 해석

심한 폐쇄성 장애가 있다. 1초량과 강제(노력성)폐활량은 모두 감소되어 있고, 1초량이 훨씬 큰 정도로 감소되어 1초율의 비는 매우 낮다. 날숨의 유량–용적 곡선은 'dog–leg'또는 'L'자 형태를 나타내는데 폐기종에 의한 기도붕괴를 시사한다. 환자는 흡연과 알파–1 항트립신(alpha .1 antitrypsin) 결핍에 의한 폐기종으로 진단되었다.

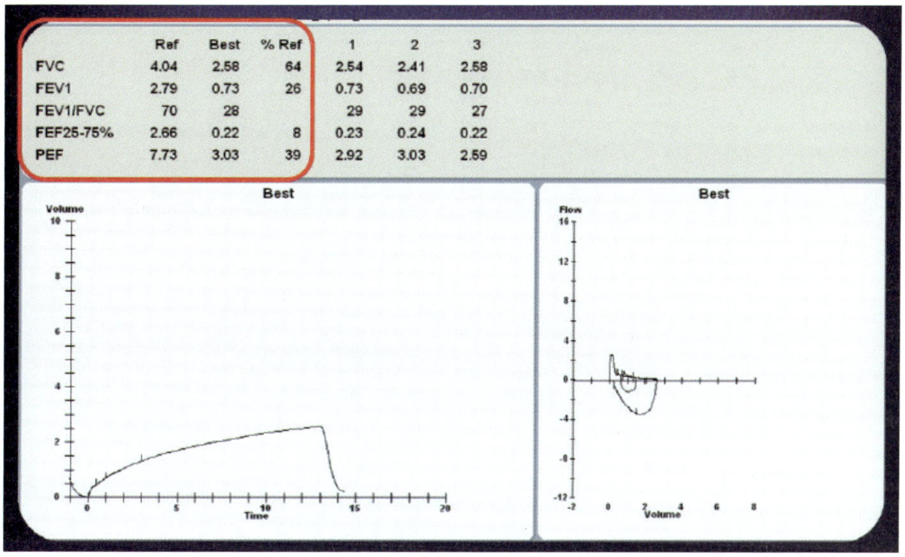

그림 6-22. 폐기종

임상노트

알파–1 항트립신(alpha–1 antitrypsin)

알파–1 항트립신은 신체의 감염 및 염증에 대한 반응으로 백혈구의 일종인 호중구(neutrophils)에서 분비되는 단백질 분해 효소로부터 폐나 각종 장기를 보호하는 역할을 한다. 알파–1 항트립신이 부족할 경우 정상조직을 침범하여 조직 손상을 일으키게 된다. 특히 폐를 침범할 경우 폐를 지지해 주는 탄력 조직이 영향을 많이 받아 폐기종(emphysema)이 나타나며 환자가 흡연을 하는 경우에는 증상이 더 빠르게 진행된다.

증례 2

- 나이: 35세, 성별: 여성, 키: 168 cm, 체중: 50 kg
- 병력: 호흡곤란으로 병원 방문
- 검사자 기술: 피검자는 검사를 잘 시행하고, 측정값은 적합성과 재현성 좋음.
- 해석

1초량과 강제(노력성)폐활량은 비슷하게 감소되어 있으며, 따라서 1초율의 비도 정상이다. 이것은 대개 제한성 환기장애를 나타낸다. 날숨유량 곡선은 키가 크고 좁은데, 이것은 제한성 폐질환이 우세함을 확인할 수 있다. 또한 오목한 곡선은 기도 폐쇄의 요소도 존재하는 것으로 볼 수 있기에 제한성 환기장애를 확진하기 위해서 총폐용량을 측정할 필요가 있다.

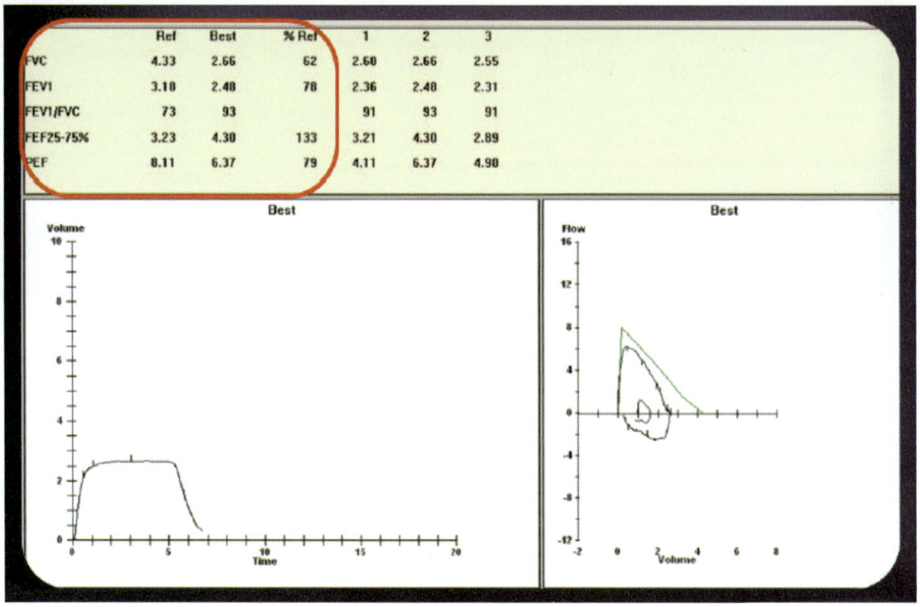

그림 6-23. 제한성 환기장애

3. 최대 환기량(MVV) 검사결과의 평가 및 해석

1) 최대 환기량 검사 결과 평가

최대 환기량(maximal voluntary ventilation, MVV = maximal breathing capacity, MBC)은 피검자가 자발적 최대노력으로 1분간 호흡할 수 있는 환기용적으로 환자로 하여금 12초 내지 15초간 최대한 빠르고 깊게 호흡을 시켜 호흡량을 1분간의 양으로 환산한다(그림 6-23, 24, 25). 환산한 양은 BTPS로 바꾸고 체표면적 1 m^2당 1분간의 환기량($L/m^2/min$), 또는 1분간의 총량(L/min)으로 나타낸다.

검사에 피검자의 노력과 협조가 필요하며 근육의 이상, 흉곽의 근육골격 질환 및 신경질환에 의한 호흡이상 진단에 도움을 주고 기도폐쇄 정도와 유의한 상관관계가 있다. 또한 최대환기량은 운동능력 및 수술 전 평가에 이용되기도 한다. 건강한 젊은 성인에서는 평균 150~200 L/min 정도이다.

1초량을 이용하여 최대 환기량을 간접적으로 측정할 수 있다(FEV_1 ×35). 예를 들어 1초량이 2 L인 환자는 최대 환기량이 70 L/min 정도로 예측할 수 있다.

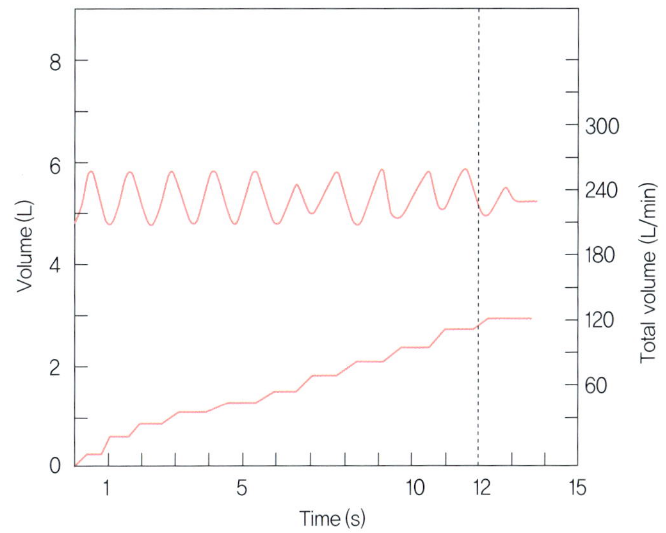

그림 6-24. 최대 환기량 검사 결과

MVV

	Ref	Pre Meas	Pre % Ref	Post Meas	Post % Ref	Post % Chg
MVV L/min	121	153	126			
f 8PM		75				

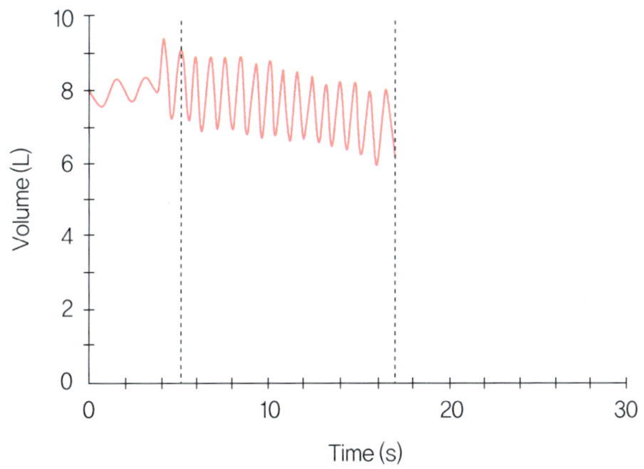

그림 6-25. 정상 최대 환기량(상자형 폐활량계)

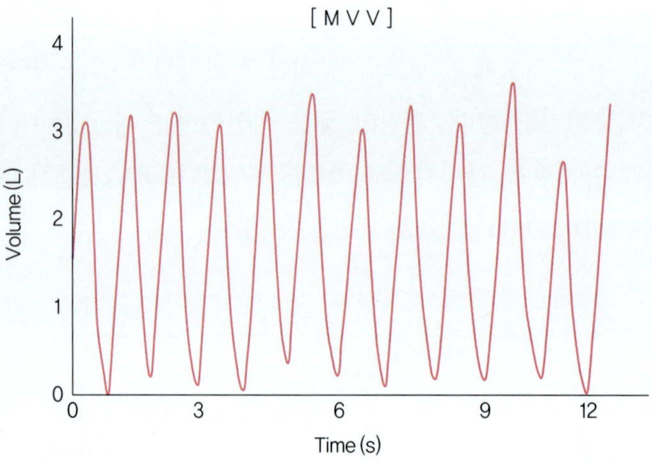

ITEM	UNIT	MEAS	PRED	%PRED
MVV	L/min	181.20		
TV	L	3.02		
RR	C/min	60		
MVV/BSA	L/min/m2	106.60		
AV		---		

그림 6-26. 정상 최대 환기량(이동형 폐활량계)

(1) 공식

① 직접 측정

$$\% \text{MVV} = \frac{\text{실측 MVV}}{\text{예측 MVV}} \times 100(\%)$$

② 간접 측정

MVV= FEV_1 ×35

(2) 평가

- 정상: 80% 이상, 경증장애: 80~60%, 중등도 장애: 60% 이하
- 최대 환기량 저하: 기도장애, 폐탄성 저하, 흉곽 운동제한 등
- 호흡곤란 시: 70% 미만

폐기능검사학 실습보고서

학교명: 학번: 이름:

폐기능검사학 실습보고서

학교명:　　　　　　　　　　학번:　　　　　　　　　　이름:

Section

07 체적변동기록법 검사

학습목표
1. 폐용적 검사를 시행하고 검사결과를 평가 및 해석할 수 있다(A).
2. 기도저항 검사를 시행하고 검사결과를 평가 및 해석할 수 있다(B).

1. 폐용적(Lung volume, LV) 검사

폐용적은 보통 폐 안에 있는 가스의 양을 측정하는 것으로 우리가 숨을 최대로 내쉬고 더 이상 내쉴 숨이 없을 때의 폐용적을 잔기량이라고 하고, 최대로 숨을 들이쉰 다음의 폐용적(lung volume)을 총폐용량(TLC)이라고 부른다. 우리가 평상시에 호흡을 하는데 평상시 숨을 내 쉰다음 다음 숨을 들이쉬기 직전의 폐용적을 기능적 잔기용량이라고 한다. 즉 우리는 평상시 기능적 잔기용량 만큼의 공기량을 폐에 늘 가지고 있으면서 숨을 들이쉬고 내쉬게 된다.

이런 폐용적(잔기량, 총폐용량, 기능적 잔기용량)과 기도저항(Raw)은 일반적인 폐활량 측정법(spirometry)으로는 검사할 수 없기 때문에 별도의 측정방법이 이용되는데, 주로 체적변동기록법(body plethysmography)이 이용된다.

1) 체적변동기록법(Body plethysmography)

(1) 개요

어떤 피검자에서 폐활량 측정법으로 폐활량이 감소되어 있을 때, 이의 원인이 어떤 환기 장애에 의한 것인지 감별진단이 어려울 때 폐용적의 측정이 필요하다. 특히 제한성 환기장애와 폐쇄성 환기장애를 구분하는 데 매우 효과적이다.

(2) 폐활량 측정법으로는 측정이 불가능한 폐기량 분획

① 기능적 잔기용량(functional residual capacity, FRC)

② 잔기량(residual volume, RV)

③ 총폐용량(total lung capacity, TLC)

- 폐쇄성 폐질환: 잔기량과 총폐용량 증가, 잔기율(RV/TLC%)은 높은 경향
- 제한성 폐질환: 총폐용량 감소, 잔기량은 섬유성 폐질환에서 감소하는 경향

(3) 폐용적 측정 방법

① 체적변동기록법 - 가장 많이 이용되는 방법

② 가스희석법

• 헬륨(He)을 사용하는 폐쇄회로법

• 산소(O_2)를 사용하는 개방회로법

③ 방사선사진법

(4) 폐용적 측정 순서(그림 7-1, 7-2)

① 체적변동기록기(body plethysmography)를 미리 켜 놓고 충분한 시간을 기다린다.

② 제조사의 지침에 따라 보정과 검사를 위한 준비를 한다.

③ 체적변동기록기의 박스(box, chamber) 안에서 피검자가 목을 똑바로 한 채(15°유지) 마우 스피스를 물고 편한 자세로 앉도록 한다.

④ 검사를 시작하면 문을 닫을 것이며, 코를 막고 양쪽 볼을 손으로 가볍게 눌러 바람이 세지 않게 해야 할 것이라는 설명을 해 준다.

⑤ 체적변동기록기의 문을 닫은 후, 피검자가 편안한 상태에서 박스 안의 온도가 변하지 않을 때까지 앉아 있게 한다.

⑥ 피검자에게 마우스피스를 물고 안정호흡(tidal breathing)을 3~10회 정도 조용히 숨을 쉬게 한다.

⑦ 피검자의 날숨이 기능적 잔기용량의 위치(안정날숨위치)에 도달하게 되면, 개폐기(shutter)가 날숨말기에 2~3초간 닫히는데, 이때 피검자는 1 kPa(약 10 cmH_2O) 정도의 음압을 주면서 약 0.5~1.0 Hz의 빈도로 숨을 헐떡이며 쉬어야 한다. 이때 숨이 세지 않도록 양쪽 볼을 손으로 가볍게 눌러준다. 빈도가 1.5 Hz 이상이 되면 수치에 오류가 생길 수 있고, 0.5 Hz보다 낮게 되면, 체적변동기록기에서 누출에 의한 문제가 생길 수 있다. 메트로놈(metronome)을 사용하면 피검자가 정확한 빈도로 숨을 쉬는 데 도움이 된다.

⑧ 만족스런 헐떡임(panting)을 3~5회 정도 시행한 후에 개폐기가 열리면 최대들숨위치까지 천천히 숨을 들이마신 후, 다시 잔기량의 위치(최대날숨위치)까지 천천히 끝까지 숨을 내쉰다. 환자가 심한 호흡곤란으로 인해 바로 연달아 잔기량 위치까지 천천히 숨을 내쉬지 못하는 경우에는 약 2~3회 정도 안정호흡(tidal breathing)을 한 이후에 잔기량 위치까지 천천히 숨을 내쉰 후, 천천히 숨을 들이마시게 할 수도 있다.

⑨ 재현성의 기준을 만족시키기 위해서는 최소한 3개의 적합한 기능적 잔기용량의 수치 차이가 5% 이내(0.05 이하)여야 한다. 즉 기능적 잔기용량의 최대값과 최소값의 차이를 평균으로 나눈 수치가 5% 이내가 되어야 한다. 검사결과는 평균값으로 보고하며, 차이가 5% 초과 할 때는 3개 값의 차이가 5% 이내가 될 때까지 추가 검사를 시행하여 평균값을 보고한다.

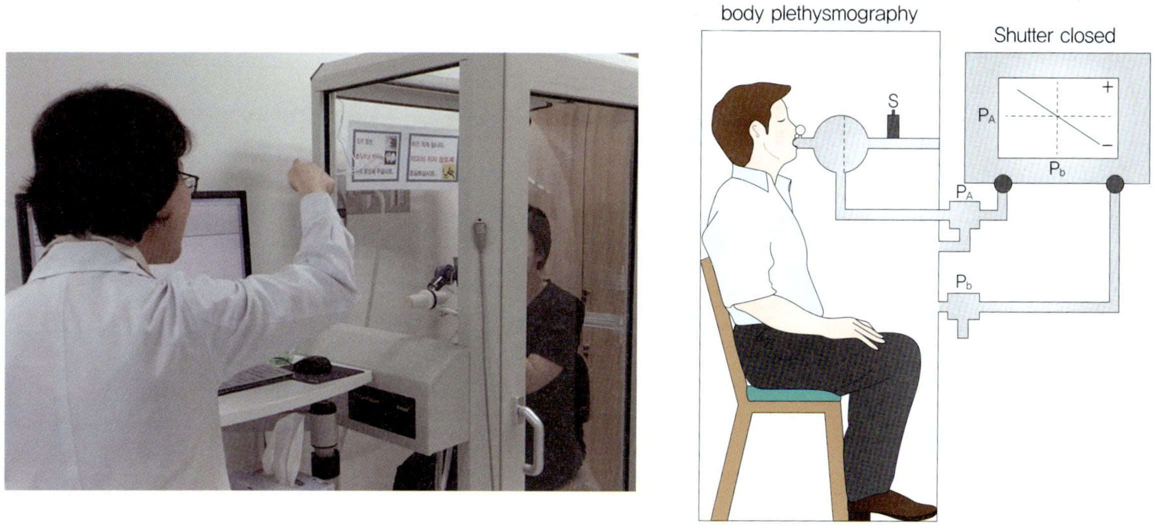

그림 7-1. 체적변동기록법 검사장면

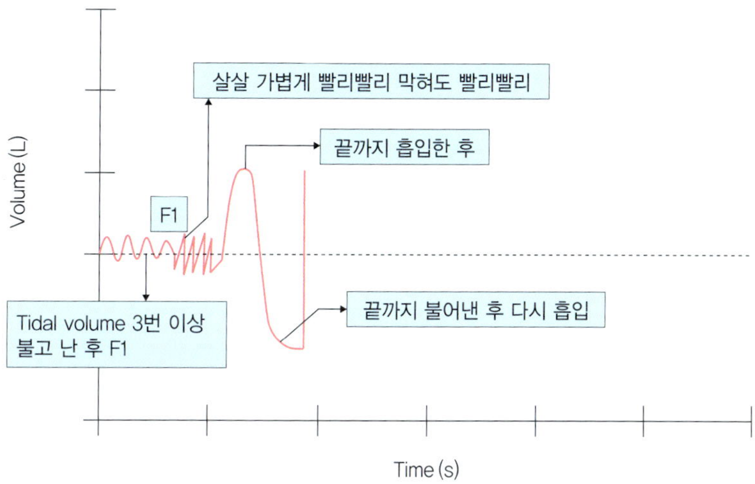

그림 7-2. 체적변동기록법 검사 시 기록화면(F1 : 검사시작)

(5) 체적변동기록법의 기본 원리

체적변동기록법은 가스 농도의 차이를 이용하여 용적의 변화를 측정하는 질소세척법이나 헬륨희석법과는 달리 보일의 법칙을 이용하여 압력의 차이로 용적의 변화를 측정한다.

*보일의 법칙(어느 폐쇄공간내의 압력과 용적의 곱은 일정한 온도, 일정한 기체의 몰수에서 일정하다.)

① 피검자로 하여금 밀폐된 큰 상자(body box) 안에 앉힌 후 마우스피스를 통하여 상자 밖으로 호흡시키다가 날숨 혹은 들숨 시 마우스피스를 막으면서 구강압과 상자 안의 압력을 측정한다.

② 그리고 그 상자의 용적변화에 따른 압력변화의 상관관계를 미리 알고 있으면 폐용적을 계산할

수 있다. 마우스피스를 막았을 때의 구강압, 즉 공기의 흐름이 정지되었을 때의 구강압은 폐포 내 압력과 같게 되므로 구강압은 폐포 내 압력을 대신한다.

③ 여기에서 어느 폐쇄된 공간 내의 압력과 용적의 곱은 항상 일정하다는 보일의 법칙(Boyle's law)이 적용된다. 즉 압력이 증가하면 용적이 감소하고, 반대로 압력이 감소하면 용적이 증가하게 된다.

④ 마우스피스가 막혔을 때 피검자가 들숨을 실시하면 폐용적(lung volume)이 증가하는 대신 구강압(=폐포 내 압력)이 감소하게 되고, 반면에 상자 쪽에서 보면 들숨 시 피검자의 흉곽이 늘어나므로 상자 내의 용적은 감소하고 상자 내의 압력은 증가된다. 이때 폐용적의 증가량과 상자 내의 용적 감소량은 공통이므로 같아야 할 것이다.

⑤ 미리 상자 안의 용적변화에 따른 압력의 변화를 측정하여 그 상관관계를 알고 있으면 검사 시 상자 안의 압력변화로 상자 내의 용적변화를 알 수 있다. 따라서 이 용적의 변화량은 피검자의 폐용적 변화량과 같으므로 보일 법칙의 수식에서 원래의 폐용적을 계산할 수 있다(그림 7-4).

폐쇄 또는 개방 회로법에 의한 가스 희석법으로 측정할 수 있는 폐용적은 기도와 교통하는 폐 내 용적이지만, 체적변동기록법에서는 기도와의 교통 유무와 관계없이 흉곽 내 용적을 측정한다. 따라서 폐 내의 낭포, 기흉 시 가슴 안 공기량도 측정하는 셈이 된다. 호흡방법에 따라서는 위장관의 가스량이 측정 오차가 될 수 있다. 따라서 체적변동기록법의 측정 시에는 흉식호흡으로 하고 가로막의 운동을 억제해야 하며 입안 내의 용적을 일정하게 유지하기 위해서는 뺨을 부풀리지 않도록 하는 등의 주의가 필요하다.

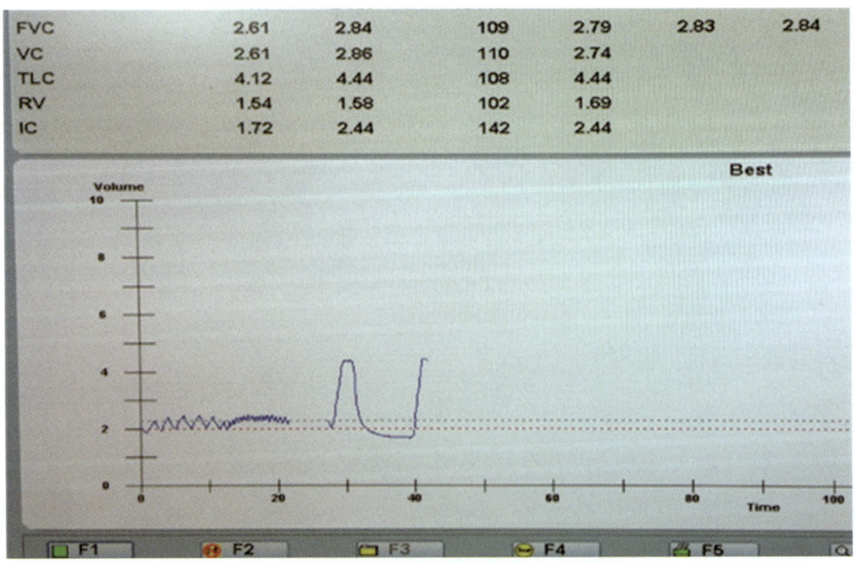

그림 7-3. 체적변동기록법 검사 시 기록화면

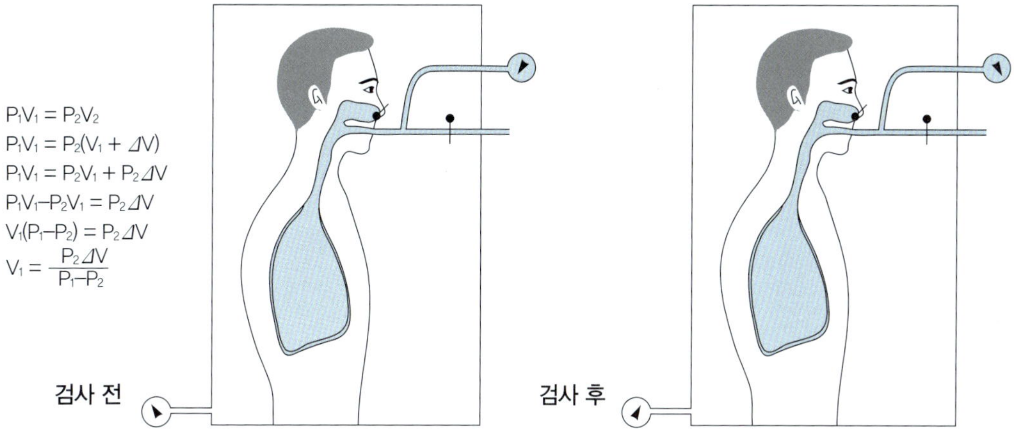

P_1 : 검사전 안정 시 측정한 구강압
V_1 : 구하려는 폐용적
P_2 : 마우스피스를 막고 들숨 시 측정한 구강압
V_2 : 마우스피스를 막고 들숨 시의 폐용적
$\Delta V = V_2 - V_1$, 체적기록기 안의 압력변화에서 환산한 용적 변화

그림 7-4. 체적변동기록법

(6) 폐용적에서 측정되는 것

① 총폐용량(TLC)

- 최대한의 들숨 상태(최대들숨위치)에서 흉곽 내에 있는 공기의 용적–폐가 포함할 수 있는 공기의 최대 용적
- 들숨 시 사용되는 가슴벽, 호흡근육의 기전(mechanism), 폐의 탄성(compliance)에 의해 제한 받음

② 잔기량(RV)

- 최대한의 날숨 상태(최대날숨위치)에서 흉곽 내에 남아 있는 공기의 용적
- 최대의 호흡으로도 내쉴 수 없는 적은 양의 공기
- 가슴벽의 기전, 날숨 시 호흡근육, 폐의 탄력 반동(elastic recoil)에 의해 결정됨

③ 기능적 잔기용량(FRC)

- 들숨과 날숨의 노력이 없을 때, 흉곽 내에 남아 있는 공기의 용적
- 가슴벽의 바깥쪽으로 작용하는 용수철 같은 힘은 폐의 탄력 반동과 평형을 이룸

(7) 폐용적 측정의 평가

① 정상 폐용적(그림 7-5, 7-6)

기능적 잔기용량, 잔기량, 총폐용량은 모두 정상 측정값을 보인다.

네모와 원은 첫 번째는 강제(노력성)폐활량(FVC), 두 번째는 폐용적(lung volume), 세 번째는 기도저항(Raw)의 측정값을 각각 나타낸다. 강제폐활량은 정상값을 보이고, 폐용적에서 총폐용량과 잔기량이 모두 정상범위에 있으며, 기도저항값 역시 정상범위에 있다.

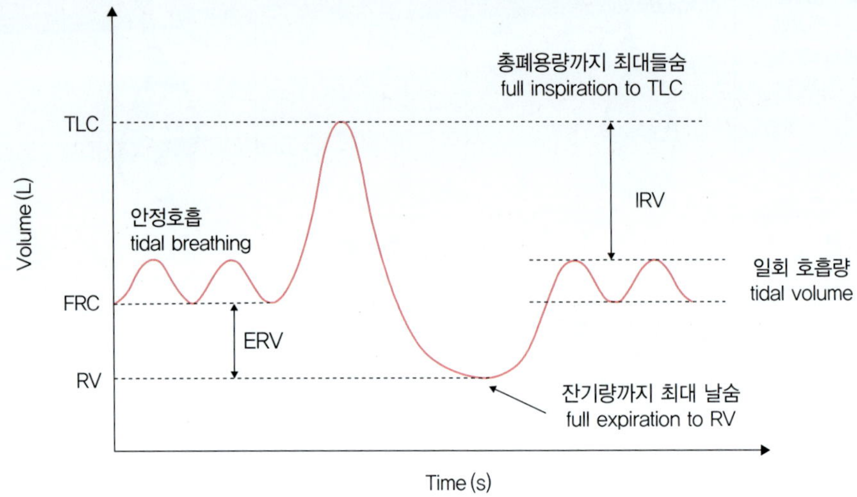

그림 7-5. 정상 폐용적

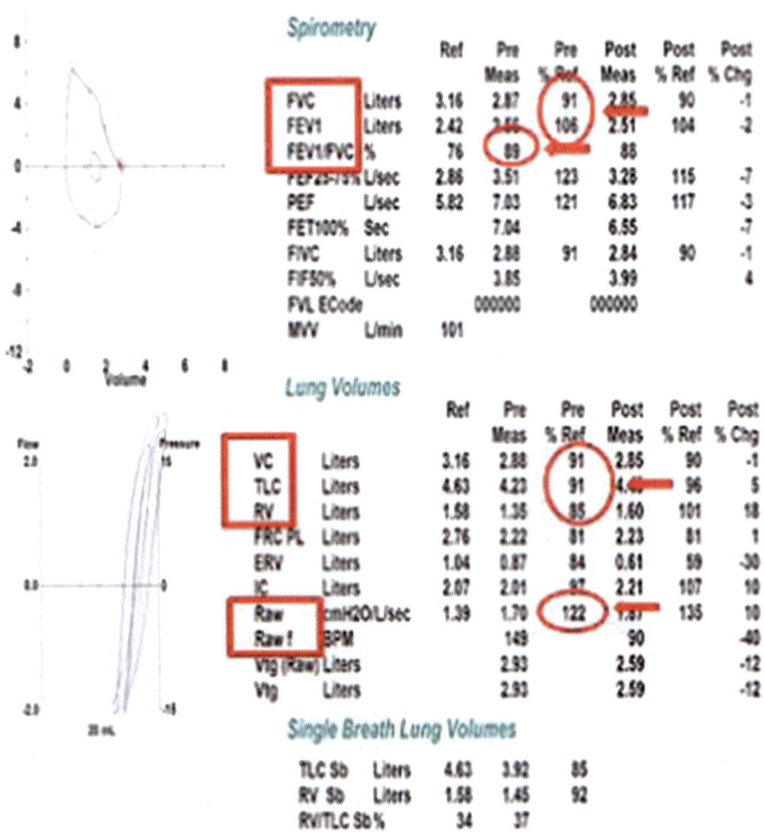

Spirometry

		Ref	Pre Meas	Pre % Ref	Post Meas	Post % Ref	Post % Chg
FVC	Liters	3.16	2.87	91	2.85	90	-1
FEV1	Liters	2.42	[illegible]	106	2.51	104	-2
FEV1/FVC	%	76	89		88		
FEF25-75%	L/sec	2.86	3.51	123	3.28	115	-7
PEF	L/sec	5.82	7.03	121	6.83	117	-3
FET100%	Sec		7.04		6.55		-7
FIVC	Liters	3.16	2.88	91	2.84	90	-1
FIF50%	L/sec		3.85		3.99		4
FVL ECode			000000		000000		
MVV	L/min	101					

Lung Volumes

		Ref	Pre Meas	Pre % Ref	Post Meas	Post % Ref	Post % Chg
VC	Liters	3.16	2.88	91	2.85	90	-1
TLC	Liters	4.63	4.23	91	[illegible]	96	5
RV	Liters	1.58	1.35	85	1.60	101	18
FRC PL	Liters	2.76	2.22	81	2.23	81	1
ERV	Liters	1.04	0.87	84	0.61	59	-30
IC	Liters	2.07	2.01	97	2.21	107	10
Raw	cmH2O/L/sec	1.39	1.70	122	[illegible]	135	10
Raw f	BPM		149		90		-40
Vtg (Raw)	Liters		2.93		2.59		-12
Vtg	Liters		2.93		2.59		-12

Single Breath Lung Volumes

TLC Sb	Liters	4.63	3.92	85
RV Sb	Liters	1.58	1.45	92
RV/TLC Sb %		34	37	

그림 7-6. 폐용적 검사 결과지 증례(정상)

네모와 원은 첫 번째는 강제(노력성)폐활량(FVC), 두 번째는 폐용적(lung volume), 세 번째는 기도저항(Raw)의 측정값을 각각 나타낸다. 강제(노력성)폐활량은 정상값을 보이고, 폐용적에서 총폐용량과 잔기량이 모두 정상범위에 있으며, 기도저항값 역시 정상범위에 있다.

② 폐쇄성 폐질환

잔기량과 총폐용량이 증가하고, 잔기율도 높은 경향을 보인다.

날숨 시 기도의 협착과 폐쇄는 폐 안에 공기걸림(air trapping)과 흉곽의 과팽창을 유도하는 경향이 있다. 공기걸림 현상은 잔기량의 증가를 가져오는 반면, 과팽창은 총폐용량과 잔기량의 두 가지 수치를 모두 증가하지만, 잔기량이 총폐용량보다 더 많은 비율로 증가하는 경향이 있다. 따라서 잔기율도 증가한다. 때로는 공기걸림 현상은 과팽창 없이도 일어난다(그림 7-7, 7-8).

강제폐활량 측정값에서 1초율이 감소하고, 폐용적에서는 총폐용량과 잔기량이 증가하며, 기도저항값 역시 증가하는 전형적인 폐쇄성 환기장애의 소견을 보인다.

③ 제한성 폐질환

총폐용량은 감소하고, 잔기량은 섬유성 폐질환에서 감소하는 경향을 보인다.

제한성 질환으로 진단하려고 할 때 만약 총폐용량이 정상이면 주의하여야 한다. 총폐용량이 정상이면서 1초율($FEV_1/FVC\%$)이 높은 경우는 실제 제한성 폐질환보다는 환자가 검사를 제대로 수행하지 못한 결과일 가능성이 더 크다. 섬유성 폐질환에서는 잔기량이 감소하는데, 이것은 폐의 탄력 반동이 증가해서 딱딱해지고 폐포가 감소했기 때문이다. 신경근성 질환이나 척추측만증과 같은 흉곽질환 또한 총폐용량이 감소하는 제한성 패턴을 유발한다. 이것은 흉곽가 팽창하는 데 기계적인 제한이 생겼기 때문이거나, 호흡근이 약해졌기 때문이다.

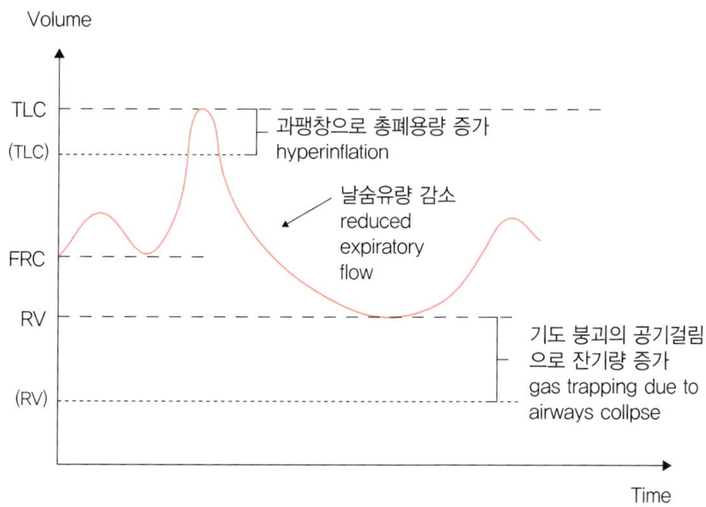

그림 7-7. 폐쇄성 폐질환 폐용적(괄호 안은 TLC와 RV의 예측치)

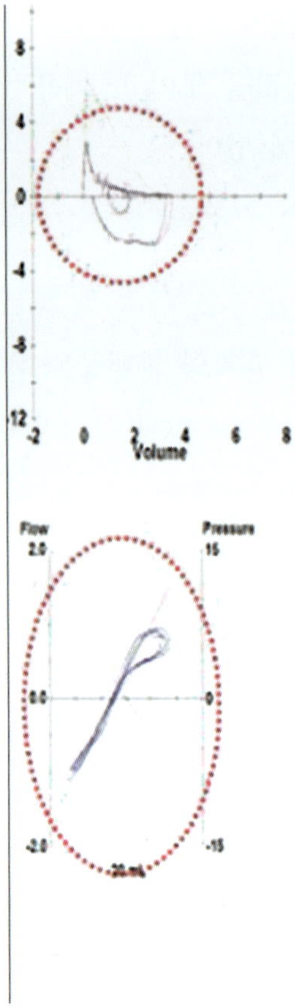

Spirometry

		Ref	Pre Meas	Pre % Ref	Post Meas	Post % Ref	Post % Chg
FVC	Liters	3.19	3.28	103	3.52	110	7
FEV1	Liters	2.11	0.92	44	1.04	49	13
FEV1/FVC	%	69	28		29		
FEF25-75%	L/sec	2.06	0.26	13	0.28	14	6
PEF	L/sec	6.39	3.14	49	2.92	46	-7
FET100%	Sec		15.75		15.71		-0
FIVC	Liters	3.19	2.89	91	3.17	99	10
FIF50%	L/sec		2.45		2.38		-3
FVL ECode			000010		000010		
MVV	L/min	97					

Lung Volumes

		Ref	Pre Meas	Pre % Ref	Post Meas	Post % Ref	Post % Chg
VC	Liters	3.19	3.44	108	3.52	110	2
TLC	Liters	4.75	6.97	147	6.96	147	-0
RV	Liters	2.16	3.53	163	3.44	159	-2
FRC PL	Liters	3.18	4.97	156	5.02	158	1
ERV	Liters	1.10	1.44	131	1.46	133	1
IC	Liters	2.20	2.00	91	1.94	88	-3
Raw	cmH2O/L/sec	1.46	4.86	334	4.49	308	-8
Raw f	BPM		63		79		25
Vtg (Raw)	Liters		5.79		6.10		5
Vtg	Liters		5.79		6.10		5

Single Breath Lung Volumes

TLC Sb	Liters	4.75	5.03	106
RV Sb	Liters	2.16	2.96	137
RV/TLC Sb	%	43	59	

그림 7-8. 폐용적 검사 결과지 증례(폐쇄성 환기장애)

강제폐활량 측정값에서 1초율이 감소하고, 폐용적에서는 총폐용량과 잔기량이 증가하며, 기도저항값 역시 증가하는 전형적인 폐쇄성 환기장애의 소견을 보인다.

그럼에도 불구하고 폐조직은 정상이고 잔기량이 유지되는 경향이 있고, 따라서 잔기율은 높아진다 (그림 7-9, 7-10).

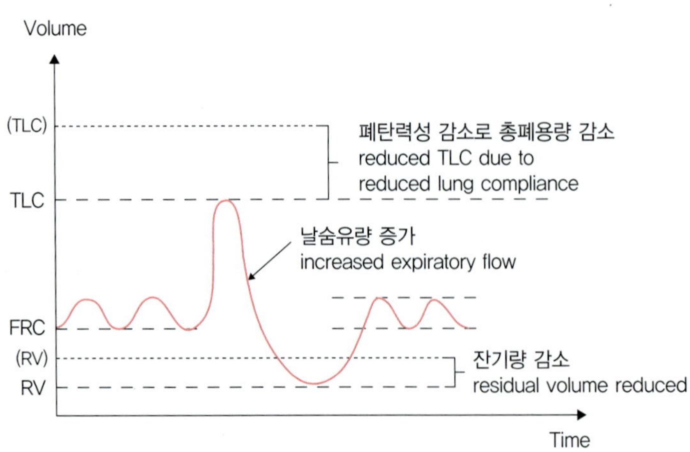

그림 7-9. 제한성 폐질환에서 폐용적의 변화(괄호 안은 TLC와 RV의 예측치)

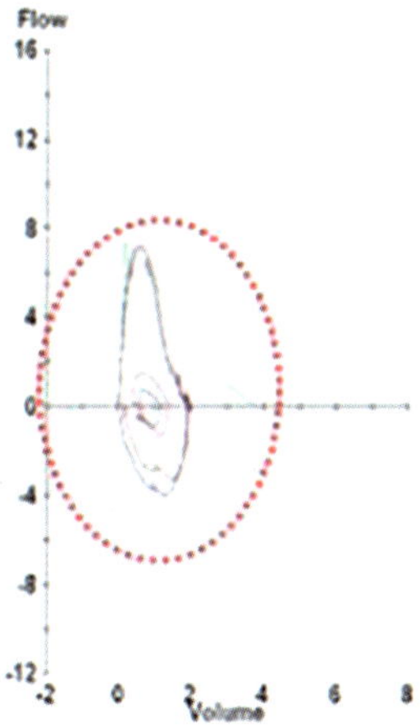

Cough: No　Persistent: No　Productive (cc):
Smoker: No　How Long(pk/yrs):　Stopped(yrs):
Cigarettes: No　Cigars: No
Technician:　Temp 21 PBar 766

Spirometry

		Ref	Pre Meas	Pre % Ref	Post Meas	Post % Ref	Post % Chg
FVC	Liters	3.83	1.94	51	1.95	51	0
FEV1	Liters	2.64	1.88	71	1.88	71	-0
FEV1/FVC	%	70	97		97		
FEF25-75%	L/sec	2.55	4.20	164	3.92	153	-7
PEF	L/sec	7.38	7.09	96	7.25	98	2
FET100%	Sec		6.79		4.05		-40
FIVC	Liters	3.83	1.95	51	1.82	48	-6
FIF50%	L/sec		3.80		2.90		-24
FVL ECode			000000		001011		
MVV	L/min	117					

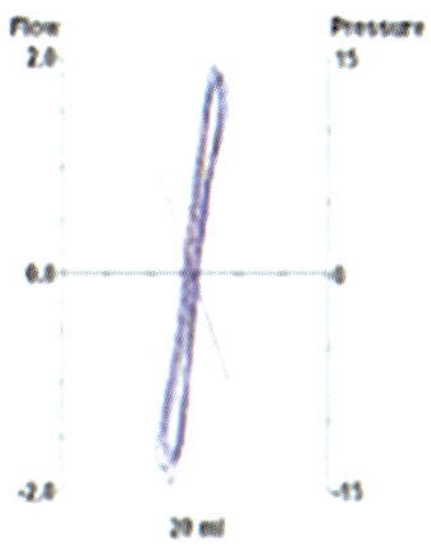

Lung Volumes

		Ref	Pre Meas	Pre % Ref	Post Meas	Post % Ref	Post % Chg
VC	Liters	3.83	2.19	57	1.95	51	-11
TLC	Liters	5.58	3.36	60	[illegible]	58	-4
RV	Liters	2.23	1.17	52	1.29	58	11
FRC PL	Liters	3.62	2.51	69	2.71	75	8
ERV	Liters	1.29	1.18	91	1.40	108	19
IC	Liters	2.58	0.85	33	0.53	21	-38
Raw	cmH2O/L/sec	1.23	1.74	141	2.13	173	23
Raw f	BPM		114		127		11
Vtg (Raw)	Liters		2.42		2.52		4
Vtg	Liters		2.42		2.52		4

Single Breath Lung Volumes

TLC Sb	Liters	5.58	2.46	44
RV Sb	Liters	2.23	0.94	42
RV/TLC Sb	%	40	38	

그림 7-10. 폐용적 검사 결과지 증례(제한성 환기장애)

강제폐활량 측정값에서 폐활량이 감소하고, 폐용적에서 총폐용량, 잔기량, 기능적 잔기용량이 모두 감소하는 제한성 환기장애의 소견을 보인다.

④ 혼합형 폐질환

만성 폐쇄성 폐질환과 섬유성 폐포염과 같은 두 가지 형태의 폐질환이 모두 존재하는 유육종증에서 주로 나타난다(그림 7-11).

(8) 폐활량측정법 결과의 확진 판정을 위한 폐용적의 유용성

① 1초량과 강제(노력성)폐활량이 낮은 정상치이고, 총폐용량과 잔기량이 증가되어 있다면 폐쇄성 질환이라는 진단을 뒷받침해준다.

② 폐활량 측정값과 폐용적이 모두 비슷한 정도로 약간 감소(또는 증가)되었다면, 피검자는 아마도 정상이거나 정상보다는 약간 작은(또는 큰) 폐를 가지고 있는 것이다.

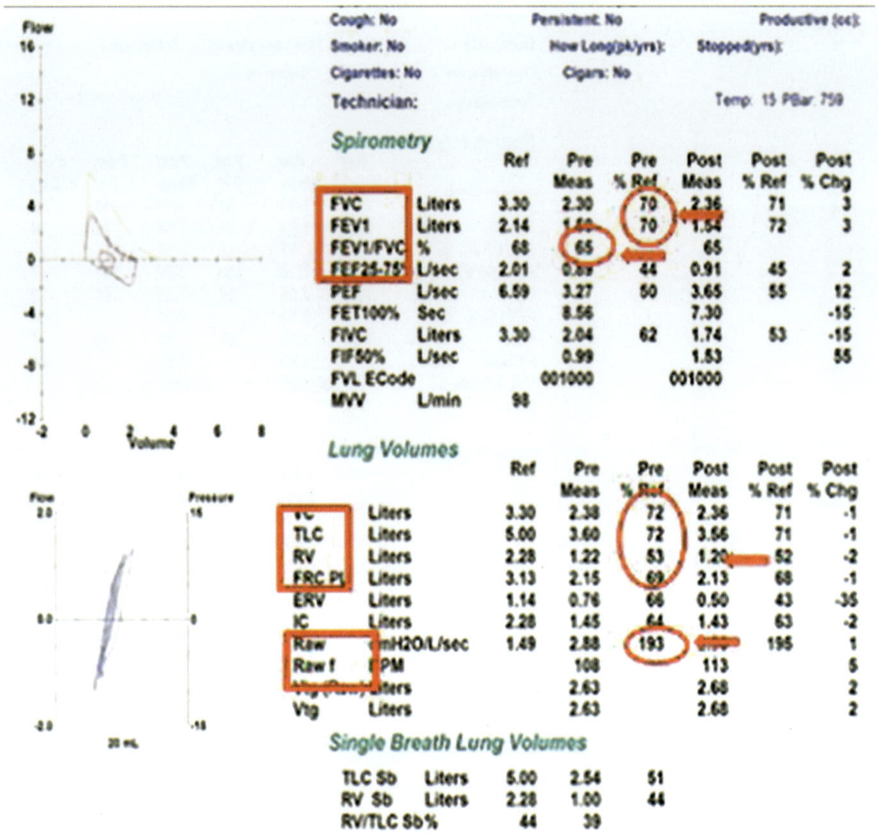

Cough: No | Persistent: No | Productive (cc):
Smoker: No | How Long(pk/yrs): | Stopped(yrs):
Cigarettes: No | Cigars: No
Technician: | Temp: 15 PBar: 759

Spirometry

		Ref	Pre Meas	Pre % Ref	Post Meas	Post % Ref	Post % Chg
FVC	Liters	3.30	2.30	70	2.36	71	3
FEV1	Liters	2.14	[illegible]	70	1.54	72	3
FEV1/FVC	%	68	65		65		
FEF25-75%	L/sec	2.01	[illegible]	44	0.91	45	2
PEF	L/sec	6.59	3.27	50	3.65	55	12
FET100%	Sec		8.56		7.30		-15
FIVC	Liters	3.30	2.04	62	1.74	53	-15
FIF50%	L/sec		0.99		1.53		55
FVL ECode			001000		001000		
MVV	L/min	98					

Lung Volumes

		Ref	Pre Meas	Pre % Ref	Post Meas	Post % Ref	Post % Chg
VC	Liters	3.30	2.38	72	2.36	71	-1
TLC	Liters	5.00	3.60	72	3.56	71	-1
RV	Liters	2.28	1.22	53	1.20	52	-2
FRC Pl	Liters	3.13	2.15	69	2.13	68	-1
ERV	Liters	1.14	0.76	66	0.50	43	-35
IC	Liters	2.28	1.45	64	1.43	63	-2
Raw	cmH2O/L/sec	1.49	2.88	193	[illegible]	195	1
Raw f	BPM		108		113		5
Vtg(Raw)	Liters		2.63		2.68		2
Vtg	Liters		2.63		2.68		2

Single Breath Lung Volumes

TLC Sb	Liters	5.00	2.54	51
RV Sb	Liters	2.28	1.00	44
RV/TLC Sb%		44	39	

그림 7-11. 폐용적 검사 결과지 증례(혼합성 환기장애)

강제(노력성)폐활량 측정값에서 폐활량과 1초율이 모두 감소하는 혼합형을 보인다. 폐용적에서 총폐용량과 잔기량이 감소하는 제한성 패턴을 보이고, 반면에 기도저항값은 증가하는 폐쇄성 패턴을 보인다.

임상노트

유육종증(Sarcoidosis)

원인을 알 수 없는 전신적 염증 질환으로, 염증은 비괴사성 육아종(여러 세포가 뭉쳐 만든 염증 조직)이 특징이다. 주로 폐에 침범하는 경우가 많고, 간, 콩팥, 피부, 눈 등에도 침범할 수 있다. 간혹 자연 치유되는 경우도 있지만, 만성적으로 진행하여 폐기능 및 시력 저하 등의 문제를 초래하기도 한다.

※ 폐용적(LV) 측정 중 확인사항

검사 전 환자에게 충분히 설명하고 숙지시킨 후 검사를 진행한다.

① 안정호흡(tidal breathing)을 정확하게 하고 있는가?
② 헐떡임(panting) 시 공기 누출(air leak)은 없는가?
③ 헐떡임 시 너무 빠르거나 너무 느리지 않는가?
④ 최대한 끝까지 흡입 · 호기하여 약간의 고평부를 이루었는가?
⑤ 검사에 적합성이 있는가?
⑥ 검사에 재현성은 있는가?

2) 체적변동기록법을 통한 폐용적 검사 시 상황대처법(Q & A)

(폐용적 검사에 관한 일종의 tip이며, 검사 환경에 따라 다를 수 있다.)

질문 1 **안정호흡(tidal breathing)을 오래해도 기준선(안정날숨위치)이 잡히질 않고, 기준선을 경우 잡고 헐떡임과 최대날숨을 실시하였지만, 기준선이 역시 계속 올라가는 양상을 보입니다. 어떻게 된 것인지요?**

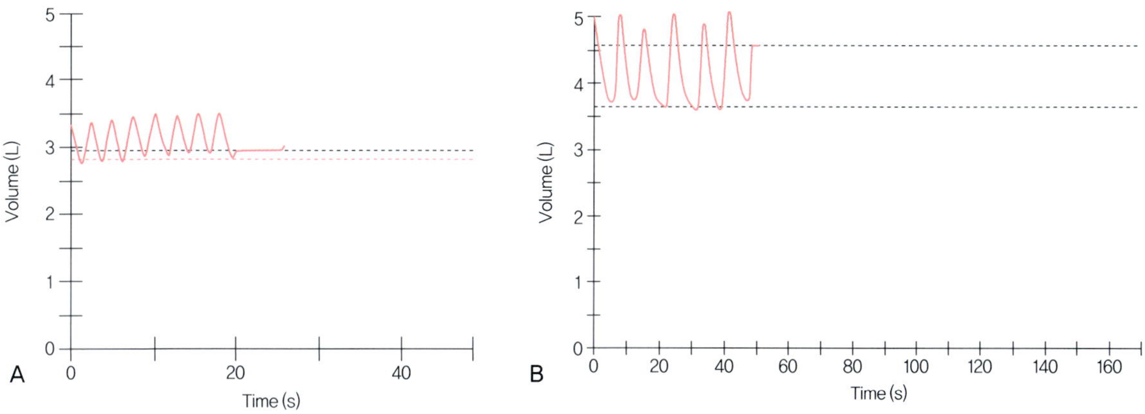

그림 7-12. 체적변동기록법 검사 시 시작(안정호흡) 화면

A: 정상, B: 오류(poor timing closing shutter value)

답변 1

첫째, 위와 같은 경우는 피검자가 검사 시 마우스를 문 입가나 코로 호흡이 새는 경우에 주로 일어나는 현상입니다. 호흡라인이 위 방향으로 올라가는 경우는 들이마실 때는 입을 꼭 다물고 들이마시다가 내쉴 때 입가로 벌리고 내쉬는 경우이며, 호흡라인이 아래방향으로 내려가는 경우는 그 반대로 내쉴 때 입을 꼭 다물고 내쉬다가 들이마실 때 입가를 벌려 호흡하는 경우에 이와 같은 현상이 일어납니다.

해결방법은 입을 벌리지 않도록 설명을 드리고 혹 의치 등으로 불편한 사항이면 의치를 제거해 줍니다. 검사 중에는 코로 숨을 쉬면 안 되며, 코마개를 한 상태에서 입을 위주로 호흡하는 연습을 해야 합니다. 검사가 시작되면 입술을 꼭 다물고 움직이면 안 됨을 상기시켜 줍니다. 주로 밀폐된 공간의 답답함으로 이러한 경우가 많으므로 검사 전에 문을 연 상태에서 충분히 연습하고 긴장 완화 후에 검사하는 것이 좋습니다.

둘째, 상자의 문이 제대로 닫히지 않을 경우 누출(leak)이 생긴 것일 수도 있습니다. 상자의 문을 제대로 닫고 해보세요. 그래도 안 될 경우는 기계를 껐다가 다시 켠 후 box calibration을 해 보세요. 만약 그래도 되질 않는다면 업체에 문의해 보세요.

2. 기도저항(Airway resistance, Raw) 검사

1) 개요

공기가 기도 내를 흐를 때 기도벽의 마찰에 의해 저항이 발생하는데, 이를 기도저항(airway resistance)이라고 한다. 기도저항은 기도의 굵기와 연관이 있는데, 기도의 굵기는 기도벽의 근육에 의하여 굵기가 변한다. 기도의 염증으로 기도벽이 붓거나 폐쇄성 질환 및 천식 등으로 기도가 좁아지면 기도저항이 증가한다. 이때 기관지 확장제를 흡입하여 기도저항을 줄여 준다.

- 기도저항: 대기(atmosphere)와 폐포 사이에 존재하는 기도에 부과되는 공기의 흐름에 대한 저항
- 체적변동기록법에 의한 기도저항의 특징
  - 가장 정확함
  - 대부분 피검자들에게 수용 가능
  - 폐용적과 동시 측정 가능
  - 임상적으로 널리 쓰임
  - 헐떡임(panting) 방법이 안정호흡(normal breathing) 방법보다 선호됨

2) 발생기전

- 피검자가 일정 용적의 체적변동기록기 안에 앉아 있으면 상자 내 압력은 호흡주기에게 따라 변동한다.
- 압력의 변동은 흉곽 안과 흉곽 밖 사이의 기도저항에 의한다.
  - 들숨 시: 흉곽의 확장으로 폐포 내 압력 ↓, 상자 내 압력 ↑
  - 날숨 시: 흉곽의 압축으로 폐포 내 압력 ↑, 상자 내 압력 ↓
- 상자 내 압력 대 폐포 내 압력은 반비례하므로 기도저항을 계산하기 위한 폐포 압력 대신 상자 내 압력을 이용할 수 있다.

3) 검사 방법

기도저항은 체적변동기록법을 이용하여 폐용적과 동시에 측정할 수 있다.
검사환경에 따라서 헐떡임법(panting)과 안정호흡법(tidal breathing)을 사용한다.

(1) 기도저항 측정 시 피검자로 하여금 헐떡임(panting)을 하게 하는 이유

① 일부 체적변동기록기는 충분한 진동 반응성을 갖고 있지 않아 안정 호흡 시 낮은 진동수에서 정확한 측정이 불가능하고,

② 얕은 헐떡임(panting)으로 날숨량이 줄어들면 안정호흡 시 많은 날숨에 의한 체적변동기록기 상

자 내 온도 변화를 피할 수 있어 측정을 정확하게 할 수 있고,

③ 헐떡임 시에는 성대와 성문이 열려 있으므로 성문과 후두에 의한 기도 이외의 저항을 최소화할 수 있다(그림 7-13, 7-14).

A B

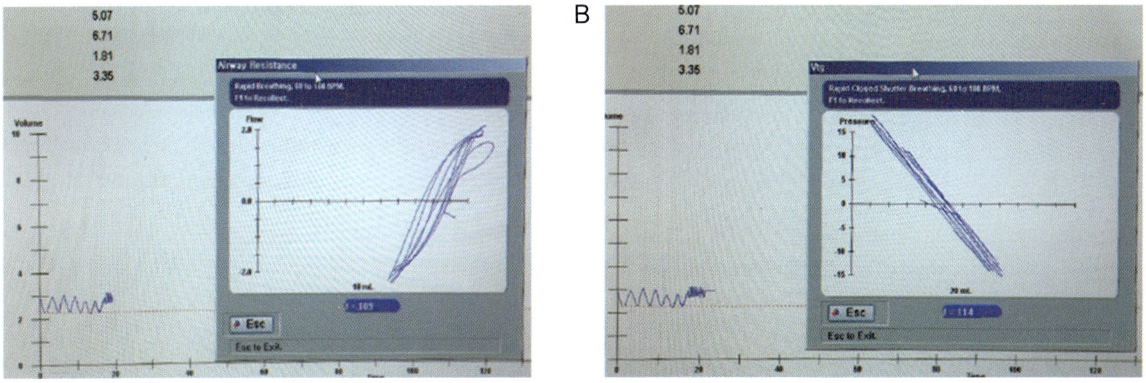

그림 7-13. 기도저항 검사(헐떡임)의 정상화면

A: 개폐기(shutter) 닫히기 전, B: 개폐기 닫힌 후 바닥선의 중심으로 위쪽으로 날숨, 아래쪽으로 들숨이 그려진다.

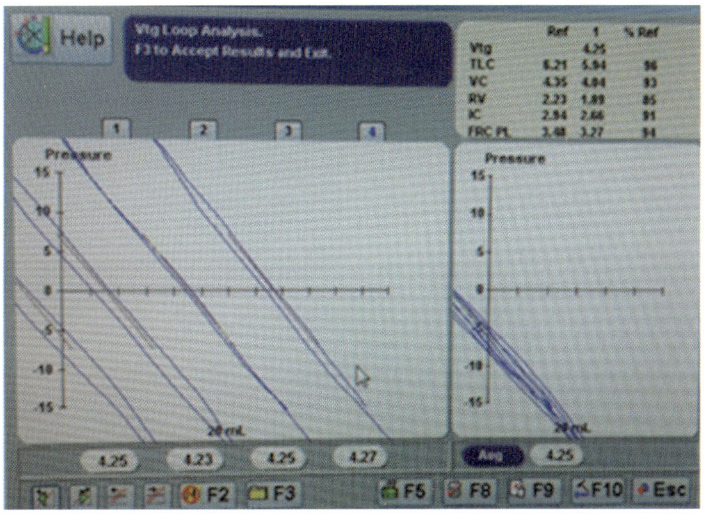

그림 7-14. 기도저항 검사(헐떡임)의 비정상화면

과도한 헐떡임으로 이력현상(hysteresis)이 보인다.

(2) 안정호흡(tidal breathing) 시 측정(그림 7-15)

① 특별한 호흡 조작 없이 쉽게 측정 가능하고

② 피검자가 평소에 느끼고 경험하는 기도저항을 정확히 반영하며

③ 심한 기류폐쇄 환자 일부에서 관찰되는 기도저항 측정의 오류를 최소화할 수 있으나, 구강후두에 의한 저항이 포함되어 있어 측정치가 높이 나타남.

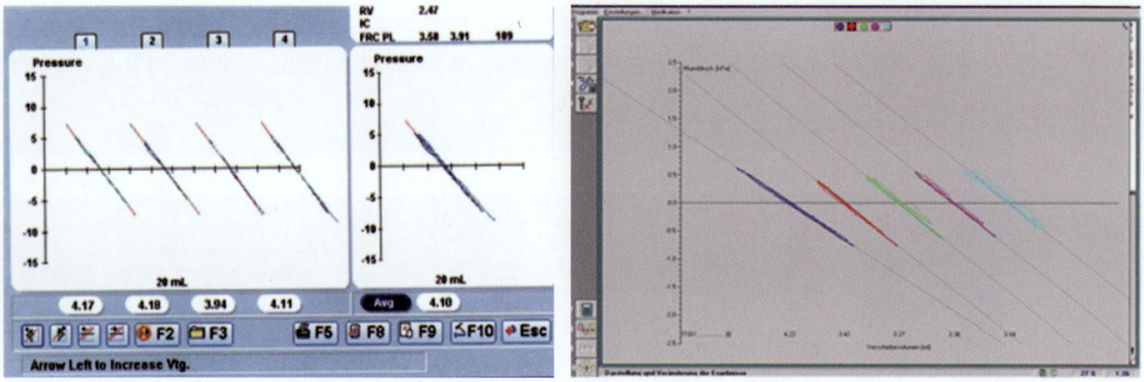

그림 7-15. 기도저항 검사(안정호흡방법)의 정상화면
바닥선의 위쪽으로 날숨, 아래쪽으로 들숨이 그려진다.

(3) 검사 결과 적합기준(acceptability criteria)

일반적으로 최소한 3개의 재현성이 있는 결과를 얻어야 한다.

① 인공산물(artifact)이 없고

② 고리를 형성하지 않으며(without looping)

③ 매끈하고(smooth) 명확한 궤적을 보여야 하며

④ 개폐기(shutter)가 열리고 닫힐 때 환자의 노력이 약 ±2 L/S의 유량 범위 내여야 한다.

- 노력이 지나치면 재현성 ↓ → 궤적 이력현상(hysteresis), 노력이 부족하여도 오류(그림 7-16)
- 경사도의 측정: 곡선에 시각적으로 가장 잘 들어맞는 선을 그어 5 L/S의 유량 사이에서 측정
- 날숨 및 들숨저항을 각각 측정할 경우
  경사도(들숨: 유량 0~-1.0 L/S) (날숨: 0~+1.0 L/S)

(4) 평가 및 임상적 의의

기도저항(Raw)의 정상범위는 성인에서 0.6~2.4 cmH_2O/L/sec이며, 판정기준은 검사실마다 차이가 있지만 일반적으로 실측치가 예측치에 비해 200% 증가되었을 경우 폐쇄성 환기장애로 진단한다.

기도저항은 중등도 크기의 기관지(4~5분지)에서 저항이 가장 높고 그 후 점차 저하하기 시작하여 세기관지의 저항은 총 기도저항의 10~20%밖에 되지 않는다고 한다. 즉 기도저항의 값은 상부 기관지의 병변에 의해 크게 좌우되며 세기관지의 병변은 거의 반영되지 않는다. 그 이유는 말초기도로 갈수록 기도의 총단면적이 증가하여 저항이 감소하기 때문이다. 기도저항의 측정은 만성 폐쇄성 폐질환(COPD)의 초기 진단에는 예민하지 못하고 심한 만성 기관지염이나 천식의 진단과 치료에 따른 호전 정도의 판단에 이용된다.

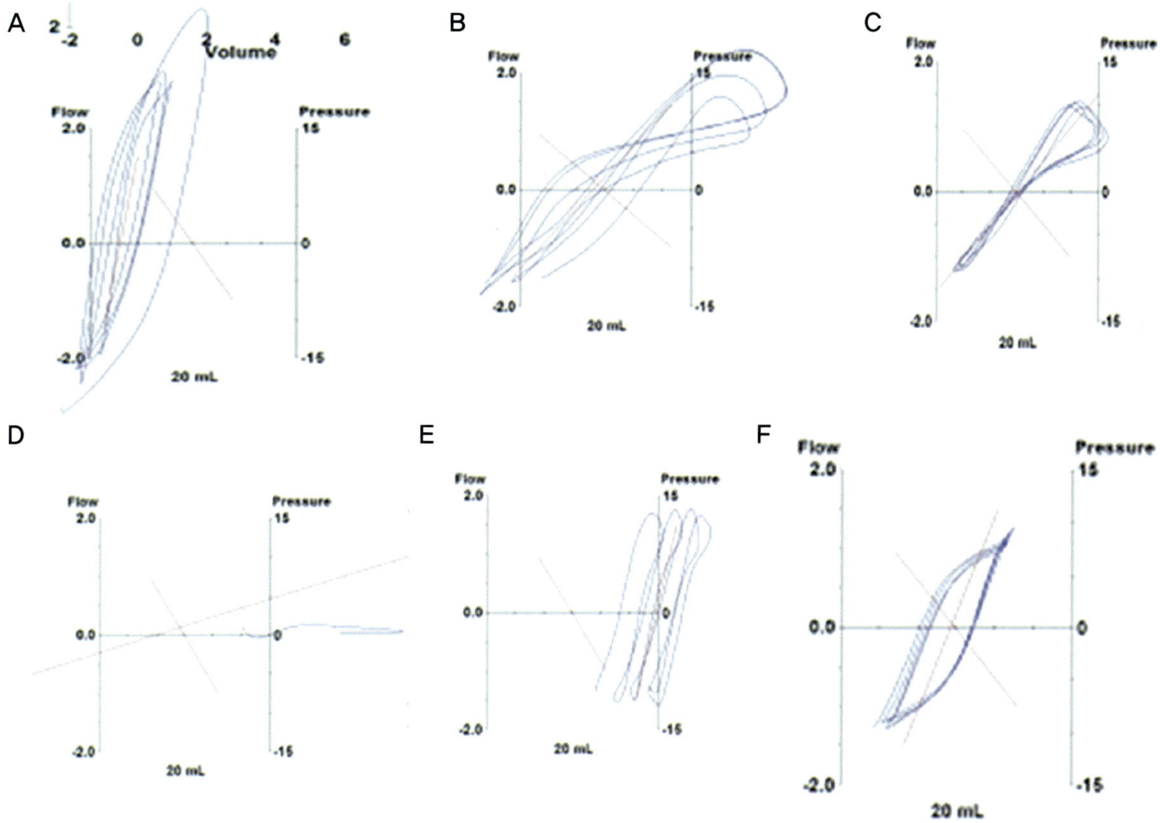

그림 7-16. 기도저항 검사결과의 유형

A: 과호흡(이력현상, hystersis), B: 과호흡(이력현상, hystersis)-고리형성, C: 기도저항이 있는 경우, D: 인공산물(artifact)-공기가 새거나 헐떡임을 제대로 하지 않은 경우, E: 호흡노력부족-공기가 새거나 헐떡임을 제대로 하지 않은 경우, F: 정상

폐기능검사학 실습보고서

학교명: 학번: 이름:

Section

08 폐확산능(DLco) 검사

학습목표

1. 폐확산능 검사의 임상적 의의를 설명할 수 있다(A).
2. 폐확산능 검사 후 검사결과지 평가 및 해석을 할 수 있다(A).

1. 폐확산능(Diffusing capacity of the lungs for carbon monoxide, DLco) 검사

1) 개요

호흡곤란을 호소하는 환자에서 산소의 흡수 능력을 알아보는 검사이다. 폐확산능의 측정은 가스가 폐포에서 폐포모세혈관으로 얼마나 용이하게 이동하는가를 측정하는 지표로서 원래 폐포모세혈관막이 두꺼워져서 가스 이동 장애를 진단하기 위해 고안되었다.

폐포와 폐포모세혈관의 확산능은 구조적, 기능적인 요소들에 의해 결정되는데, 구조적인 요소는 폐 내 가스 양, 폐포모세혈관 막의 두께 및 면적이 있으며, 기능적인 요소는 폐의 환기 및 관류상태, 폐포모세혈관 내 헤모글로빈 등이 있다. 이를 단순화하면 첫째는 폐포막전도(pulmonary alveolus membrane conductivity), 이는 폐포모세혈관막의 확산능이며, 둘째는 일산화탄소와 헤모글로빈 간의(Hb–CO) 화학적 반응률(chemicalreaction rate), 셋째는 폐포모세혈관 혈액 내 헤모글로빈의 양이다. 각 요소들에 영향을 미치는 생리적인 변화들은 다음과 같다.

폐가 팽창이 되면 폐포막 전도양이 증가되고, 운동, 엎드린 자세(복와위, prone position), 뮬러 조작(müller maneuver) 등은 폐포모세혈관을 확장, 혈류량을 증가시켜 폐활량을 증가시킨다. 또한 검사에서 일산화탄소 섭취는 폐의 환기분포에 따라 영향을 받을 수 있다. 예를 들면, 폐기종과 같은 질환에서는 일산화탄소 섭취는 주로 환기가 잘되는 부위에서 이루어지므로, 폐확산능값이 전체 폐 중 환기가 비교적 잘 되는 부위를 반영하는 것을 고려해야 한다.

폐포와 폐포모세혈관 양쪽 간의 가스 이동은 가스 분압차에 의한 물리적 확산작용에 의해 이루어지므로 확산능을 측정하기 위해서는 폐포 및 폐포모세혈관에서의 분압을 측정해야 되는데 산소의 경우 폐포모세혈관의 산소분압측정이 어렵기 때문에 모세혈관에 거의 존재하지 않는 일산화탄소(CO) 가스로 대치하여 측정하고 있다. 산소의 확산능은 일산화탄소 확산능에 1.17배를 곱해 주면 된다.

폐확산능은 폐기능검사 중 생존 시 폐포–폐포모세혈관 사이의 가스 교환에 대한 직접적인 정보를 제공할 수 있는 유일한 검사방법이다. 특히 간질성 폐질환(interstitial lung disease, ILD)에서는 단순 흉부 X–선 사진이나 다른 폐기능검사(PFT)로는 감지할 수 없는 초기 병변에서도 변화를 보일 수 있다.

- 단위 = mL/min/mmHg
- DLco = 1분간 폐 모세혈관을 통과하는 CO 양/평균 폐포공기 CO 분압
- DLco (mL/min/mmHg): 폐포공기분압 1 mmHg 당 1분간에 이동한 일산화탄소(CO)의 양을 의미함

2) 폐확산능(DLco) 검사의 임상적 의의

① 간질성 폐질환의 진단 및 경과 판단
② 폐기종 진단 및 중증도 판단
③ 제한성 병변증에서 폐실질질환과 가슴막질환의 감별
④ 만성 폐질환에서 장애정도의 판단
⑤ 폐혈관질환: 혈관염, 다발성 폐혈전, 색전증
⑥ 폐이식 환자에서 거부반응의 조기발견
⑦ 폐쇄성 세기관지염의 조기발견
⑧ 기타: 운동능력의 간접적 지표, 호흡생리의 연구방법 등

3) 목적

- 가스 운반 검사(폐의 중요한 기능)
- 산소를 폐포막을 통해 운반할 수 있는 폐의 능력 평가
- 혈액과 폐포 사이의 가스 교환
- 폐포와 공기 사이의 환기

4) 측정에 필요한 장비 및 물품

① 폐활량계
② 온도계
③ 기압계, 습도계
④ 체중계
⑤ 신장계
⑥ 보정용 3 L 실린지
⑦ 1회용 마우스피스
⑧ 1회용 코마개
⑨ 폐활량계의 소독용 약품

⑩ 손세정제

⑪ 응급조치에 대한 준비물

⑫ 가스압력(gas pressure) – 100% O_2 50~60 PSI
DLco 혼합가스(산소함량이 10~20 PSI 이상)
tank pressure
[PSI: pound per square inch, 1평방 인치당의 파운드(중량)]

5) 검사측정 전 준비사항

① 검사를 위해 기기를 30분 이상 가열한다(warm-up).

② 가스압력(gas pressure)을 맞춘다.

- 100% O_2 50~60 PSI
- DLco 혼합가스(산소함량이 10~20 PSI 이상)

③ 검사 전에 심한 운동은 금하고 적어도 5분 이상 앉은 후에 시작하며, 검사 중 계속 앉은 자세를 유지하도록 한다.

6) 폐확산능(DLco) 검사

① 단회호흡측정법(Single breath holding method)

- 폐확산능 검사 방법 중 가장 많이 사용하는 방법
- 피검자를 잔기량(RV)에서부터 총폐용량(TLC)까지 일산화탄소 혼합가스를 한 번에 최대들숨위치까지 들이마신 상태에서 10초간 호흡을 멈추게 한 다음 최대날숨위치까지 내쉰다.
- 일산화탄소 혼합가스는 검사환경에 따라서 2종류를 사용한다.
  - 일산화탄소(CO, 0.3%), 헬륨(He,10~20%), 산소(O_2, 21%), 나머지 질소(N_2)
  - 일산화탄소(CO, 0.3%), 메탄(CH_4 0.3%), 산소(O_2, 20.9%), 나머지 질소(N_2)
- 10초간 숨을 정지시키는 동안 흡수된 CO의 양을 측정하는 방법으로 날숨 초기의 750~1,000 mL 정도는 무용공간(dead space)을 씻는다는 의미로 버리고 그 이후에 내쉬는 폐포 공기는 모아서 분석하는 방법이다.

② 장점

- 가장 많이 사용되는 방법으로 표준화가 잘 되어 있고 정상인 및 질병에서의 데이터가 많다.
- 검사방법이 간단하다.
- 환기–관류 불균형에 영향을 많이 받지 않는다.

③ 단점

- 고가의 장비를 필요로 한다.
- 운동 시에는 측정할 수 없다.
- 피검자의 들숨량이 1.3 L 이상이어야 하고, 10초간 호흡정지(breath–holding)를 할 수 있어야 한다.

7) 검사방법(단회호흡측정법) (그림 8-1)

(1) 들숨 방법(Inspiratory maneuver)

① 마우스피스를 물게 하고 안정호흡(tidal breathing)을 시킨다.

② 호흡이 안정되면 피검자는 잔기량까지 천천히 숨을 내쉰다. 숨을 내쉬는 과정은 6초까지로 제한하는데, 특히 기도폐쇄가 있는 환자에서 날숨 시간이 지나치게 길어지는 것을 방지하기 위함이다.

③ 잔기량에 도달하면 들숨은 빠른 속도로 해야 하는데 4초를 초과하지 않도록 하고 폐활량(Vital capacity, VC)의 85% 이상 들이마시도록 한다.

(2) 숨참기 및 날숨 방법(Condition of breath-hold and expiratory maneuver)

① 들숨이 완료되면 10초 동안 숨을 참는다. 숨 참기를 할 때 발살바 조작(기도가 폐쇄된 상태에서 숨을 내쉬려고 하는 것)이나 뮬러 조작(기도가 폐쇄된 상태에서 숨을 들이쉬려고 하는 것)을 하면 안 된다. 발살바 조작은 흉곽 내 혈류량을 감소시켜 폐확산능을 감소시키고, 뮐러 조작은 흉곽 내 혈류량을 증가시켜 폐확산능을 증가시킬 수 있다.

② 숨 참기 후 빠른 속도로 숨을 내쉬게 하는데, 날숨은 부드럽게 머뭇거리지 않고 바로 시행되도록 하고 시간은 4초를 넘기지 않는다.

(3) 무용공간 내 공기의 배출 및 샘플 수집(Washout and sample volume collection)

① 폐확산능 측정을 위해서는 샘플 폐포 가스를 수집해야 하는데 우선 무용공간 안에 있는 공기를 날숨 중 완전히 제거해야 한다. 일반적으로 검사 가스는 0.75~1 L 정도 제거하지만, 폐활량이 2 L 미만이면 0.5 L를 제거한다. 최신 기계들은 도식화된 그래프 모양을 보고 무용공간의 공기가 포함되지 않았다는 것을 확인할 수 있다(그림 8-2).

② 샘플 가스 용적(sample gas volume)은 일반적으로 0.5~1.0 L를 수집하는데, 폐활량이 1 L 미만인 환자에서는 샘플 가스 용적을 0.5 L 미만을 수집할 수 있다. 이때 무용공간의 공기는 포함되면 안된다.

(4) 검사 간격(Interval between tests)

① 검사 간격은 최소 4분이 되도록 하며, 이전 검사에서 들숨한 가스가 다 빠져나간 후 다음 검사를 시행한다.

② 5회를 초과하여 검사하지 않는다.

(5) 주의사항

① 들숨, 숨참기 및 날숨 동안 발생할 수 있는 방법들의 오류가 없도록 해야 한다(그림 8-3~7).

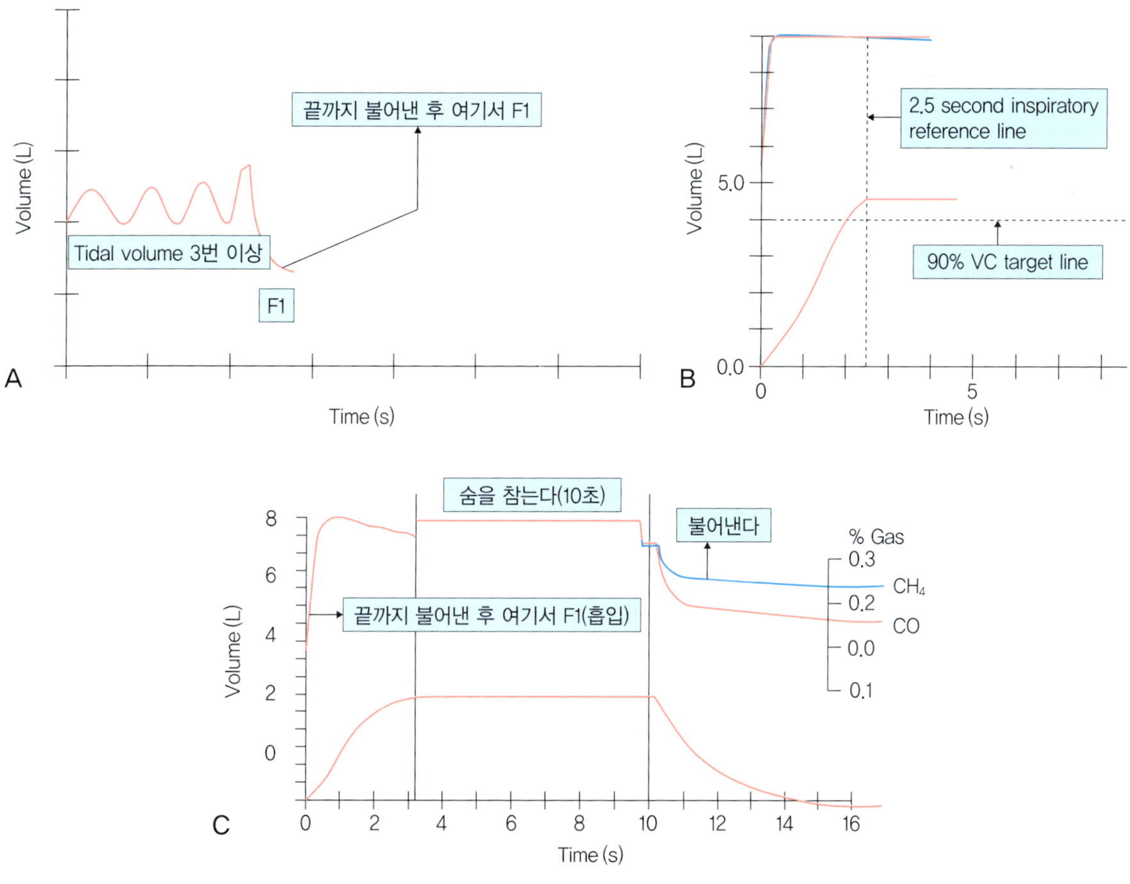

그림 8-1. 폐확산능 검사 방법(단회호흡측정법)
A : 검사 시작, B : 혼합가스 들숨 시, C : 검사종료 후

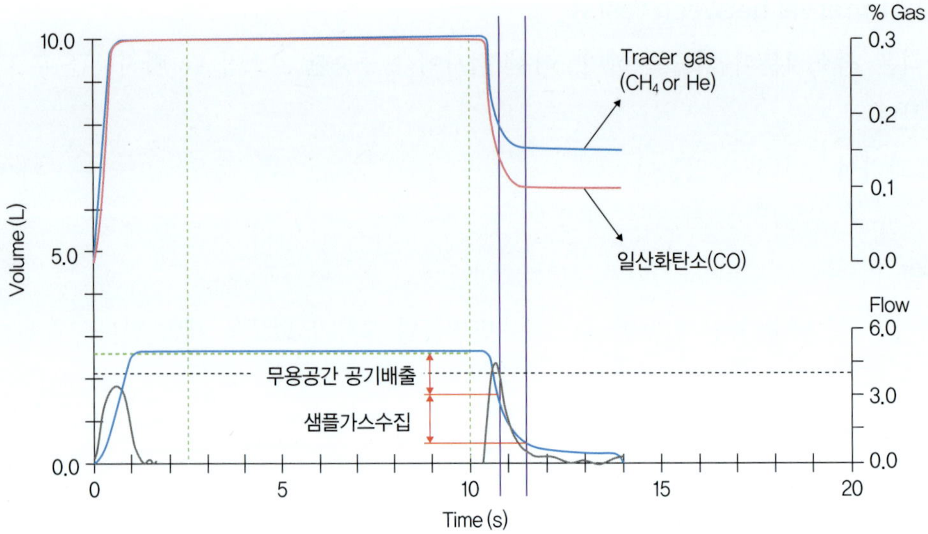

그림 8-2. 무용공간 내 공기배출 및 샘플 가스 수집

샘플 가스 수집은 두 파란선 사이의 시간에 이루어 진다.

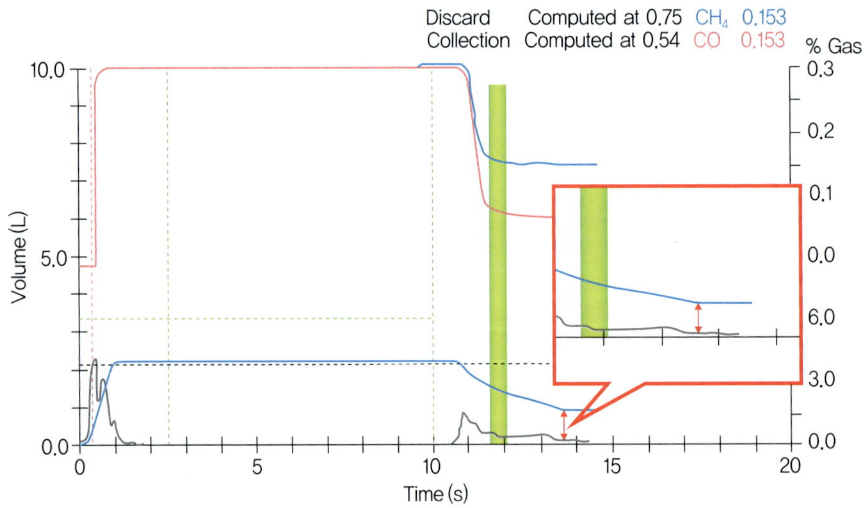

그림 8-3. 폐확산능 검사결과[비정상 : 날숨 시 가스 누출]

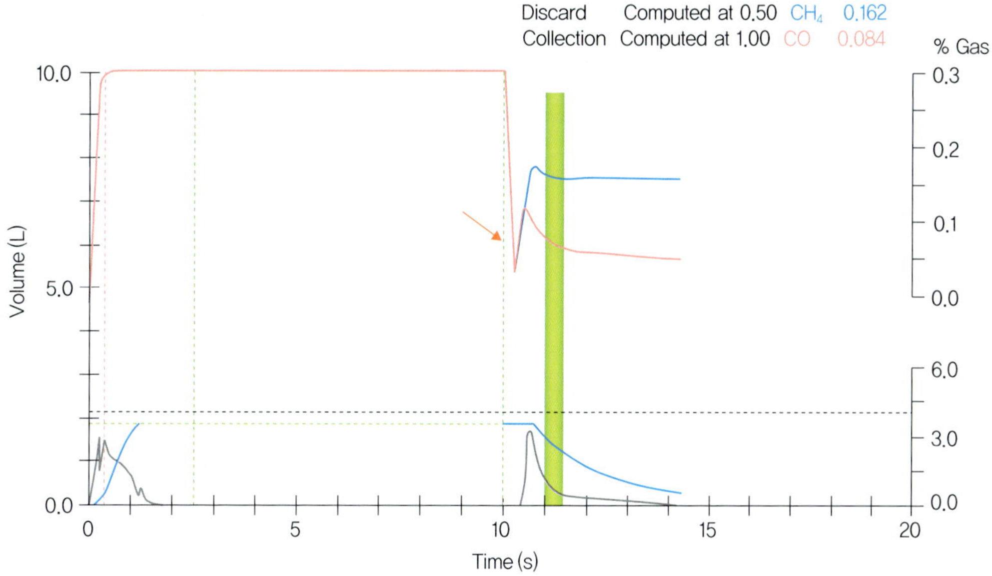

그림 8-4. 폐확산능 검사결과
[비정상 : 날숨과정에서 들숨에 의한 가스 누출]

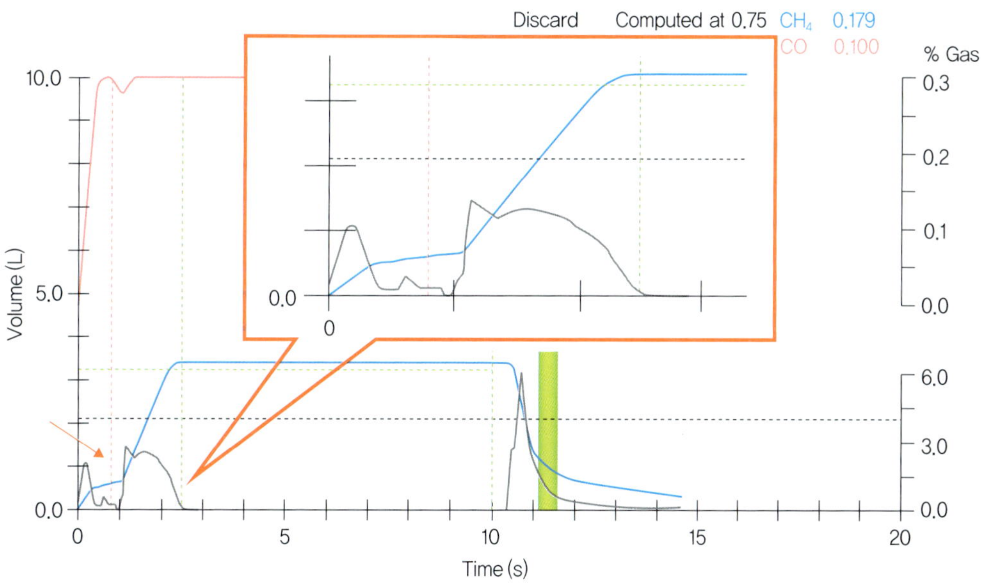

그림 8-5. 폐확산능 검사결과
[비정상 : 초기들숨 하는 것을 망설임으로서 단계적 흡입(stepwise inhalation)에 의한 오류]

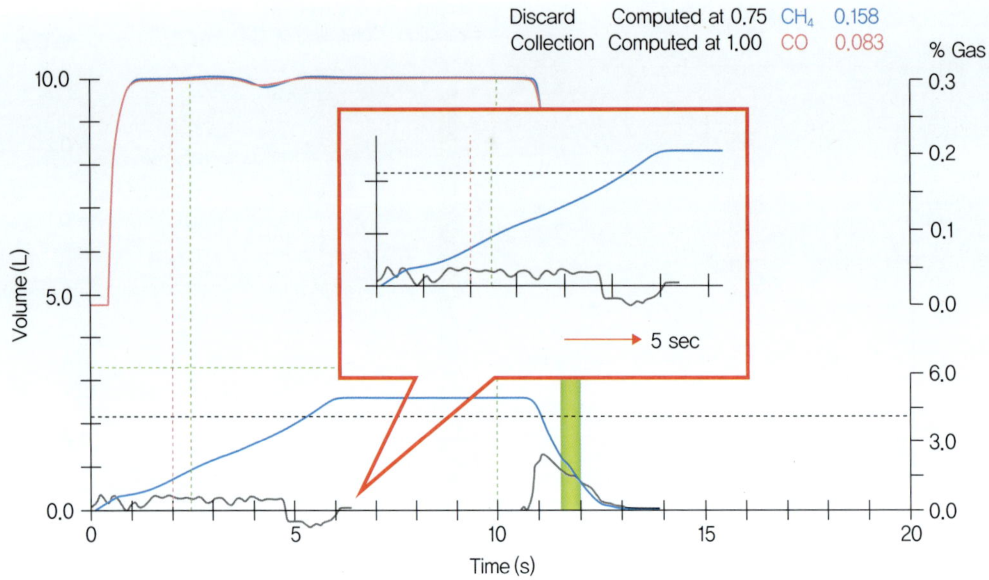

그림 8-6. 폐확산능 검사결과
[비정상 : 초기 들숨지연(inhalation too slow)에 의한 오류]

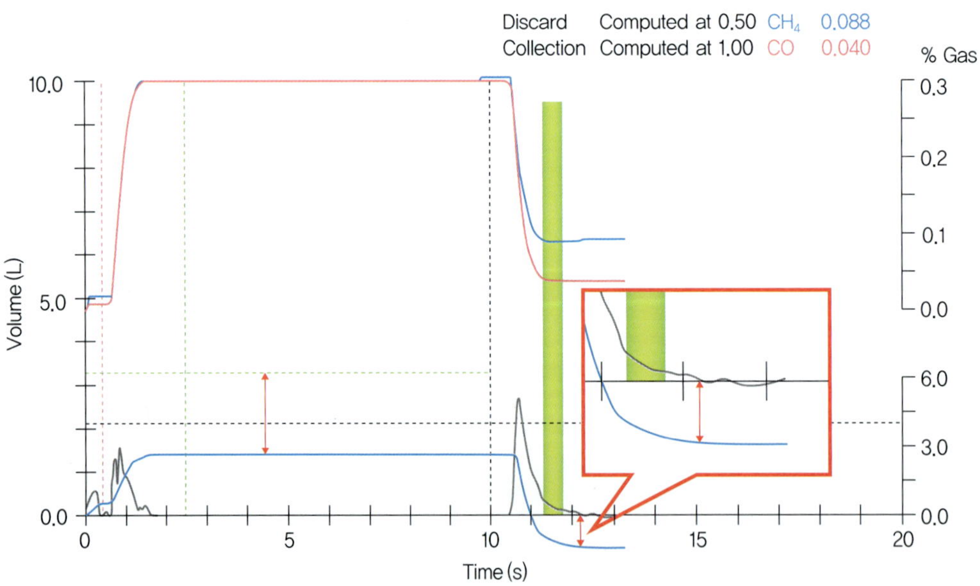

그림 8-7. 폐확산능 검사결과
[비정상 : 약한 들숨으로 인해 날숨이 상대적으로 크게 나타난 경우(exhaled volume larger than inhaled volume)]

8) 폐확산능(DLco) 검사의 해석

① 폐확산능 값 판정 시 경증, 중등증, 중증으로 나누어 구분한다(표 8-1).

② 폐확산능 결과 판독 시 폐확산능 값만 단독으로 보지 않고 다른 폐기능검사 결과와 연관하여 해석하여야 한다(표 8-2).

표 8-1. 폐확산능검사 중증도

중증도	폐확산능(% of predicted value)
정상	80% 이상
경증	61~79%
중등증	40~60%
중증	40% 미만

표 8-2. 폐기능검사에 따른 폐확산능 값의 해석

폐확산능 값	감별진단
폐확산능 높음	천식, 적혈구증가증, 폐출혈
폐확산능 정상, 제한장애	척추후만증, 고도비만, 신경근육질환, 흉수
폐확산능 정상, 폐쇄장애	천식, 기관지확장증, 만성 기관지염
폐확산능 낮음, 제한장애	석면증, 베릴륨증, 과민성 폐렴, 특발폐섬유화증, 랑게르한스세포조직구증, 속립결핵, 사르코이드증, 규폐증(후기)
폐확산능 낮음, 폐쇄장애	낭성 섬유증, 폐기종, 규폐증(초기)
폐확산능 낮음, 정상기능	만성 폐색전증, 자가면역질환의 폐침범, 초기 간질성 폐질환, 원발성 폐고혈압

9) 폐확산능 보정 (표 8-3)

① 빈혈이 있는 경우 폐확산능 값이 떨어지기 때문에 혈색소 값이 떨어져 있으면 이를 보정해야 한다.

- 성인 남성 : [(10.22+Hb g/dL)/(1.7 Hb)]
- 15세 이하 소아 및 여성 : [(9.38+Hb g/dL)/(1.7 Hb)]

② 결과보고에는 Hb으로 보정된 수치(DLco/Hb) 등이 포함되어야 한다.

표 8-3. 폐확산능(DLco) 검사에 영향을 줄 수 있는 인자들

1) 폐 팽창 감소로 인한 DLco 감소
   - 호흡근 약화나 가슴안 변형
2) 혈액량이나 Hb-CO 반응 감소를 유발하는 질환이나 상태로 인한 DLco 감소
   - 빈혈
   - 폐색전증
   - 발살바 조작(Valsalva maneuver)
   - Hb 결합능 변화(예: Hb-CO, Fraction of Inspired Oxygen (FiO_2) 증가)
3) 폐포막 이상과 Hb-CO 반응 감소를 유발하는 질환들로 인한 DLco 감소
   - 폐기종
   - 간질성 폐질환(폐섬유증)
   - 폐혈관염
   - 폐고혈압
4) Hb-CO 반응, 혈액량 증가로 인한 DLco 증가 질환들
   - 적혈구증가증(polycythemia)
   - 폐출혈
   - 천식
5) 기타 DLco 증가 상태
   - Hb 결합능 이상(FiO_2 감소)
   - 뮬러 조작(Muller maneuver)
   - 엎드린 자세(복와위)
   - 비만

10) 폐확산능(DLco) 검사 시 주의사항

① 검사 전 심한 운동은 금하고 적어도 5분 이상 앉아 있은 후에 검사를 시행하여야 하며, 검사 중에는 계속 앉은 자세를 유지하도록 하여야 한다.

② 들숨은 가장 크게 측정되었던 폐활량(VC)의 90% 이상을 잔기량(RV) 위치에서부터 2.5초 이내에 들이마시도록 한다.

③ 단회호흡측정법은 10초간 숨을 참는데 발살바 조작(Valsalva maneuver) 또는 뮐러 조작(Müller maneuver)이 되지 않도록 이완(relax)하는 것이 중요하다.

- 발살바(Valsalva) 조작
  - 기도가 폐쇄된 상태에서 숨을 내쉬려고 하는 것이다.
  - 흉곽 내 압력의 증가로 인해 혈류 감소를 유발하여 폐확산능을 저하시키므로 시행하지 말아야 한다.
- 뮐러(Mueller) 조작
  - 기도가 폐쇄된 상태에서 숨을 들이쉬려고 하는 것이다.
  - 흉곽 내 압력의 감소로 인해 혈류 증가를 유발하여 폐확산능을 증가시키므로 시행하지 말아야 한다.

④ 날숨은 부드럽게 하여야 한다.

⑤ 산소를 들이마시던 피검자들은 적어도 5분간 산소를 중지한 후에 검사를 시행한다.

⑥ 검사를 반복 실시하는 경우에는 전 검사의 테스트 가스를 충분히 제거하기 위해 적어도 4분간의 간격을 둔다.

⑦ 검사 전 24시간 동안은 금연해야 한다(흡연은 일산화탄소 혈색소(CO–Hb)의 농도를 증가시키므로 검사 당일 금연하도록 하고 직업적으로 일산화탄소 접촉력이 있는 경우 검사당일은 일산화탄소 노출을 피한다).

폐확산능검사(단회호흡측정법)의 적합성 및 재현성 기준

- 적합성 기준
  - ① 정도관리가 잘된 기기를 사용하여야 한다.
  - ② 4초 안에 폐활량의 85% 이상을 들이마셔야 한다.
  - ③ 10초(±2)간 숨을 참아야 한다.
  - ④ 공기가 새는 것이 없어야 하고 발살바 또는 뮐러 조작이 없어야 한다.
  - ⑤ 4초 안에 날숨을 해야 한다(샘플 수집시간은 3초 이하).
- 재현성 기준
  - ① 적어도 2회 이상 적합한 검사 시행
  - ② 적합성을 만족하는 두 검사
  - ③ 공기가 새는 것이 없어야 하고 발살바 또는 뮐러 조작이 없어야 한다.
  - ④ 4초 안에 날숨(샘플 수집시간은 3초 이하)
  - ⑤ 반복시행 시 그 차이가 3 mL/min/mmHg (STPD) 혹은 최대치의 10% 이내

폐기능검사학 실습보고서

학교명: 학번: 이름:

Section

09 특수 폐기능검사

학습목표

1. 기관지 과민성 검사를 이해하고 수행할 수 있다(A).
2. 알레르기 검사를 이해하고 수행할 수 있다(A).
3. 운동부하 심폐기능검사를 이해하고 수행할 수 있다(B).

1. 기관지 과민성 검사(Bronchial hypersensitivity test)

1) 개요

기관지 과민성 검사(기관지 유발검사)는 기관지 천식의 특징적인 병태생리인 기관지 과민성을 측정하는 검사이다. 과민반응의 정도를 검사하여 천식 및 기관지 질환에 대한 진단과 질병의 상태 및 예후를 볼 수 있다.

기도반응성이 흡입된 항원에 반응하여 증가되는 경우를 항원 유발성 또는 특이적 기관지 과민성이라고 하고, 화학적 매개물질, 즉 약리학적 물질인 히스타민, 아세틸콜린, 메타콜린 등에 의하여 기관지가 과민반응을 나타내는 경우를 비특이적 기관지 과민성이라고 한다(표 9-1, 2, 3).

기관지 천식의 진단을 위한 기관지 과민성 검사에는 비특이적 기관지 과민 유발검사를 많이 이용한다. 히스타민(histamine), 메타콜린 유발검사(methacholine challenge test)가 대표적이며, 그중 메타콜린 유발검사를 가장 많이 이용한다. 하지만 최근 간편함으로 인한 만니톨 유발검사도 많이 시행되고 있다.

2) 기관지 과민성 검사의 적응증과 금기증

표 9-1. 기관지 과민성 검사의 적응증과 금기증

적응증 - 천식(기도과민성)의 진단 - 기도과민성의 중증도 평가 - 천식이 발생할 상대적 위험도 결정 - 천식 치료의 반응 평가
절대금기 - 중증 기류 제한(FEV< 정상 예측치의 50%, 또는 < 1.0 L) - 최근 3개월 동안 심근경색이나 뇌경색 - 진단된 동맥류
상대금기 - 중증도의 기류 제한(FEV< 정상 예측치의 60%) - 천식 급성 악화 - 최근 2주 이내의 상기도 감염 - 조절되지 않는 고혈압 - 임신이나 수유 - 약물 치료가 필요한 간질 - 인정할 만한 수준의 폐활량 측정을 수행할 수 없을 경우

3) 기관지 과민성 검사의 금기 인자들

표 9-2. 기도 반응성을 감소시키는 인자들

인자	마지막 투약에서 검사까지 최소시간 간격
속효 흡입 베타2 항진제(isoproterenol, metaproterenol, albuterol, terbutaline)	8시간
속효 흡입 항콜린제(ipratropium)	24시간
지속 흡입 기관지확장제(salmeterol, formoterol, tiotropium)	48시간(tiotropium인 경우 1주 이상)
경구 기관지 확장제 중간 지속 테오필린 지속 테오필린 경구 베타2 항진제 지속 경구 베타2 항진제 Cromolyn sodium Nedocromil Hydroxyzine, cetirizine Leukotriene modifiers 스테로이드(경구 또는 흡입)	 24시간 48시간 12시간 24시간 8시간 48시간 3일 24시간 작용기간은 알 수 없음. 항염증 효과가 없어지기 위해서는 수주간 중단해야 함.
음식물 커피, 차, 콜라, 초콜릿	음식물 검사당일

표 9-3. 기도 반응성을 증가시키는 인자들

인자	작용시간
환경성 항원에 노출	1~3주
직업적 원인에 폭로	수개월
호흡기 감염	3~6주
대기 오염	1주
흡연	확실하지 않음
화학적 자극	수일에서 수개월

4) 기관지 과민성 검사의 종류

기관지 과민성 검사는 특이적과 비특이적 검사로 구분된다.

(1) 특이적 기관지 과민성 검사

특이적 기관지 과민성 유발검사 측정을 위해서는 여러 가지 원인항원이 이용되고 특별히 직업성 천식이나 개별적으로 의심되는 경우는 작업장의 화학물질이나 원인물질들로도 기관지 과민성 검사를 시행한다. 직업성 천식검사는 호흡기 증상의 발작과 흡입물질, 특히 여러 작업조건하에서 발견되는 물질과의 원인관계를 증명하는 유일한 방법이다.

① 항원흡입 유발검사(antigen inhalative provocating test)

입자 크기가 10 μm 이하로 하부 세기관지에 도달할 수 있는 흡입항원은 모두 이용 가능하다. 항원 유발검사에서 항원추출물의 역가와 안정성이 가장 중요하며 따라서 승인된 방법으로 항원추출물의 역가를 측정할 수 있는 표준화된 동결건조 추출물을 사용한다. 또 직접 흡입항원을 제조하여 사용할 수도 있다.

② 검사방법

가. 최초 1초량(pre FEV_1)을 측정한 후 생리식염수를 5회 흡입시키고 10분 후 1초량을 측정하여 최초 1초량에 비해 10% 이상 감소하면 검사를 연기한다.

나. 흡입항원을 10배씩 희석한 용액을 최저 항원농도에서부터 순차적으로 농도를 올려가면서 들이마신 후, 1초량을 단계별로 측정하여 20% 이상 감소할 때까지 시행하는데 최초 흡입항원 농도를 결정하는 것이 중요하다. 흡입항원용액의 최초 농도는 피부반응 시 2^+ 정도를 보이는 농도를 사용하는 것이 안전하다.

다. 1초량이 15% 이상 감소하지 않을 경우 2배 높은 농도의 흡입항원용액을 흡입시키며 15~19% 감소 시는 5~10분간 더 관찰한다.

라. 조기반응은 흡입항원용액을 흡입 후 10~30분에 최대 반응을 보이며 1시간 30분에서 3시간 내

회복되며, 후기반응은 3~4시간에 시작하여 8~12시간에 최대에 이른다. 따라서 항원 흡입 후 5, 10, 15, 20, 30분, 1시간에 폐기능을 측정하고 이후는 매시간 측정하며 귀가 후에도 최대 호흡률측정기(Peak flow meter)를 이용하여 최고날숨유량(PEF)을 측정하여 기록하도록 한다.

(2) 비특이적 기관지 과민성 검사(직접법)

비특이적 기관지 과민성 검사는 직접법과 간접법이 있다. 직접법은 기관지 민무늬근육을 직접 자극함으로써 기관지 수축을 유도하는 방법으로 메타콜린이나 히스타민을 이용한 방법이 해당되며, 간접법은 비특이적인 자극을 가하여 기도에서의 화학매개체 분비를 유도함으로써 기관지 수축을 일으키는 방법으로서 만니톨, AMP (adenosine monophosphate), 고장성 식염수 등을 이용하는 방법이 여기에 해당된다.

간접법은 일반적으로 기도의 염증을 반영하고 천식의 중증도를 판단할 수 있으며, 치료의 기준으로도 이용될 수 있다. 그러나 이 방법은 특이도가 높은 반면, 민감도가 낮아 진단하는 데에 제한점이 있다.

① 메타콜린과 히스타민 기관지 과민성 검사

메타콜린은 부교감신경흥분제로서 기관지 민무늬근육의 아세틸콜린 수용체를 자극하여 기도에 대한 작용을 나타낸다. 히스타민도 직접 기관지 수축을 유발하나 메타콜린보다 작용시간이 짧은 반면, 고농도에서는 두통, 안면홍조 등을 유발하기도 한다.

② 흡입방법

가. 2분 평상호흡 흡입법(2 min. tidal breathing method)

분무기(Wright nebulizer)에 3 mL 흡입약물을 넣고 흡입용 마스크나 마우스피스를 통하여 코를 막고 2분간 편안하게 호흡한다. 분무량은 0.13~0.16 mL/min이며 분무속도는 7~9 L/min이다.

나. 5회 폐활량 흡입법(Five-breath dosimeter method)

분무기(Devilbiss 646 nebulizer)를 사용하여 2 mL 용액을 분무기에 넣어 압축기(compressor)에 의해 20 PSI 압력으로 압축공기로 만든다. 이 압축공기를 약량계(dosimeter)로 0.6초 동안 분무하여 5회 흡입시킨다. 총폐용량(TLC)까지 천천히 흡입한 후 2~5초 동안 호흡을 중지한다. 유발검사를 시행하는 동안 발생한 모든 연무(aerosol)는 환기 박스나 환풍기를 통하여 배출시켜야 한다. 약물에 의한 기관지 수축은 대개 30~60분 내에 회복된다.

(3) 비특이적 기관지 과민성 검사(간접법)

① 만니톨 기관지 과민성 검사(mantitol bronchial hypersensitivity test)

만니톨 기관지 과민성 검사에서는 LTE4 (leukotriene E4), PGD2 (prostaglandin D2) 등과 같은 화학매개체가 분비되며, 이것은 비만세포를 비롯한 기도 내 염증세포로부터 분비되므로 기도염증을 잘 반영하고 있다고 할 수 있다. 또한 천식 치료에 따라 반응도가 달라지므로 만니톨 유발 시험은 천식 치료 효과를 모니터링하는 데에도 이용될 수 있다.

5) 기관지 과민성 검사의 실제

(1) 메타콜린 기관지 과민성 검사

① 측정 시 필요한 장비 및 물품

- 폐활량계, 온도계, 습도계, 기압계, 체중계, 신장계, 보정용 3 L 실린지
- 1회용 마우스피스, 1회용 코마개
- 폐활량 측정기의 소독용 약품, 손세정제
- 응급조치에 대한 준비물(산소투여장치, 에피네프린 주사제, 속효흡입기관지 확장제 등)
- 약량계(dosimeter), 분무기(Devilbiss 646 nebulizers)

임상노트

LTE_4 (leukotriene E_4)

천식을 유발하는 염증매개 물질로 호산구, 비만세포, 조직 대식세포, 호염기구를 포함하는 백혈구에서 생성되어 혈중으로 분비된다.

PGD_2 (prostaglandin D_2)

천식과 같은 알레르기를 유발하는 것과 관계가 깊은 물질로 비만세포, Th_2 세포, 호산구, 호염기구에서 생성되어 혈중으로 분비된다.

② 검사 전 준비사항

<피검자>

- 검사 당일 적어도 검사실 도착 2~3시간 전에 식사를 가볍게 한다.
- 검사 전 복용 중지 약물은 금지해야 한다.
- 검사 전 최소 2시간 전에는 금연하고 커피를 마시지 않아야 한다.

<검사자>

- 메타콜린의 준비 · 농도별로 희석된 메타콜린을 4℃ 냉장 보관하다가 검사 전 실온 보관
- 약량계(dosimeter)의 확인: 약량계의 준비 · 흡입시간 0.6초, 압력 20 PSI, 흡입횟수 5회로 맞춤

③ 검사방법(5회 호흡 유량계 프로토콜) (그림 9-1)

가. 최초 1초량(pre FEV_1) 측정

- 폐기능검사를 실시하여 1초량이 예측치의 70% 이상인 경우 생리식염수를 흡입시키고 1초량을 측정하여 흡입 전보다 10% 이상 감소하면 검사를 연기한다.

나. 분무기가 잘 작동하고 있는지 확인한다.

다. 피검자에게 분무기를 입에 물고 똑바로 들고 있도록 한다. 이때 피검자가 메타콜린 용액을 들이마신 후(1회 분무량은 2 mL), 숨 참는 것을 잘 하고 있는지, 그리고 분무기가 기울어지지 않았는지 확인한다. 분무기 흡입 중에도 코집게를 하고 있어야 한다.

라. 안정호흡을 반복하며 날숨의 마지막에 기능적 잔기용량 위치(안정날숨위치)에 도달하면 피검자가 천천히 깊게 분무기로부터 흡입할 수 있도록 한다. 흡입이 시작되면 약량계(dosimeter)를 작동되게 하여(약량계가 이 과정을 자동으로 시행할 수도 있음) 피검자가 천천히 흡입할 수 있도록 격려하고, 5초간 숨을 참도록 하여 총폐용량에 도달하게 한다.

마. 라의 단계를 각각의 농도별로 다섯 번 반복하는 데 총 2분 이상 걸리지 않도록 해야 한다(5회 흡입법).

바. 분무기로부터 다섯 번의 흡입 이후에 30초와 90초에 각각 1초량을 측정한다. 각각의 시점에 적합한 수준의 1초량을 얻도록 하며, 적합한 수준의 측정값을 얻지 못한 경우에는 반복적인 시도가 필요할 수 있다. 각각의 농도에서 3~4번 이상의 검사를 시행하지 않도록 하고, 3분 이상 걸리지 않도록 한다. 메타콜린의 누적 효과를 상대적으로 일정하게 유지하기 위해서는 라~마 단계를 5분으로 유지해야 한다.

사. 각각의 농도에서 적합한 방법으로 시행되었을 때, 가장 높은 1초량을 보고한다.

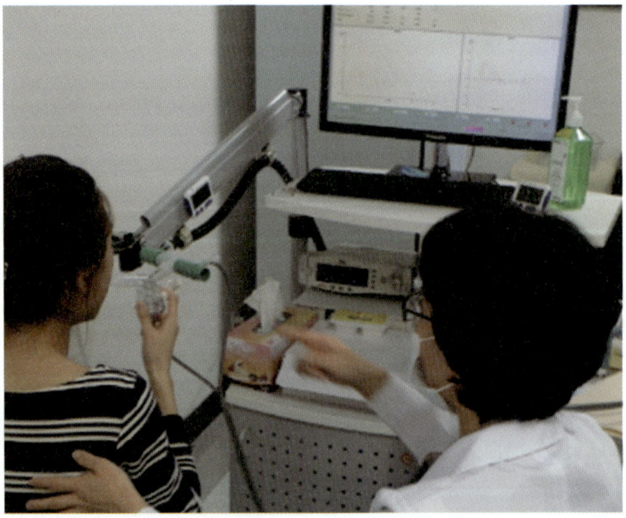

그림 9-1. 메타콜린 기관지 과민성 검사 장면

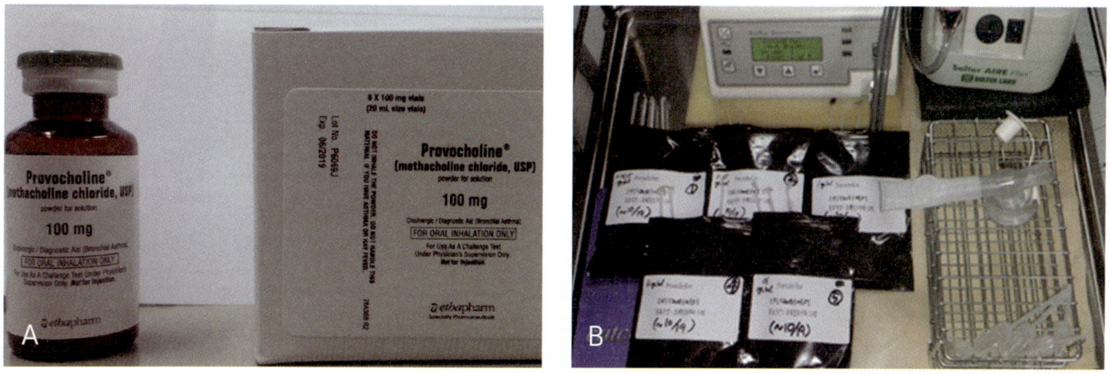

그림 9-2. 기관지 과민성 검사에 사용되는 시약 및 기구

A : Provocoline 원액(FDA 승인된 메타콜린), B : 희석된 Provocoline, Devilbiss 646 nebulizers, 압력기, dosimeter

아. 만약 1초량이 20% 이하로 떨어진다면 양성을 의미하므로 더 이상의 메타콜린은 분무하지 말고, 증상과 징후를 기록한 후 기관지 확장제(벤톨린)를 주고 10~15분 기다려 1초량을 측정한다.

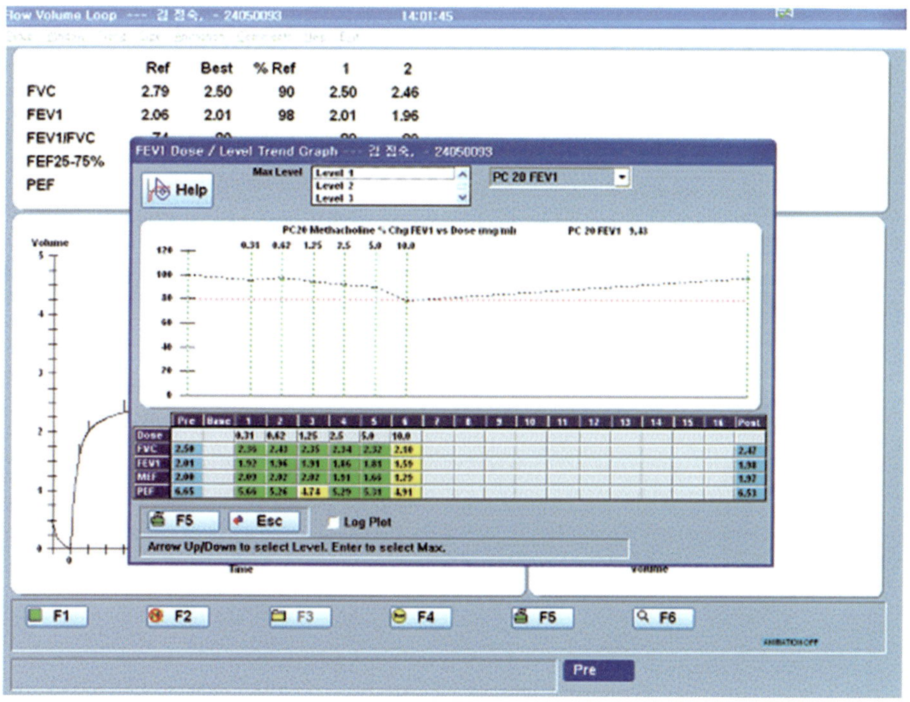

그림 9-3. 메타콜린 기관지 과민성 검사 화면

④ 과민반응 표현 지표

1초량이 20% 이상 감소하는 메타콜린이나 히스타민의 농도는 PC_{20}과 PD_{20}으로 나타낸다.

- PC_{20} (provocation concentration of methacholine causing a 20% fall in FEV_1)
  : 1초량이 20% 이상 감소하는 메타콜린의 농도
- PD_{20} (provocation cumulative dose or methacholine causing a 20% fall in FEV_1)
  : 1초량이 20% 이상 감소하는 메타콜린의 용량

⑤ 평가 및 임상적 의의

가. 1초량은 폐쇄성 폐질환의 기류제한을 가장 잘 반영하는 진단 지표로서 검사가 쉽고 재현성이 뛰어나다. 흡입 약제 농도와 1초량을 이용하여 용량-반응곡선을 구할 때는 X축에 흡입약제 농도를 log scale로, Y축은 1초량의 감소비율을 나타낸다. 용량-반응곡선에서 1초량이 이 기준값의 20%가 저하되는 시점의 메타콜린 농도를 PC_{20}이라 하며, 이를 기관지 과민성의 지표로 삼는다.

나. PC_{20}: 1.0 mg/mL 미만. 천식 확진
PC_{20}: 2~7 mg/mL. 경계치(천식 의심)
PC_{20}: 8~16 mg/mL 미만. 기관지 과민성 있는 것을 간주
PC_{20}: 16 mg/mL 이상. 기관지 과민성의 가능성이 매우 낮음(음성)(그림 9-5)

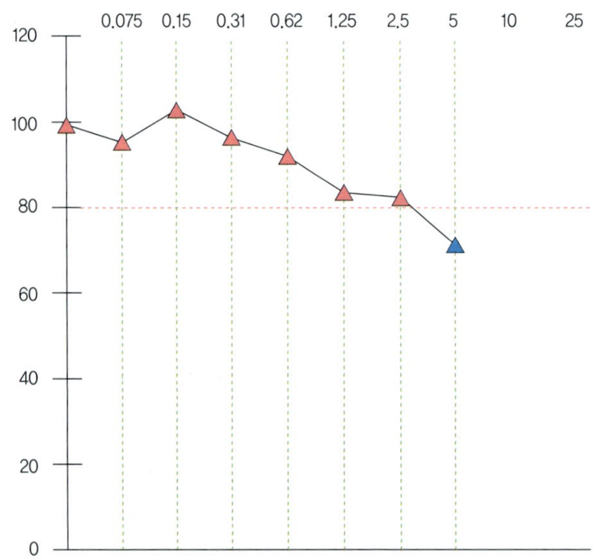

그림 9-4. 메타콜린 농도에 따른 용량-반응 곡선

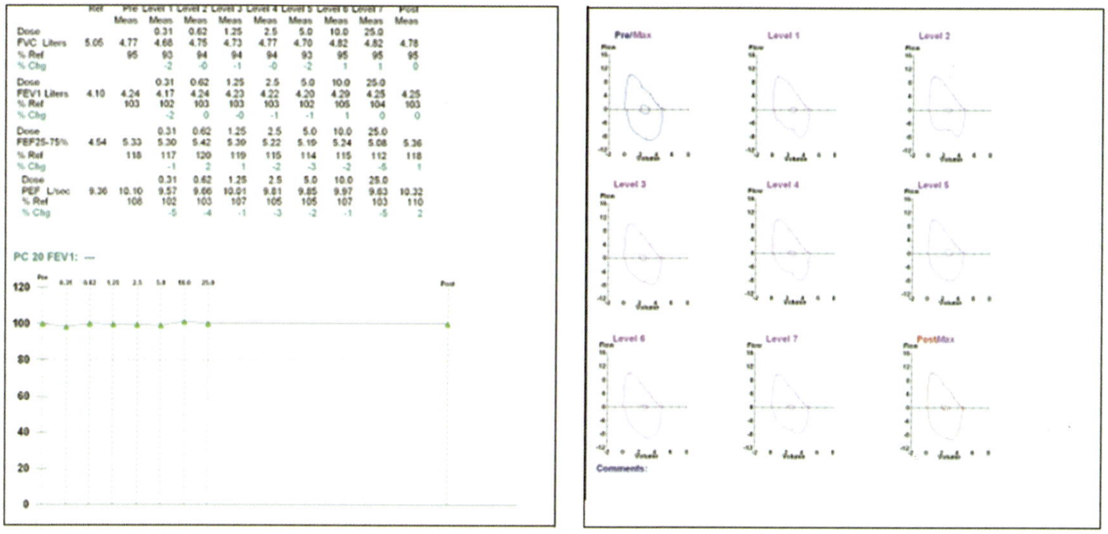

그림 9-5. 메타콜린 기관지 과민성 검사결과(음성)

⑥ 양성 반응 판정(positive response) (그림 9-6, 9-7)

1초량이 기준값의 20% 이상으로 감소하는 경우

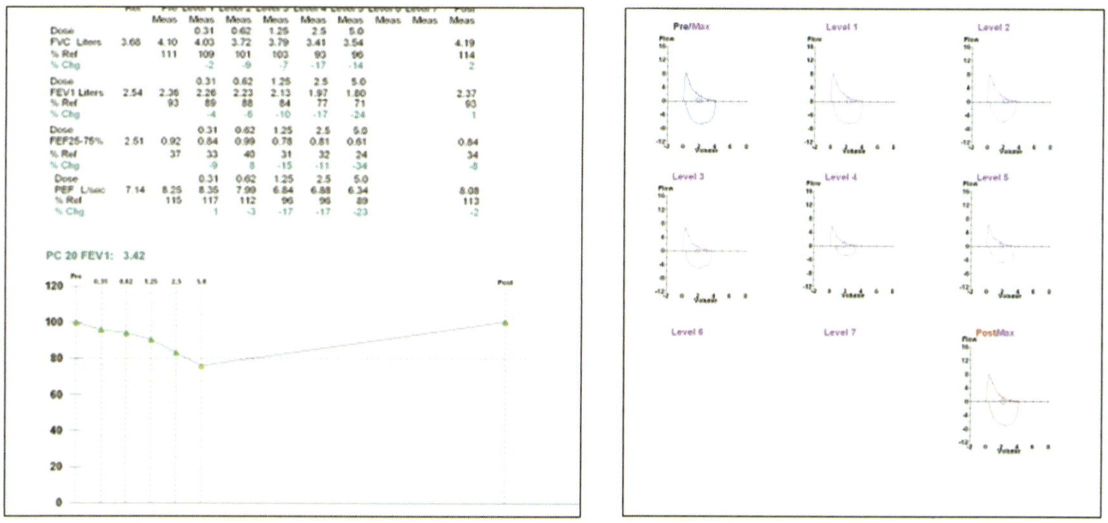

그림 9-6. 메타콜린 기관지 과민성 검사결과(양성)

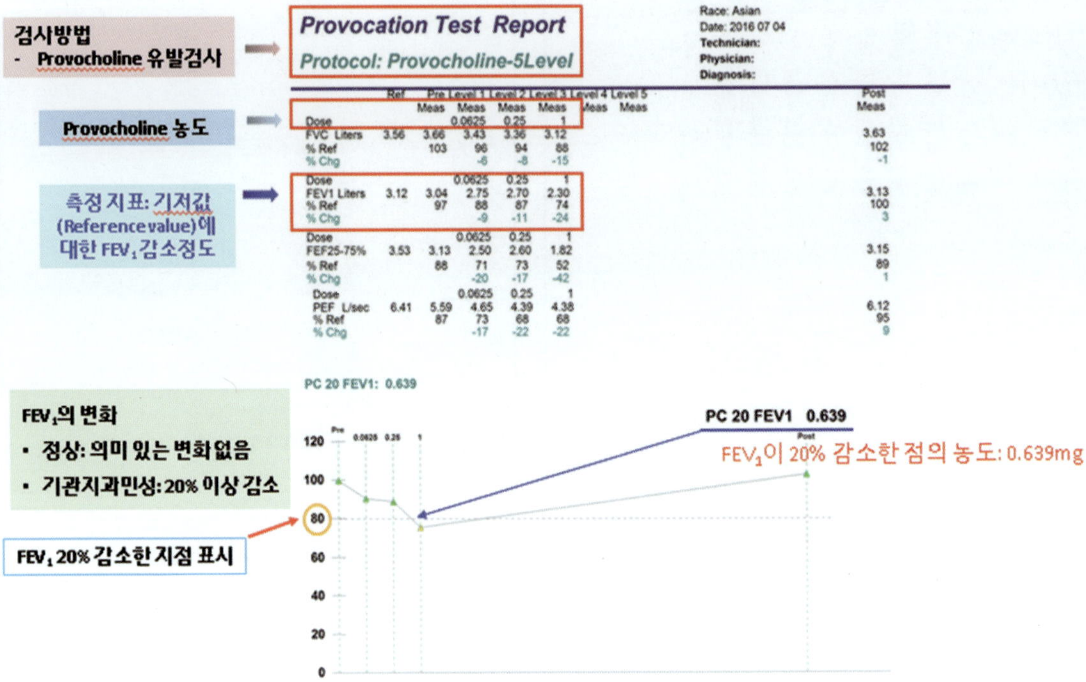

그림 9-7. 메타콜린 기관지 과민성 검사결과(양성)

(2) 만니톨 기관지 과민성 검사

① 개요

간접법은 일반적으로 기도의 염증을 반영하고 천식의 중증도를 판단할 수 있으며, 치료의 기준으로도 이용될 수 있다. 그러나 이 방법은 특이도가 높은 반면, 민감도가 낮아 진단하는 데에 제한점이 있다. 특히, 만니톨 유발 시험에서는 LTE_4, PGD_2 등과 같은 화학매개체가 분비되며, 이것은 비만 세포를 비롯한 기도 내 염증세포로부터 분비되므로 기도 염증을 잘 반영하고 있다고 할 수 있다. 또한 천식 치료에 따라 반응도가 달라지므로 만니톨 유발 시험은 천식 치료 효과를 모니터링하는 데에도 이용될 수 있다.

천식을 진단함에 있어 메타콜린을 이용한 검사보다 특이도가 높으며 호산구 증가나 기도 염증상태를 반영하는 호기산화질소(exhaled nitric oxide, eNO) 수치 증가와 밀접한 관계가 있다. 따라서 천식을 의심할 만한 증상이 있는 환자에게서 만니톨 유발검사 결과 양성이 나왔다면 진행 중인 기도 염증을 동반하는 천식이 있음을 의미하며 항염증 치료가 필요하다고 판단할 수 있다.

② 측정 시 필요한 장비 및 물품(그림 9-8)

- 폐활량계, 온도계, 습도계, 기압계, 체중계, 신장계, 보정용 3 L 실린지
- 1회용 마우스피스, 1회용 코마개

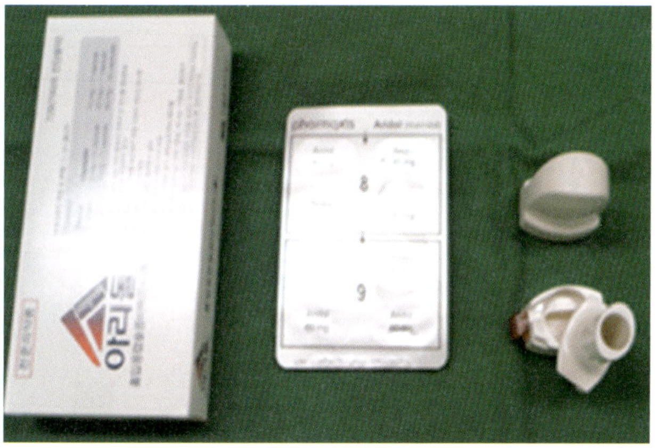

그림 9-8. 만니톨 시약

- 폐활량 측정기의 소독용 약품, 손세정제
- 응급조치에 대한 준비물(산소투여장치, 에피네프린 주사제, 속효흡입기관지 확장제 등)
- 만니톨 시약

<피검자>

- 검사 당일 적어도 검사실 도착 2~3시간 전에 식사를 가볍게 한다.
- 검사 전 복용 중지 약물은 금지해야 한다.
- 검사 전 최소 2시간 전에는 금연을 하고 커피를 마시지 않아야 한다.

③ 검사 방법

가. 만니톨 흡입에 앞서 최초 1초량을 측정한다.

나. 환자는 코마개를 끼운 상태에서 입을 통해서 호흡한다. 0 mg 캡슐을 흡입용기에 넣고 용기 양쪽 측면의 버튼을 천천히 한 번만 눌러서 캡슐에 구멍을 내며, 두 번째 누를 경우에는 캡슐이 부서질 수 있다.

다. 환자는 숨을 완전히 내쉰 후에 용기로부터 빨리 깊게 조절하여 들이쉰다.

라. 깊이 들이쉰 다음 60초 타이머를 작동시키고 환자는 5초 동안 숨을 참은 후 코마개를 제거하기 전에 입으로 내쉰다.

마. 60초가 되면 1초량을 두 번 측정하며 높은 값을 결과 값으로 취한다.

바. 5 mg 캡슐을 흡입용기에 넣고 위의 과정을 진행한다.

사. 환자가 양성 반응을 나타내거나 총 635 mg이 투여될 때까지 아래 표의 용량단계에 따라 위의 가~라의 과정을 반복한다(표 9-4, 그림 9-9).

표 9-4. 만니톨 흡입 용량단계

단계	용량(mg)	캡슐의 수	누적 용량(mg)
1	0	1	0
2	5	1	5
3	10	1	15
4	20	1	15
5	40	1	75
6	80	2 × 40 mg	155
7	160	4 × 40 mg	315
8	160	4 × 40 mg	475
9	160	4 × 40 mg	635

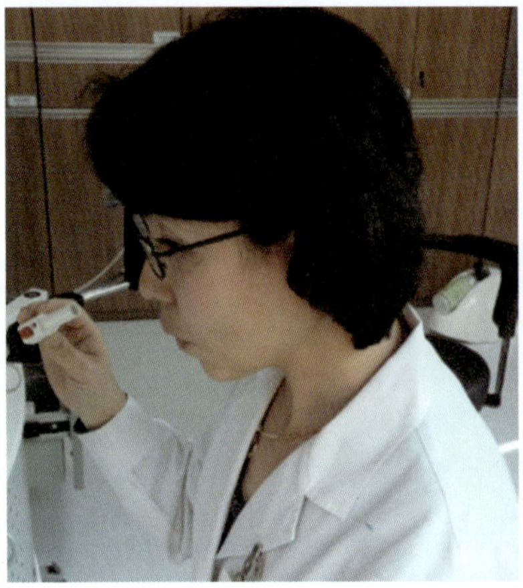

① 먼저 날숨 후

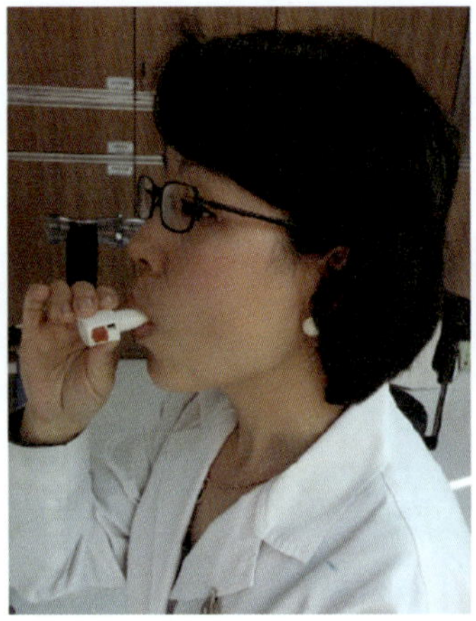

② 천천히 깊게 들이 마신다.

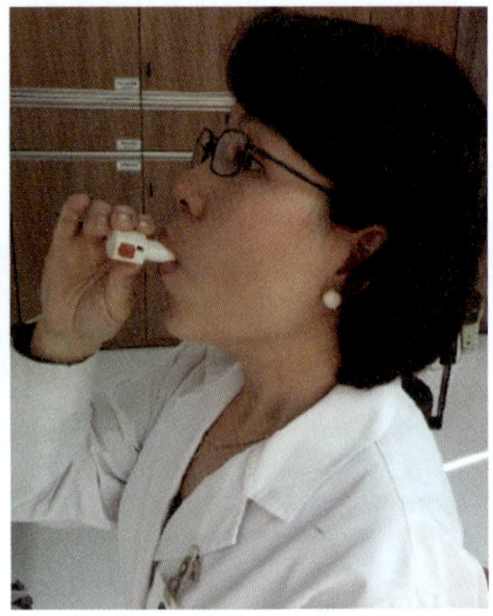

③ "빈 알약" 소리가 날때(또르륵 굴러가는 소리)까지 흡입한다.

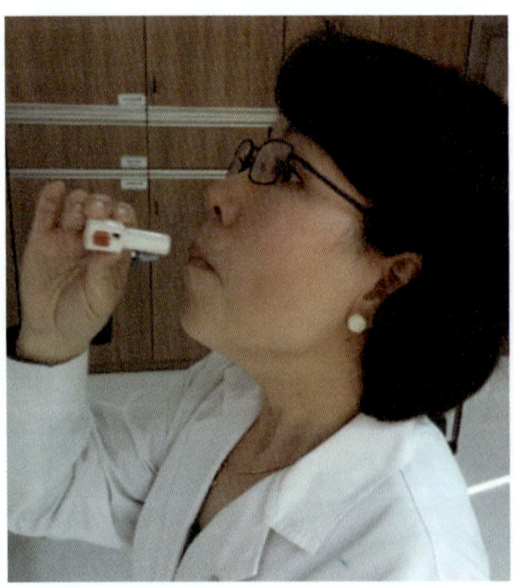

④ 알약 안에 Power가 남아 있는지 확인한다.

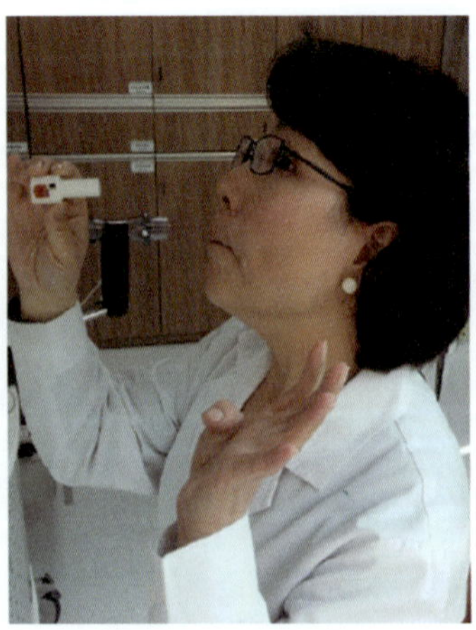

⑤ 숨을 5초 참는다.

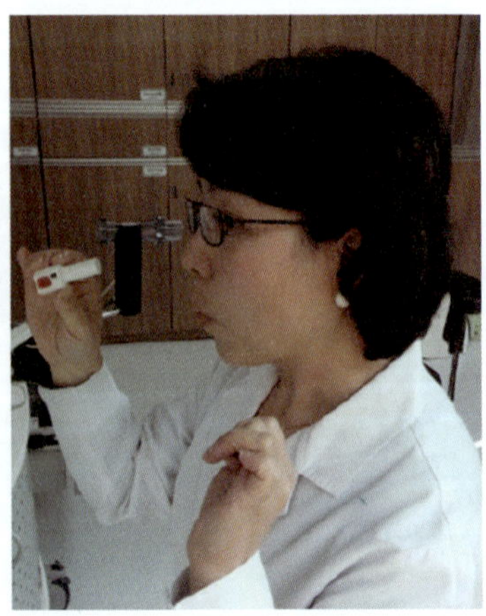

⑥ 날숨한다.

그림 9-9. 만니톨 검사 흡입 방법

④ 양성 반응 판정

1초량이 기준값의 15% 이상 감소하는 경우 양성으로 판정한다.

Bronchial hyperresponsiveness				
Method	Severe	Moderate	Mild	Normal
PD_{15} (mg)	0~35 mg	35~155 mg	155~635 mg	> 635 mg

- PD_{15}: 1초량이 기준값의 15%만큼 감소되는 시점에서 그때까지 흡입된 만니톨 용량(mg)을 PD_{15}라고 정의함
- 만니톨 유발검사는 호산구성 기도염증에 의한 천식을 의미하고 중등도의 민감도(60%)를 보이기 때문에 비교적 치료가 잘 되는 천식, 경증천식, 비호산구성 천식에서는 음성 결과를 보일 수 있다. 또한 검사시간이 35분을 초과하거나 검사 전 무리한 운동을 한다면 위음성 결과가 나올 수 있고 흡연과 만성 기침은 만니톨에 대한 반응을 높인다고 알려져 있다. 정상군에서 만니톨 유발검사를 시행한 경우는 1초량의 감소량이 보통 10%를 넘지 않는다(그림 9-10).

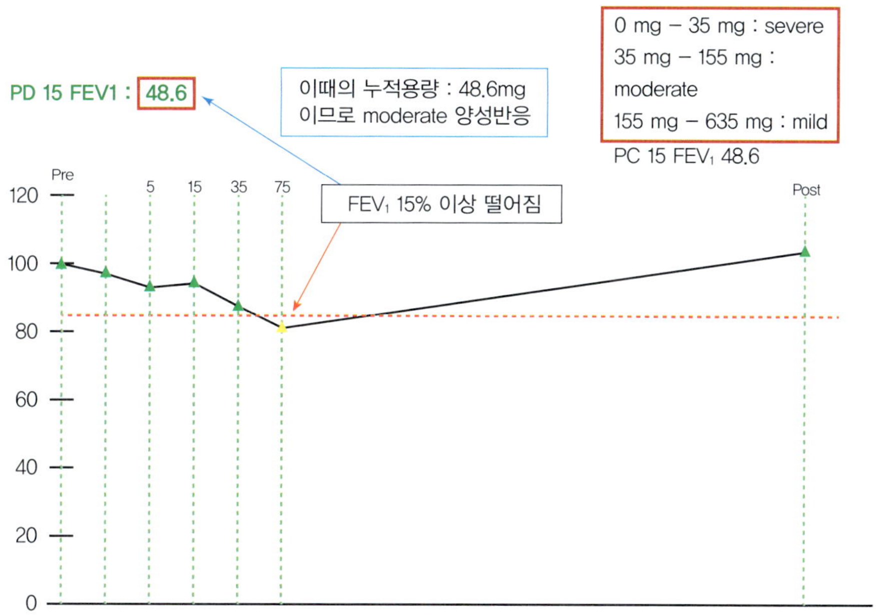

그림 9-10. 만니톨 검사 양성 반응

(3) 운동유발 기관지 과민성 검사

① 개요

심한 운동을 하고 나면 기관지가 수축되어 일시적인 천식증상이 나타나는 현상을 운동유발성 천식 또는 운동유발 기관지수축이라고 하며 운동 후 1초량 또는 최대 날숨속도의 감소로 확인할 수 있다. 운동유발 천식은 주로 소아 천식 환자에서 성인에 비해 7~8배 정도 많이 나타나고 있는데, 이는 신체의 활동력이 왕성하기 때문이다.

② 적응증

가. 운동 중 혹은 운동 후에 호흡곤란의 병력이 있는 천식환자들에서 운동유발 기관지수축의 진단을 위한 유발검사로 이용된다.

나. 특정 직업군(군인, 경찰, 소방관 등 위급상황에 대처하는 직종)에서 운동과 관련한 천식 의심 증상으로 작업능력이 저해된다면 운동유발 기관지수축 검사가 필요하다.

다. 운동유발 기관지 수축을 예방하기 위해 처방된 약물의 효과를 판단하고 최적 용량을 결정하고, 급성이나 만성 항염증 치료의 효과를 평가하기 위해 사용한다.

③ 금기사항

금기는 일반적 기관지 과민성 검사와 같으며(표 9-1), 불안정한 허혈성 심장 질환 혹은 악성 부정맥의 경우에는 검사를 시행하지 않는다. 정형외과적으로 문제가 있는 경우 기도수축이 유발될 정도의 적절한 운동을 못할 가능성이 있다. 60세 이상 노령 환자에서는 최근 1년 이내 심전도를 확인해야 한다.

④ 검사법의 종류

가. 답차(treadmil) 검사법

달리기 다음으로 증상이 잘 유발되는 운동 방법이다.

이 검사는 기계가 비싸고 설치 장소가 필요하다는 단점이 있지만 답차의 경사도와 속도를 조절할 수 있으므로 운동의 양을 정량적으로 조절할 수 있고 환자의 자의적인 조절이 불가능하다는 장점이 있다. 또한 폐활량계나 심전계를 부착시킬 수 있기 때문에 운동 전 기간을 통해서 환자의 신체상태를 관찰해 볼 수 있는 이점도 있다.

나. 자전거(ergometer) 검사법

천식 유발능력은 답차보다 떨어지나 값이 싸고 운동부하를 정량적으로 측정할 수 있다. 폐활량계나 심전계를 부착시킬 수 있는 것은 답차와 같으나 운동 시 페달을 밟아야 하므로 넙다리 부위의 피로가 쉽게 오고 습관되지 않은 환자는 호흡곤란보다 넙다리 부위의 통증이 먼저 나타나 검사가 중단되기도 한다. 이 검사법의 운동은 6~8분이 가장 적합한 것으로 되어 있다.

⑤ 측정 시 필요한 장비 및 물품

- 폐활량계, 온도계, 습도계(에어컨 설치된 방 실내온도 20~25℃, 상대습도 50% 미만 설정)
- 기압계, 체중계, 신장계, 보정용 3 L 실린지
- 1회용 마우스피스, 1회용 코마개
- 폐활량 측정기의 소독용 약품, 손세정제
- 응급조치에 대한 준비물(산소투여장치, 에피네프린 주사제, 속효흡입기관지 확장제 등)
- 답차(트레드밀) 또는 자전거(에르고미터)
- 맥박산소측정기(pulse oximeter)
- 심전계

⑥ 검사 전 준비사항

<피검자>

- 검사 당일 적어도 검사실 도착 2~3시간 전에 식사를 가볍게 한다.
- 트레이닝복과 운동화를 준비해 온다.
- 검사 전 최소 2시간 전에는 금연을 하고 커피를 마시지 않아야 한다.
- 평상시 복용하는 약은 그대로 복용하고, 금기약은 삼간다(표 9-5).

<검사자>

- 의사 감독 아래 진행하므로 의사에게 미리 보고한다.
- 검사에 대한 정보를 제공하고 검사 동의서를 미리 받아둔다.

표 9-5. 운동에 대한 금기사항

절대적 금기사항	상대적 금기사항
1. 급성 심근경색(3~5일) 2. 불안정협심증 3. 증상이나 혈역학적 이상이 있는 부정맥 4. 실신 5. 급성 심근염이나 심내막염 6. 증상을 동반한 심한 대동맥협착증 7. 조절되지 않는 심부전 8. 급성 폐색전증이나 폐경색 9. 하지의 색전증 10. 박리성 동맥류가 의심되는 경우 11. 조절되지 않은 천식 12. 폐부종 13. 안정 시 산소포화도가 85% 미만 14. 호흡부전 15. 운동으로 인해 악화되는 질환 (감염증, 신부전, 갑상선중독증) 16. 협조되지 않을 정도의 정신장애	1. 좌주관상동맥(left main coronary)의 협착이나 그에 상응되는 상황 2. 중등도의 심장판막 협착 3. 심한 고혈압(수축기 혈압 > 200 mmHg, 이완기혈압 > 120 mmHg) 4. 빈맥이나 서맥 5. 고도 방실차단(high-degree atrioventricular block) 6. 비후성 심근증 7. 유의한 폐동맥 고혈압 8. 진행되거나 합병증이 동반된 임신 9. 전해질 장애 10. 운동을 진행하기 곤란한 정형외과적 장애

- 검사 시행에 앞서 다음과 같은 내용을 확인한 후 기재한다.
  a. 피검자의 이름, 주소, 전화번호와 같은 인적사항
  b. 피검자의 체중, 신장, 성과 나이
  c. 피검자의 추정 진단명과 검사를 시행하는 이유
  d. 의뢰하는 검사의 유형 및 특별한 요구사항
- 응급상황에 대처하기 위한 의료기기(산소공급장치 등)를 확인한다.
- 환자의 금기사항(심장관련 질환)에 대하여 다시 한 번 확인한다(표 9-5).

⑦ 검사 시행방법

가. 사전 검사를 한다.

운동부하 검사를 실시하기 전에 사전 검사로 폐기능검사[강제(노력성)폐활량, 1초량, 최대 환기량]를 시행한다. 최대 환기량을 측정함으로써 운동 시 환기예비량(exercise breathing reserve)을 측정할 수 있다. 최대 환기량을 측정할 수 없을 때는 간접법(1초량 × 35)으로 측정한다.

나. 피검자의 사전 준비를 확인한다.

실제 검사를 시행하기에 앞서 피검자로 하여금 검사에 익숙하게 하는 것이 중요하다. 답차로 검사를 하게 되는 경우에는 피검자가 스스로 답차에 오르고 내릴 수 있는지를 확인해야 하고, 자전거로 검사를 하게 되는 경우에는 의자의 높이를 조정하여 피검자의 다리가 거의 펴질 수 있게 해야 한다.

다. 심전도 전극을 붙이고 팔에 자동혈압계를 부착한 후 3분간 운동부하가 없는 상태에 운동을 하게 된다(그림 9-11).

라. 아래와 같이 검사를 시행한다.

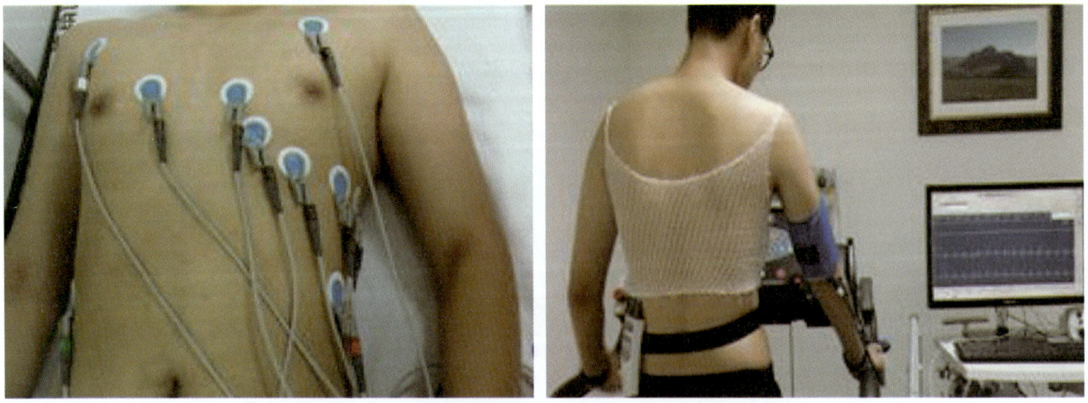

그림 9-11. 운동유발 기관지 과민성 검사의 준비과정

(답차)

a. 3분 이후에 운동상태(exercise)로 넘어가면 피검자로 하여금 속도가 점점 빨라짐을 이야기한다.

b. 3분간의 준비운동이 끝나면 프로토콜에 따라 운동부하 검사를 시작한다(답차의 속도와 단계(stage)는 총 6~8분 동안 운동하는 것을 목표로 한다).

c. 피검자로 하여금 최대한도로 운동을 하도록 격려하는 동시에 피검자가 불편한 점이 없는지를 수시로 확인해야 한다. 만약 수축기혈압 혹은 평균혈압이 20 mmHg 이상 저하, 심각한 부정맥이 발생, 심전도상 ST 분절이 바닥선에서 3 mm 이상 하강하면 검사를 즉시 중단시켜야 한다.

d. 운동은 목표 심박수(혹은 목표 환기량)에 도달할 때까지 답차의 속도와 경사도를 증가시키며, 이를 달성하면 이후 최소 4분간 유지하도록 한다. 최대운동시간은 6~8분이며, 목표 심박수(최대운동강도)는 최대심박수(최대심박수 = 220–환자의 나이)의 80~90% 정도로 한다.

(자전거)

a. 에르고미터 운동에서 목표 환기량을 달성하기 위한 목표 운동속도는 운동량과 산소 소비량, 그리고 환기량과 산소 소비량으로 계산한다. 목표 운동량[(53.76 × measured FEV_1) – 11.07]으로 계산하고 단위는 와트(watts)로 표시한다.

b. 처음 1분에 목표 환기량의 60%, 2분째 75%, 3분째 90%, 4분째 100%에 도달하도록 한다.

c. 목표 환기량을 유지하기 위해 운동량은 운동의 마지막 수 분간 감소시키며, 최대 운동 강도에 미달되는 운동시간이 길어질 경우 불응성이 발생할 수 있으므로 환자가 목표 환기량에 4분 이내에 도달해야 한다.

d. 피검자가 목표 운동량에서 6분간 운동했을 때 종결되며 언제라도 검사를 중단시킬 수 있다(그림 9-12).

마. 검사 수행 후 폐기능검사를 실시한다.

운동 직후, 5분, 10분, 15분, 20분, 25분, 30분에 각각 폐기능검사를 실시한다. 검사 후 기관지 수축이 의미 있게 일어나면 속효성 기관지 확장제(벤톨린 등)를 사용한다. 대부분 운동 후 15분 후에 폐기능이 최대로 감소하며 일반적으로 운동을 마친 20~40분 후에 운동 전으로 회복된다.

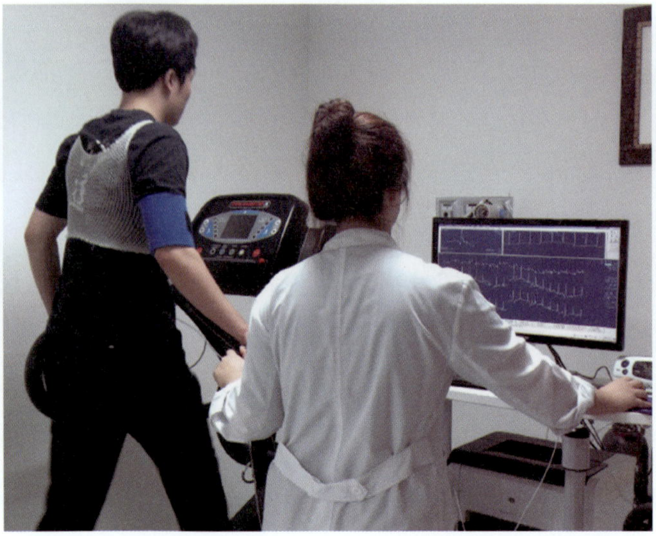

그림 9-12. 운동유발 기관지 과민성 검사

(4) 판정

운동부하 유발검사의 효과 판정은 1초량이 검사전과 비교하여 10% 이상 감소하였을 때 양성이라고 할 수 있으나 10% 이하 감소하더라도 운동유발천식이 아니라고 단정할 수는 없다. 대부분은 15% 이상 감소되었을 때 운동부하 기관지 수축이 있는 것으로 판단한다(그림 9-13~15).

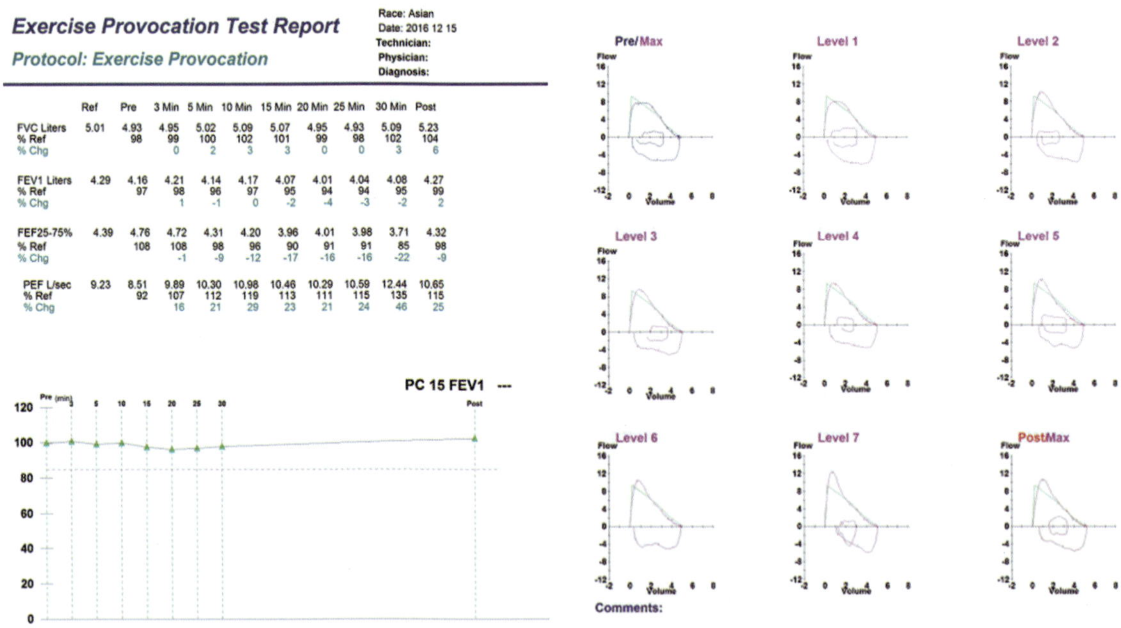

Exercise Provocation Test Report
Protocol: Exercise Provocation

Race: Asian
Date: 2016 12 15
Technician:
Physician:
Diagnosis:

	Ref	Pre	3 Min	5 Min	10 Min	15 Min	20 Min	25 Min	30 Min	Post
FVC Liters	5.01	4.93	4.95	5.02	5.09	5.07	4.95	4.93	5.09	5.23
% Ref		98	99	100	102	101	99	98	102	104
% Chg			0	2	3	3	0	0	3	6
FEV1 Liters	4.29	4.16	4.21	4.14	4.17	4.07	4.01	4.04	4.08	4.27
% Ref		97	98	96	97	95	94	94	95	99
% Chg			1	-1	0	-2	-4	-3	-2	2
FEF25-75%	4.39	4.76	4.72	4.31	4.20	3.96	4.01	3.98	3.71	4.32
% Ref		108	108	98	96	90	91	91	85	98
% Chg			-1	-9	-12	-17	-16	-16	-22	-9
PEF L/sec	9.23	8.51	9.89	10.30	10.98	10.46	10.29	10.59	12.44	10.65
% Ref		92	107	112	119	113	111	115	135	115
% Chg			16	21	29	23	21	24	46	25

그림 9-13. 운동유발 기관지 과민성 검사의 검사 결과(음성)

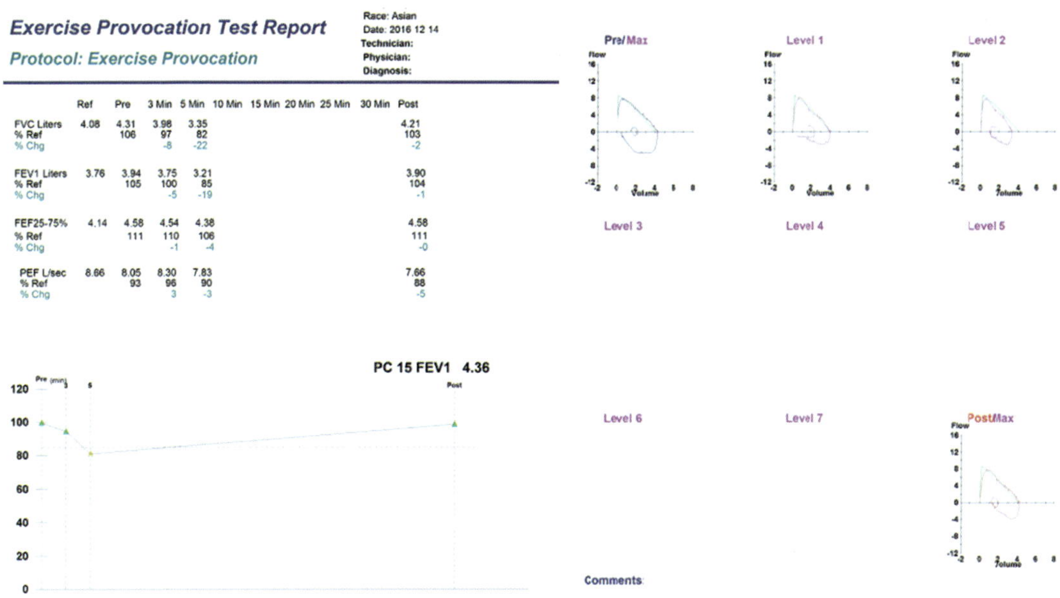

그림 9-14. 운동유발 기관지 과민성 검사의 검사 결과지(양성)

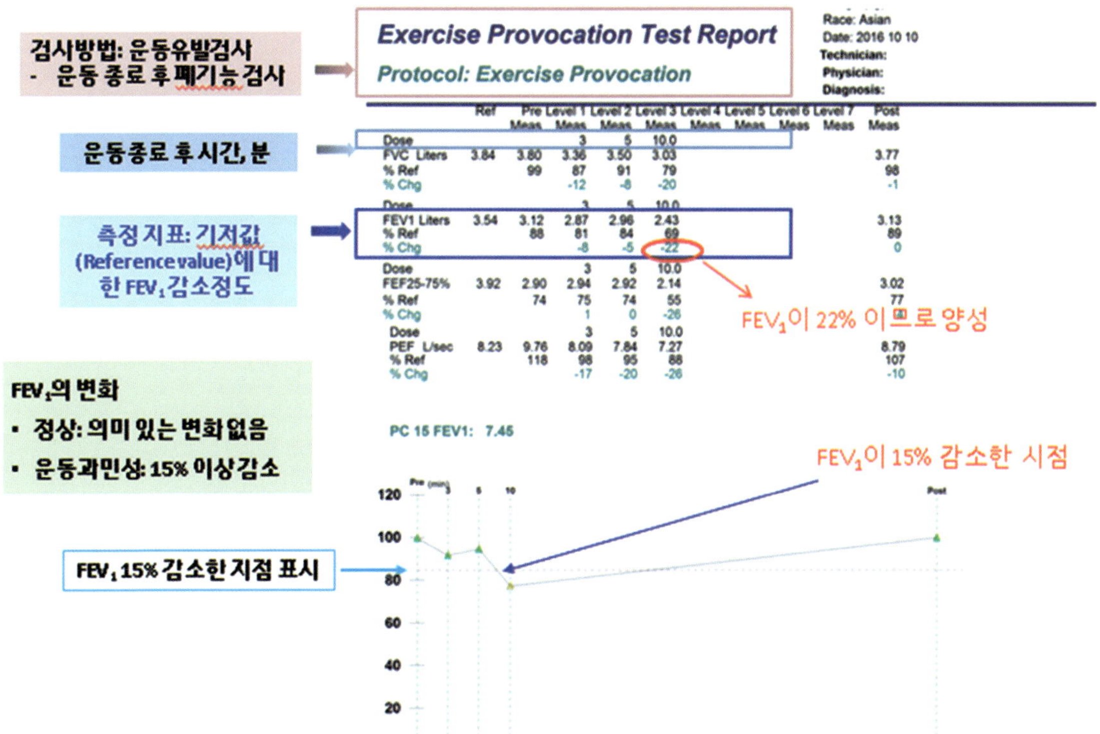

그림 9-15. 운동유발 기관지 과민성 검사의 검사 결과(양성)

2. 알레르기 검사

1) 개요

알레르기란 그리스어인 'allos'에서 유래되었다고 하며, 이는 '변형된 것'을 의미한다. 면역 체계의 후천적 민감도로서 신체의 면역 체계가 꽃가루, 먼지, 곰팡이 또는 음식 등 환경에 존재하는 하나 또는 그 이상의 일반적이고 보통의 무해한 물질에 대해 예민해지는 것을 말한다. 이러한 민감도는 면역 반응을 발생시켜 가벼운 증상(콧물, 눈물흘림, 재채기, 가려움증)에서 심각한 증상(두드러기, 호흡곤란, 아나필락시스 쇼크)에 이르기까지 다양한 증상을 유발한다. 증상은 일반적으로 알레르기 항원에 노출될 때 발생한다.

알레르기 질환은 비만세포에서 유리되는 히스타민 등 화학매체의 약리작용에 의해서 일어나는 급성 질환과 화학매체 및 사이토카인에 의해서 호산구 등 염증세포가 알레르기 반응 부위로 모여들어 일어나는 알레르기 염증반응으로 인한 질병 등이 있다.

알레르기 과민반응은 두 가지 유형이 있다.

- 제 I형 과민반응(알레르기 면역반응): IgE가 관여하여 일어나는 반응(예: 만성 기관지 천식)
- 제 II형 유사 알레르기 반응: IgE가 관여 없이 비만세포와 호염기구에 직 · 간접 자극으로 히스타민 분비(예: 아스피린 복용 후 두드러기)

임상노트

아나필락시스 쇼크(anaphylactic shock)

제 I형 알레르기로 어떤 항원물질이 IgE, 즉시형, 비만세포, 호염기구, 히스타민과 결합하여 반응한다. 급작스럽게 반응하는 심한 전신적 알레르기 과민반응이다. 생체의 면역계가 방어하려고 작용하는 것의 반대로 생체에 마이너스 방향으로 작용되어 심한 경우 죽음에 이르게 한다.

2) 알레르겐 종류

(1) 흡입성 알레르겐

① 꽃가루: 아카시아, 산쑥, 너도밤나무, 자작나무, 참나무 등
② 진균포자: Rhizopus, Mucor, Cladosporium, Aspergillus 등
③ 집먼지 진드기
④ 동물비듬 및 털: 개, 토끼, 고양이, 말, 염소, 새털 등
⑤ 바퀴벌레

(2) 음식물 알레르겐

계란, 우유, 치즈, 콩, 땅콩, 메밀, 호밀, 생선, 어패류 등

3) 알레르기 피부반응 검사(Allergy skin test)

(1) 개요

피부반응시험은 알레르기 질환의 원인 항원을 검색하는 데 가장 기본적인 진단 도구로 사용되고 있으며 비용이 적게 들고 민감도가 높으며 특이 알레르겐에 대한 IgE 항체의 존재를 확인하는 가장 간편하고 효과적인 방법이다.

(2) 검사 종류 및 방법

① 피부단자 검사(prick test)

환자의 등이나 팔의 전박부를 70% 알코올 솜으로 닦고 건조시킨 후, 항원용액과 양성 대조액(histamine) 및 음성 대조액(항원희석액 또는 phosphate buffered saline)을 2~3 cm 이상 거리를 두고 피부에 떨어뜨린다. 이후 란셋이나 침 또는 주사바늘로 점적 부위를 살짝 찌르거나 침으로 피부를 약간 들어 올려 떨어뜨린 검사액이 표피까지 도달하도록 한다. 15분 뒤에 팽진(wheal)이나 발적(erythema)을 측정하여 판독한다(그림 9-16~21).

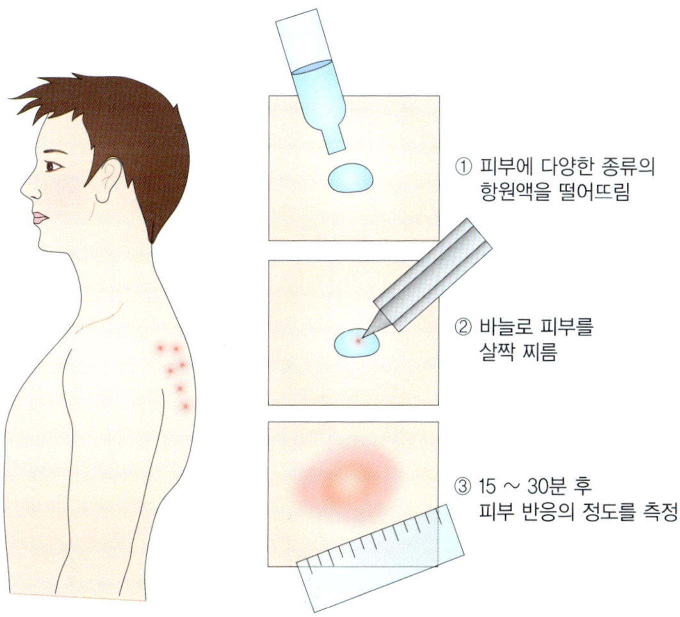

그림 9-16. 피부단자검사(prick test) 방법

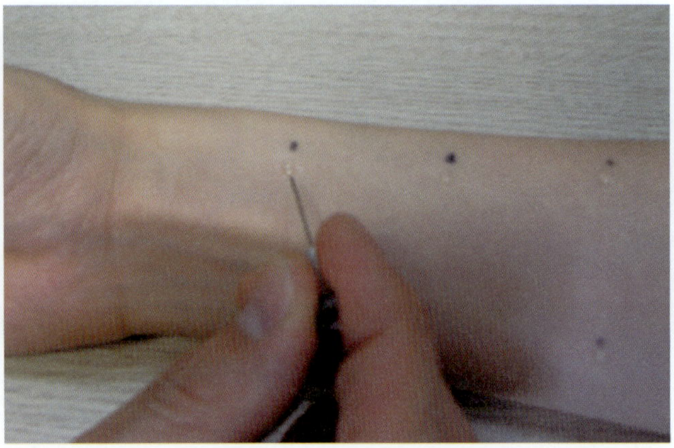

그림 9-17. 피부단자검사

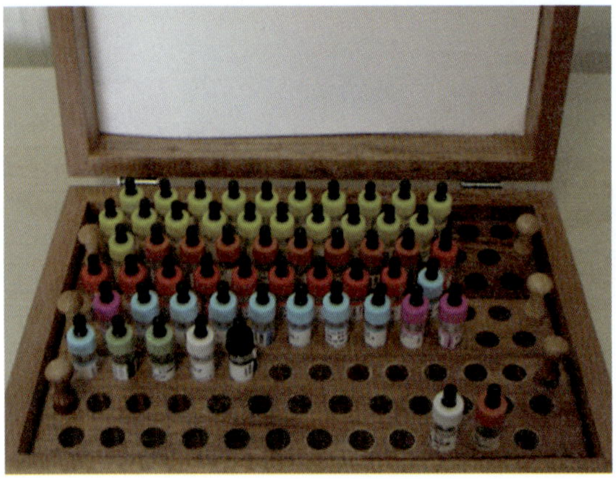

그림 9-18. 피부단자 검사 kit

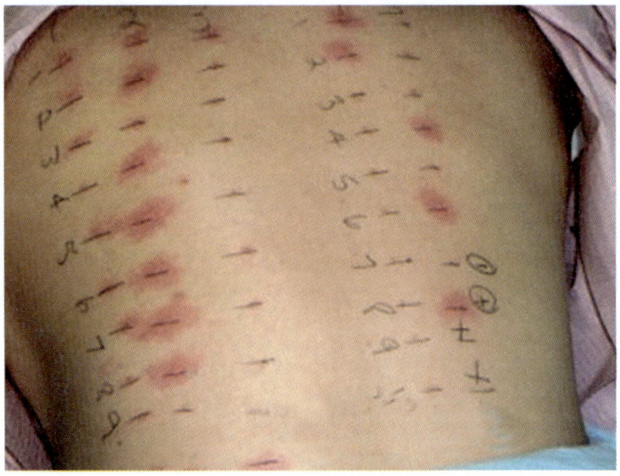

그림 9-19. 피부단자검사

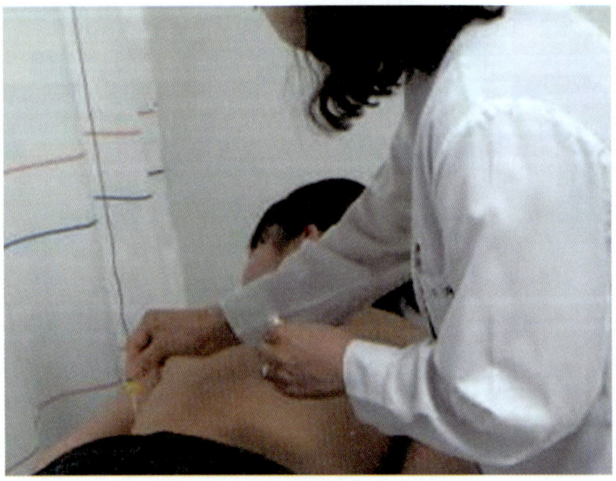

그림 9-20. 피부단자검사 검사장면

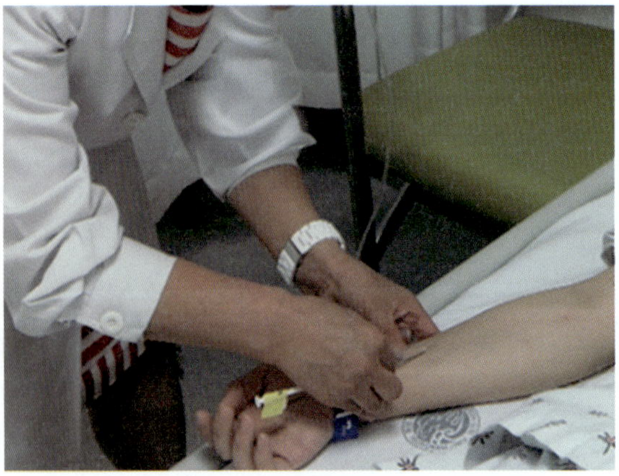

그림 9-21. 약물알레르기 검사장면

② 소피검사(scratch test)

항원을 떨어뜨린 후, 3~5 mm 크기로 피부를 긁고 15분 뒤 판독하는 방법이다. 피부단자시험과 동일한 원리지만 덜 예민하고 시간이 더 소요되므로 현재는 거의 사용하지 않고 있다.

③ 피내검사(intradermal test)

위팔의 가쪽이나 뒷면을 알코올 솜으로 닦아서 건조시킨 후, 알레르겐 용액 0.02 mL를 피내주사하여 지름이 약 3 mm 정도 되는 팽진이 생기도록 하고 15분 후에 판독한다.

피부단자시험과 비교하여 민감도와 재현성은 높으나 위양성률이 높고 특이도가 떨어지며, 임상증상과 연관성도 낮아 진단목적으로 많이 사용하지 않지만 알레르겐 면역치료 시 종료시점의 결정이나 약물 알레르기 진단 시 사용된다.

④ 양성 대조액과 음성 대조액

양성 대조액은 피부단자시험의 경우 히스타민 농도가 1~10 mg/mL가 되는 50% 글리세린 용액을 사용하고, 피내시험일 경우 히스타민 농도가 0.01 mg/mL 용액을 사용한다. 음성 대조액은 희석액이나 saline을 사용한다.

양성 대조액은 약물이나 질병 또는 피부반응 자체가 미약한 사람이나 시술상의 문제로 위음성이 나오는 경우를 파악하는 상대적 지표이다. 음성 대조액은 피부묘기증의 경우와 같이 면역학적 자극 이외의 비특이적 자극에도 강한 피부반응을 보이는 경우에 이를 객관적으로 확인하는 데 도움이 된다.

임상노트

피부묘기증(dermographism, 피부그림증)

물리적인 접촉이나 자극으로 발생하는 두드러기의 일종인 알레르기성 질환으로 피부를 긁거나 압박했을 경우, 그 모양 그대로 붉게 부풀어 오르면서 발진이 일어나게 된다. 이에 동반하는 증상으로 피부 가려움증과 따가움이 나타난다. 만성 두드러기 환자 중 20~50%는 피부묘기증 증상을 가지고 있으며, 면역력 저하나 스트레스, 수면장애, 갑상샘질환, 당뇨병, 폐경기 등으로 악화된다고 알려져 있다.

(3) 피부시험에 영향을 미치는 요인

① 검사부위의 해부학적 위치

등부위가 아래팔보다 민감하며, 등부위에서도 허리 쪽보다는 중간이나 위쪽의 반응도가 높다. 팔에서는 손목에서 5 cm 이상의 몸쪽과 팔꿈치에서 3 cm 이상 먼쪽의 사이에서 검사하는 것이 좋다.

② 연령

피부시험에 팽진의 크기는 영아기부터 성인까지 증가하며 50세부터 감소한다. 영아의 경우 팽진보다는 발적이 많이 나타나서 양성 반응은 양성 대조액에 의한 팽진의 상대적 크기로 결정하여야 한다.

③ 성 및 인종

성의 차이는 뚜렷하지 않으나 피부가 검은 비아토피성 흑인이 백인에 비해 반응도가 높다.

④ 일중변동 또는 계절적 변화

아침에 반응도가 낮고 늦은 저녁에 반응도가 높지만 임상적 의미는 별로 없다. 화분 알레르기의 경우에는 꽃가루가 날리는 계절 직후에 반응도가 증가하지만 다음 화분계절까지는 감소한다.

⑤ 약물의 영향

가. 반응감소

- 1세대 H1 항히스타민제(유시락스): 24시간
- 2세대 H1 항히스타민제(세티리진, 에바스틴, 지르텍, 알레그라): 3~10일
- H_2 항히스타민: 억제효과는 제한적이지만, 검사 당일에는 복용하지 않도록 하는 것이 좋다.
- 부신피질 스테로이드제: 1주일 미만 경구 복용일 때는 영향을 끼치지 않는다.
- 테오필린 제제: 피부반응에 영향을 줄 수 있지만 피부시험 전에 중단할 필요는 없다.

나. 반응증가

- 프로프라놀롤과 같은 베타항진제

(4) 판독방법

항원에 의해서 발적과 가려움증, 1~2 mm 크기의 팽진이 관찰되면 양성 반응으로 간주하며, 이는 항원 특이 IgE가 존재함을 의미하나 임상적 의미는 미약하다. 10 mm 이상의 발적과 3 mm 이상(피내반응검사 시 5 mm 이상) 크기의 팽진이 관찰되거나 양성 대조액(히스타민)과 동일한 크기 이상의 팽진이 관찰되면 원인 항원(알레르겐)으로서의 임상적 의미가 있다.

검사결과는 팽진 크기에 따라서 등급을 나누기도 하고 알레르겐에 대한 팽진 반응과 히스타민에 대한 팽진 반응의 비(A/H 비)를 구해서 0부터 6^+까지 반정량적으로 등급을 부여하는 방법을 쓰기도 한다. 등급 판정의 일반적인 판독 기준은 표 9-6과 같다(그림 9-22). 팽진의 크기가 3 mm 이상인 경우 감작 상태로 간주하지만 크기가 5 mm 이하인 경우에 재현성이 감소하는 것으로 알려져 있다.

(5) 기타 알레르기 검사

① Mast 검사

여러 가지 알레르겐이 부착된 Mast pette라는 튜브에 환자의 혈청을 넣어 특이 IgE 항체를 결합시킨 후 효소가 부착된 항IgE 항체와 발광물질을 첨가하여 발광의 강도를 폴라로이드 필름에 감작시켜 발광계로 반정량적 측정을 한다.

표 9-6. 피부단자시험 등급 판정 기준(A/H 비)

등급	팽진	발적
음성	0	0
1+	R* < 1	< 21 mm
2+	R < 1	= 21 mm
3+	1 = R < 2	= 21 mm
4+	2 = R < 3	= 21 mm
5+	3 = R < 4	= 21 mm
6+	R = 4	= 21 mm

* R : ratio of wheal of allergen and histamine (1 mg/mL)

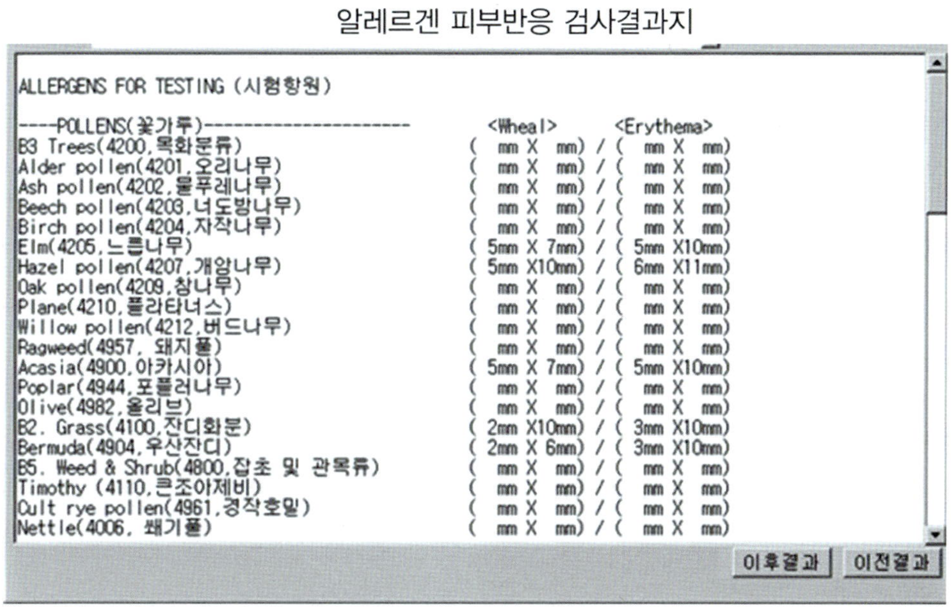

그림 9-22. 피부단자검사 결과지

4) 한랭 알레르기 검사(Cold allergy test)

(1) 개요

한랭 알레르기는 찬 공기나 찬 물과 같은 원인으로 자극된 피부가 과민반응을 일으켜 두드러기가 나타나는 질환으로 후천성인 것과 가족성인 것이 있다.

주로 성인에서 한랭에 자극된 후 수 분 뒤에 국소적 또는 전신적으로 두드러기가 나타나는데 냉각되었던 피부가 다시 더워질 때 발병이 된다. 극단적으로 예민한 환자는 찬 물에서 수영을 할 경우 전신성 두드러기, 저혈압 및 천식증상이 나타나 사망할 수도 있다.

이 질환은 발병 후 2~5년에 걸쳐서 호전되나 일생 동안 가끔 증상이 재발될 수도 있다. 또한 다른 질환에 의한 이차적 증상으로 한랭 두드러기가 나타날 수도 있다.

(2) 검사 종류

① Ice cube test

② Running water test

(3) 검사 방법

① Ice cube test: 볼펜으로 얼음의 위치를 표시한 후 얼음과 같은 크기로 자른 거즈 위에 얼음을 5분 동안 올려놓는다. 시간이 되면 얼음을 제거하고 결과를 본다.

② Running water test: 흐르는 찬물에 손을 대고 5분간 둔다. 10분 후에 결과를 본다.

(4) 검사 결과

① Ice cube test (그림 9-23)

- 양성(positive) – 얼음이 닿았던 부위가 팽진, 발적, 가려움을 동반함
- 음성(negative) – 아무런 반응도 나타나지 않음

② Running water test

- 양성(positive) – 물이 닿았던 부위가 발적, 두드러기, 가려움을 동반함
- 음성(negative) – 아무런 반응도 나타나지 않음

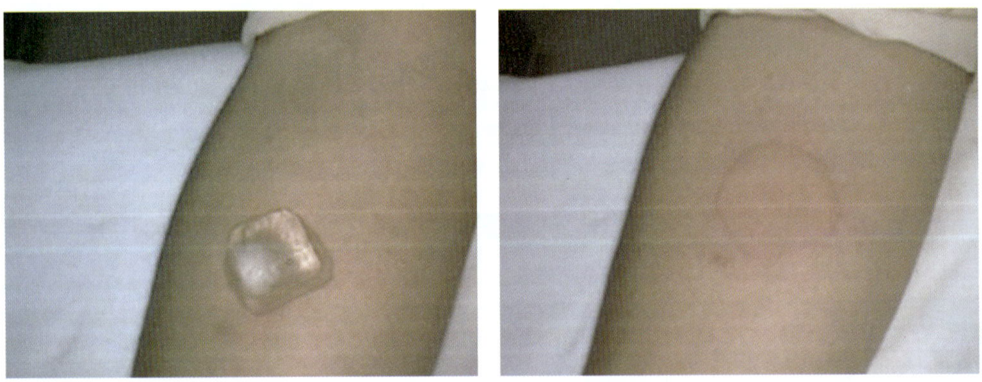

그림 9-23. 한랭 알레르기 검사

5) 약물 알레르기 검사(Drug allergy test)

(1) 약물 알레르기의 정의

약물에 대한 알레르기 반응은 약제에 의한 부작용 중의 하나이다. 어떤 약물 이상 반응은 모든 사람에게 나타날 수 있으나, 약물 알레르기는 특정 약물에 과민한 사람에게만 나타나는 반응이다. 약물 알레르기는 약물에 의한 부작용의 5~10%를 차지한다.

(2) 검사 방법

원인으로 생각되는 약물을 처음에는 소량씩 그리고 점점 용량을 증가시키면서 투여한 후 유발되는 증상을 관찰한다.

1초량, 혈압, 맥박, 피부상태 등을 정해진 시간에 맞춰 기록한다.

(3) 검사 결과(그림 9-24)

- 제 1형 과민반응: 즉시형 반응으로 아나필락시스, 두드러기, 혈관 신경성 부종 및 기도수축 등이 나타나는데 보통 투약 후 30분 이내에 발생하며, 페니실린 쇼크가 한 예다.
- 제 2형 과민 반응: 약물 유발성 용혈성 빈혈, 혈소판 감소증 및 무과립 세포증, 또는 간질성 신장염 등이 이에 속한다.
- 제 3형 과민 반응: 면역 복합체를 형성하여 보체를 활성화시켜 혈청병, 전신성 홍반성 낭창 같은 증상을 나타낸다.
- 제 4형 과민반응: 지연형 과민반응으로 림프구를 자극하여 반응을 일으키는데 약물의 국소요법 후 생기는 접촉 피부염 등이 대표적인 예이다.

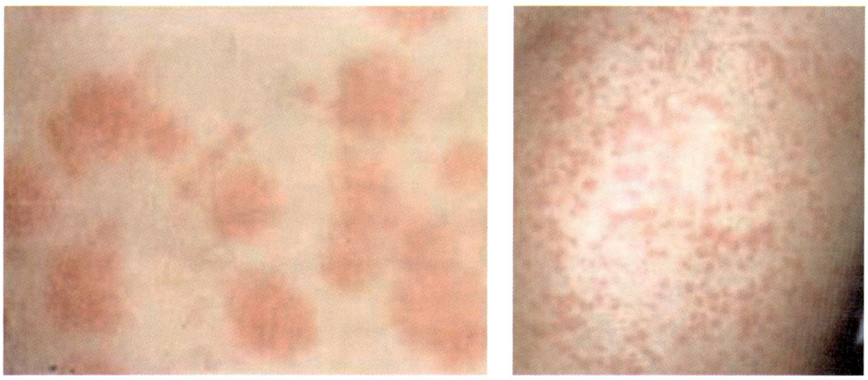

그림 9-24. 약물 알레르기로 생긴 피부 발진

6) 식품 알레르기 검사(Food allergy test)

(1) 식품 알레르기의 원리

알레르기 체질이 있는 사람이 항원이 될 수 있는 어떤 음식물을 섭취했을 때 이 음식물에 대한 특이항체가 형성되면 과민 상태가 되고 일정 기간이 지난 후 다시 똑같은 음식물을 섭취할 때 이미 생성된 특이 항체와 음식물 내의 항원이 반응하여 알레르기 증상을 일으킨다.

(2) 검사 종류

① 식품 경구 유발검사

- 개방 식품유발검사(Open food challenge test)
- 단일 맹검 식품유발검사(Single-blind food challenge test)
- 이중 맹검 식품유발검사(Double-blind food challenge test)

② 혀밑 유발검사

(3) 검사 방법

- 검사할 식품의 단계별 투하량을 정하고 정확하게 저울로 측정해 놓는다.
- 환자의 혈압, 맥박, 호흡수, 폐활량, 피부상태를 기록한다.
- 1단계 식품량(50 gm)을 투여하고, 5분, 15분, 2시간 후에 혈압, 맥박, 호흡수, 폐활량, 피부상태를 기록한다.
- 검사도중 두드러기, 구토, 설사, 복통, 천식, 비염, 두통의 증상이 있으면 의사에게 보이고 증상이 심하면 검사를 중단한다.
- 변화가 없으면 2단계 식품량(100 gm)을 투여하고, 5분, 15분, 2시간 후에 혈압, 맥박, 호흡수, 폐활량, 피부상태를 기록한다.
- 식품의 양을 점점 늘려가며 검사한다.

(4) 검사 결과

- 식품유발검사 시 투여할 수 있는 최고량은 건조식품은 8 g이고, 수분이 함유된 식품은 100 g 정도이다.
- 8 g을 투여하기 전에 증상이 유발되면 원인 식품으로 간주한다. 그러나 아무런 반응이 나타나지 않으면 그 식품은 원인 식품이 아닌 것으로 판정한다.

(5) 주의 사항

- 항히스타민제는 적어도 1주일 이상 복용을 금한다.
- 한 번 검사를 할 때 한 가지 식품만을 사용한다.
- 인공호흡기 등 만약의 경우를 대비한다.
- 만약 투여한 식품이 원인 식품이고 그 투여량이 충분했다면 속발성 알레르기인 경우 그 증상은 2시간 이내에 또는 그보다 훨씬 빨리 유발되므로 식품 투여 후 1시간 동안은 환자의 상태를 면밀히 관찰해야 한다.

3. 운동부하 심폐기능검사(Cardiopulmonary exercise test)

1) 개요

운동부하 심폐기능검사는 운동능력의 저하, 운동과 관련하여 나타나는 증상의 원인을 알아내고 운동능력의 장애를 객관적으로 평가하기 위해 시행하는 검사이다.

운동부하 심폐기능검사는 최대한 운동량까지 수행시킨 후 맥박, 혈압, 호흡수, 분당환기량, 산소소비량, 이산화탄소생산량, 산소포화도 등을 측정하여 객관적으로 평가한다.

운동부하 심폐기능검사 시행 시 확인해야 하는 것은 피검자의 이름, 주소, 전화번호 같은 인적사항, 피검자의 체중, 신장, 성별, 나이, 피검자의 추정 진단명과 검사를 시행하는 이유, 의뢰하는 검사의 유형 및 특별한 요구사항이다.

운동부하 심폐기능검사를 시행할 때 위험 여부를 확인하는 데 도움이 되는 다른 정보들은 투약내역과 이전검사결과, 운동 시 나타나는 증상 확인, 흉부 X-선 및 폐기능검사 결과, 심전도와 심초음파 검사 결과 등이며 이를 확인해 둔다.

운동부하에 대한 금기사항으로 절대적 금기증은 급성 심근경색, 불안정 협심증, 증상이나 혈역학적 이상이 있는 부정맥, 실신, 급성 심근염이나 심내막염, 증상을 동반한 심한 대동맥협착증, 조절되지 않은 심부전, 급성 폐색전증이나 폐경색, 하지의 색전증, 박리성 동맥류가 의심되는 경우, 조절되지 않은 천식, 폐부종, 안정 시 산소포화도가 85% 미만, 호흡부전, 운동으로 인해 악화되는 질환(감염증, 신부전, 갑상선중독증), 협조가 되지 않을 정도의 정신장애이며, 상대적 금기증은 좌주관상동맥(left main coronary artery) 협착이나 그에 상응되는 상황, 중등도의 심장판막 협착, 심한 고혈압(수축기 혈압 > 200 mmHg, 이완기혈압 > 120 mmHg), 빈맥이나 서맥, 고도 방실차단, 비후성 심근증, 유의한 폐동맥고혈압, 진행되거나 합병증이 동반된 임신, 전해질 장애, 운동을 진행하기 곤란한 정형외과적 장애이다.

2) 피검자 준비

피검자 준비사항으로는 검사당일 적어도 검사실 도착 2~3시간 전에 식사를 가볍게 한다. 평상시에 복용하는 약을 먹은 후에 운동화를 착용하고 와야 한다. 검사 전 최소 2시간은 금연하고, 커피를 마시지 않아야 한다. 피검자에게 검사에 대해 간단히 설명을 해준 후 시간이 얼마나 걸릴 것이며 검사를 통해 무엇을 알 수 있는지에 대해서 알려주어야 한다.

실제 검사를 시행하기 전에 피검자로 하여금 검사에 익숙하게 하는 것이 중요하다. 답차(treadmill)로 검사를 할 때는 피검자 스스로 답차에 오르고 내릴 수 있는지를 확인해야 하고, 자전거(ergometer)로 검사할 때는 의자의 높이를 조정하여 피검자의 다리가 펴질 수 있게 하는 것이 중요하다.

마우스피스나 마스크를 사용하면 말로 의사표현을 할 수 없기 때문에 손가락으로 의사표현을 하는 방법을 교육하는 것이 중요하다. 마우스피스나 마스크 착용으로 침을 삼킬 수 있는지를 파악하고, 마우스피스나 마스크 주위로 바람이 새지 않게 한다.

폐에서 가스 교환의 이상을 알아내기 위해서는 동맥혈액을 채취하여 검사를 해야 한다.

동맥혈액 채취를 고려해야 하는 상황으로는 ① 간질성 폐질환, 폐혈관 질환, 만성 폐쇄성 폐질환에서 일산화탄소 확산능이 감소되어 폐에서의 가스 교환의 이상이 의심되는 경우, ② 맥박산소 측정기에 의한 산소포화도의 측정이 부정확할 것으로 예상되는 경우, ③ 산소화의 정도를 정확하게 측정할 필요가 있는 경우, ④ 초기운동 부하심폐기능검사 결과 폐에서의 가스교환의 이상이 과다호흡 때문인지 아니면 무용공간(사강) 호흡의 증가인지 구별하기 힘든 경우 등이 있다.

3) 검사 종류

운동부하 방법으로 자전거운동력측정계 검사법과 답차운동검사법으로 나뉜다.

① 자전거운동력측정계 검사법(bicycle ergometer test)

대부분의 검사는 자전거를 이용하여 운동부하를 증가시키고, 피검자가 견딜 수 있는 한 최대로 운동시킨다. 운동유발 천식이 있거나, 추가적인 산소공급이 필요한 경우, 협심증이 있는 경우에는 다른 종류의 프로토콜을 사용하거나 검사 시 특별히 주의해야 한다.

자전거운동력측정계 검사법을 이용하면 운동량을 정확하게 예측할 수 있고, 운동부하를 가하는 정도를 예측할 수 있으나, 단점으로는 최대산소섭취량이 적게 측정되는 것이다(그림 9-25).

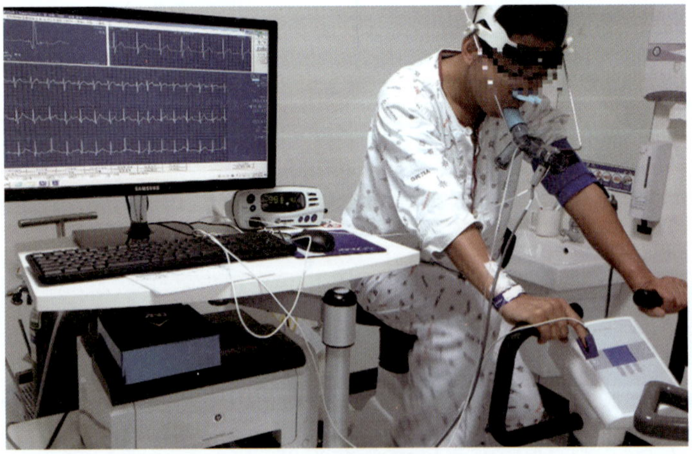

그림 9-25. 자전거운동력측정계 검사장면

② 답차운동검사법(treadmill exercise test)

답차운동검사법을 이용하면 자전거운동력측정계 검사법보다 최대산소섭취량이 5~10% 정도 많이 나오고, 공간이 많이 필요하고 검사에 많은 주의가 필요하며, 환기와 가스 교환 수치에 인공산물이 포함되는 경우가 있다. 또한 가장 큰 단점으로는 운동량을 정확하게 측정할 수 없다는 것이다(그림 9-26).

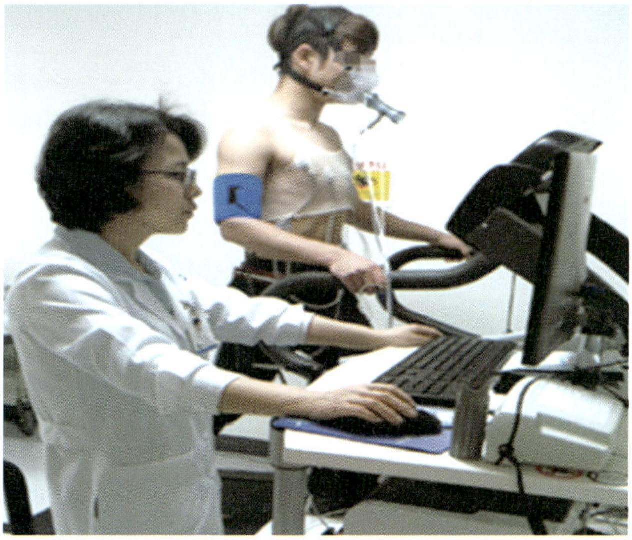

그림 9-26. 답차운동검사 검사장면

4) 검사 시행

① 운동부하증가 속도 결정

운동부하증가 속도를 결정하기 위해서는 피검자의 병력과 신체검진 결과를 참고하고, 폐기능 검사를 이용하여 최대산소섭취량을 예측한다. 운동부하량의 증가는 최대산소섭취에 도달하는 데 필요한 운동량을 10분에 걸쳐서 준다. 대부분 실제 검사를 시행할 때 분당 20 Watt씩 증가시켜 검사시간이 약 10분 정도 되도록 한다. 최대 환기량, 1초량, 일산화탄소 확산능이 예측치의 80% 미만일 때에는 최대산소섭취량을 같은 비율로 낮춘다. 안정 시 빈맥이 있거나, 협심증의 증상이 있거나 만성적인 심부전이 있다면 운동부하의 증가속도를 늦춘다.

② 운동 전 실시사항

심전도 전극은 운동에 따른 영향을 최소화하면서 몸에 부착하여 안정 시 심전도를 찍는다.

마우스피스를 입에 물린 후 코마개를 부착하고 바람이 새지 않는지를 확인한다. 피검자를 자전거 의자에 앉히거나 답차에 세운다. 안정 시 검사수치가 제대로 나오는지를 확인하며 혈압과 산소포화도를 측정한다.

③ 운동부하

피검자가 자전거 페달에 발을 얹어 놓은 상태에서 전혀 힘을 주지 않아도 속도계를 보고 분당 60회의 속도로 회전하게 자전거 페달을 돌리며 3분간 검사를 진행한다. 3분이 끝날 때 심전도와 혈압을 측정하고 동맥혈액을 채취한다.

3분간의 미부하운동이 끝나면 미리 준비한 운동부하를 걸고 최대한 운동을 시키며 검사를 진행한다. 운동부하의 증가속도는 피검자의 운동능력에 따라 조절한다. 2분 간격으로 심전도를 측정하고, 또한 혈압도 측정하며 피검자의 상태를 계속적으로 감시한다. 동맥혈액 카테터를 삽입한 경우에는 2분 간격으로 동맥혈액을 채취한다. 피검자가 최대한도로 운동을 하도록 격려하고, 불편한 점이 없는지 확인한다.

검사 중 검사를 중단해야 하는 경우는 다음과 같다.

심근허혈을 시사하는 흉통, 심근허혈을 시사하는 심전도변화, 2도 혹은 3도 방실차단, 검사중 수축기 혈압이 20 mmHg 이상 감소, 고혈압(수축기 혈압 > 250 mmHg, 이완기 혈압 > 120 mmHg), 심한 저산소증의 증상을 동반하면서 산소포화도가 80% 이하로 감소, 급작스러운 창백, 의식의 장애, 현기증이나 실신, 호흡부전의 증후이다.

④ 회복기 측정

피검자가 운동이 끝난 후 3분 동안 마우스피스를 물고 3분 동안 호흡을 계속하게 한다.

만약 갑자기 모든 운동을 중단시키면 혈압이 떨어질 수 있기에 운동이 끝난 직후에도 자전거에 부하가 걸리지 않는 상태로 피검자가 천천히 자전거 페달을 돌리게 한다. 회복기 2분경에 동맥혈액 채취와 심전도를 측정하고 10분 후에 검사를 마친다.

⑤ 운동 후 관리

회복기 측정이 끝나면 마우스피스를 제거한 후에 어떤 증상으로 운동을 중단하게 되었는지 확인한다. 검사결과를 검토하여 피검자가 협조가 안되어 조기에 검사를 중단한 경우에는 30~45분 휴식을 취한 후 다시 검사를 시행할 수도 있다. 검사가 성공적으로 되어 끝낼 때에는 동맥혈액 카테터를 제거하고 삽입부위를 5~10분 동안 세게 압박한다. 출혈이 없는지 확인한 후 천자부위에 압박붕대를 감고 말초부위 맥박을 확인하며, 24시간 동안 힘든 일을 하지 않도록 주의를 준다.

5) 측정 용어

대부분의 검사기기는 호흡수, 일회호흡량, 산소소비량, 이산화탄소생산량을 측정한다. 또한 심박동수와 산소포화도를 계속적으로 감시한다.

① 산소섭취량(oxygen uptake, VO_2) - 1분당 산소소비량으로 측정된 산소소비량에 호흡수를 곱하여 계산한다.

② 이산화탄소생산량(CO_2 production, VCO_2) – 1분당 생산되는 이산화탄소의 용적으로 매 호흡당 날숨된 이산화탄소를 측정하고 호흡수를 곱하여 계산한다.

③ 호흡교환비(respiratory exchange ratio, RER) – 산소소비량에 대한 이산화탄소 생산량의 비율(VCO_2/VO_2). 호흡상수(respiratory quotient, RQ)라고도 한다.

④ 분당환기량(Minute ventilation, VE) – 평상 호흡량과 호흡수의 곱이다.

⑤ 맥박산소 측정(Oxygen pulse, VO_2 pulse) – 산소 소비량을 심박동수로 나눈 것으로 1회 심장순환당 산소운반량을 나타내고, 이는 심박출량을 간접적으로 측정한 것이다.

⑥ 일회호흡량(tidal volume, TV) – 매 호흡당 용적으로 운동에 대한 일회호흡량의 반응 패턴은 호흡곤란의 원인을 제시할 수 있다.

⑦ 맥박산소측정기(Pulse oximetry) – 동맥혈 PO_2를 직접 측정하는 것이 이상적이다. 그러나 실제로는 대부분의 검사실이 맥박산소측정기를 이용한다.

운동부하 심폐기능검사의 결과지는 그림 9-27~30과 같다.

CardioPulmonary Exercise Test Results

Spirometry		Predicted	Measured	% Predicted
	FVC (L)	5.18	4.30	83
	FEV1 (L)	4.05	3.72	92
	MVV (L)	172	158	92

Resting Data HR (bpm): 90 SpO2: 99 SPB(mmHg): 120 DPB (mmHg): 80

Peak Cardiovascular Responses	Predicted	Measured	% Predicted
VO2 (ml/kg/min)	41.7	44.2	106
VO2 (l/min)	3.133	2.872	92
VCO2 (l/min)		3.714	
Work (Watts)	226	0	
Anaerobic Threshold (AT)(l/min)	>1.253	1.670	
AT (% Predicted Max VO2)	> 40%	53	
Heart Rate (bpm)	179	182	101
O2 Pulse (ml/beat)	16.2	15.8	97
Systolic Blood Pressure (Max)	185	180	97
Diastolic Blood Pressure (Max)	85-105	92	
Heart Rate Reserve (bpm)	<15	-3	
Peak Ventilatory Responses			
VE Max (l/min) BTPS	121.7	119.4	98
Tidal Volume (VT) (L)	2.239	2.260	101
Respiratory Rate (RR)	<50	50	
Breathing Reserve (%)	20-40	24	
Gas-Exchange Responses			
End Tidal CO2 (Peak PetCO2)		35.7	
End Tidal O2 (Peak PetO2)		118.7	
VE/VO2 @ AT		23	
VE/VCO2 @ AT		26	
VD/VT (Est) @ Rest	0.30	0.22	73
VD/VT (Est) Peak	0.18	0.11	59
Respiratory Quotient (RQ)(Peak)	1.1-1.3	1.29	
SpO2 (O2 Sat--Pulse Ox) @ Peak	97	94	

Calibration Results

Flow Cal: Pred Volume: 3.00 Expire Avg: 3.01 Inspire Avg: 3.00

Gas Cal:	Cal1 O2	Cal 1 CO2	Cal 2 O2	Cal 2 CO2	Ambient O2	Ambient CO2
Predicted	16.00	4.00	26.00	0.00		
Measured	16.04	4.01	26.05	0.01	21.20	0.06
Transit (msec)	0.494	0.403				
Response (msec)	0.113	0.090				

Version: IVS-0101-27-2 Physician:

그림 9-27. 운동부하 심폐기능검사 결과(정상)

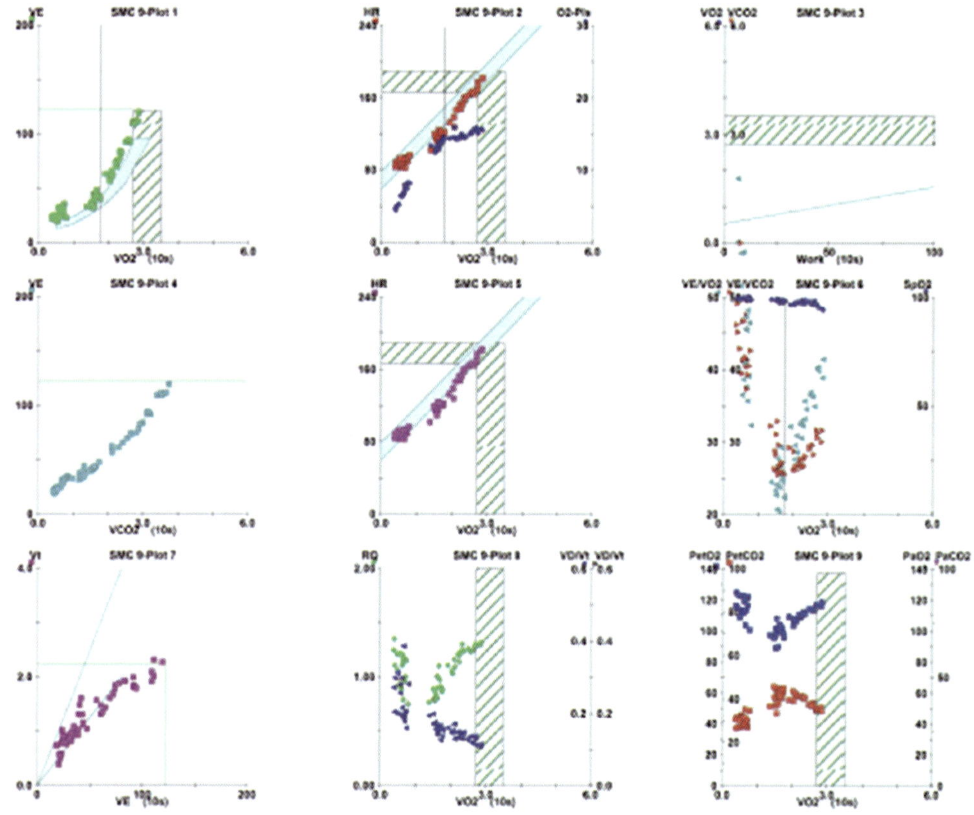

Measurement (peak)	Predicted	Measured	%Predicted	Plot #
VO2 (l/min)	3.133	2.872	92	1,3
Work Rate (Watts)	226	0		3
HR (bpm)	179	182	101	2
O2 Pulse (ml/beat)	16.2	15.8	97	5
Respiratory Quotient (RQ)	1.1-1.3	1.29		8
VE Max (l/min) BTPS	121.7	119.4	98	1,7
Breathing Reserve (%)	20-40	24		1.7
AT (l/min)	1.253	1.670		1,5,6,9
Slope Calculations			**(Normal Range)**	
VO2/Work (ml/min/watt)	10.3		8.7-11.9	3
HR/VO2kg (bpm/ml/kg)	3.8		3.0-4.0	2,5
VE/VO2 (L BTPS/L STPD)	27.5		23-26	1,6
VE/VCO2 (L BTPS/L STPD)	22.9		26-29	2

그림 9-28. 운동부하 심폐기능검사 결과(정상)

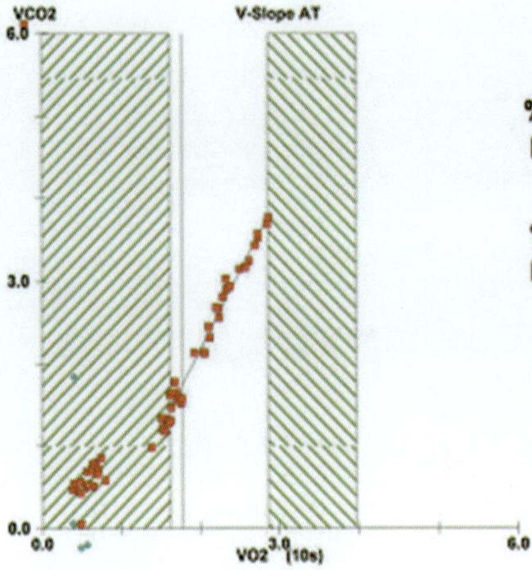

AT

		Expected Range
% Actual Peak VO2	58	40-60%
% Predicted Max VO2	53	40-60%

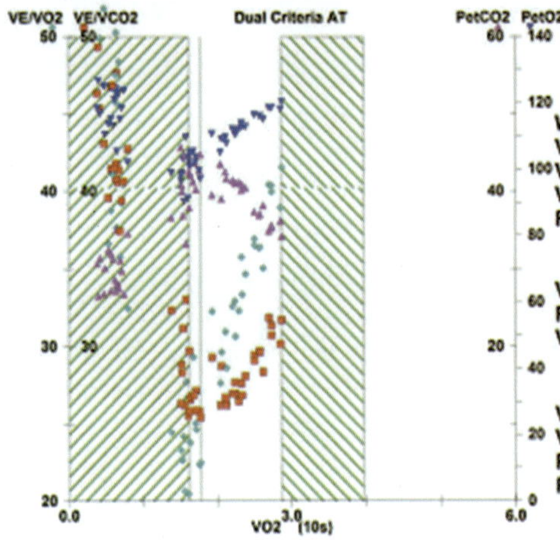

MEASUREMENT		VALUE @ AT
METABOLIC		
Work	Watts	0
VO2/kg	mL/kg/min	25.7
VO2	L/min	1.670
VCO2	L/min	1.483
RQ		0.89
VENTILATORY		
VE(BTPS)	L/min	38.7
RR	BPM	32
Vt	Liters	1.193
GAS-EXCHANGE		
VEO2		23
VECO2		26
PetO2	mmHg	98.6
PetCO2	mmHg	44.4
CARDIOVASCULAR		
HR	BPM	123
HR %Max	%	69
O2 Pulse	mL/Beat	13.6

운동 부하 검사 이유:
--

운동 부하 검사 요약

모드 이름	단계 이름	시간 단계 내	속도 (km/h)	등급 (%)	심박수 (bpm)	혈압 (mmHg)	코멘트
예비검사	앙와위	02:53	0.80	0.00	92	120/80	
	서기	00:11	0.80	0.00	92		
운동	단계 1	03:00	2.70	10.00	122	140/80	
	단계 2	03:00	4.00	12.00	169		
	단계 3	01:02	5.40	14.00	187	180/110	
회복		03:03	2.40	0.00	139	166/110	

환자는 BRUCE 에 따라서for 7:02 분 동안 운동하였고, 작업 부하 수준 최대 METS: 10.00 에 도달하였습니다. 휴식시의 심장 박동 수는 95 bpm 에서 최대 심장 박동 수 187 bpm 으로 상승하였습니다. 이 수치는 해당 연령에 대해 예상되는 최대 심장 박동 수의 100 % 에 해당 합니다. 휴식기 혈압은 120/80 mmHg 에서, 최대 혈압 180/110 mmHg 으로 상승했습니다. 운동 검사는 숨도차고 다리도 아프고 으로 인해 중단 되었습니다..

그림 9-29. 운동부하 심폐기능검사 결과(무산소역치-정상)

<table>
<tr><td>병록번호</td><td>000000</td><td colspan="2">성 명</td><td>김 ○○</td><td>성별/나이</td><td>33/남자</td></tr>
<tr><td>검 사 일</td><td>2014. 9. 2</td><td colspan="2">키(cm)</td><td>176</td><td>몸무게(kg)</td><td>65</td></tr>
<tr><td>운동방법</td><td>답차(Treadmill)</td><td colspan="2">검사방법</td><td>Bruce 방식</td><td>운동시간(분)</td><td>7</td></tr>
<tr><td>운동종료</td><td colspan="6">목표 심박수 도달</td></tr>
<tr><td rowspan="4">검사소견</td><td rowspan="2">안정 시
폐기능
검사</td><td colspan="5">• 강제(노력성)폐활량(L, 예측값에 대한 비): 4.30, 83%
• 1초간 강제(노력성)호기량((L, 예측값에 대한 비): 3.72, 92%
• 최대자발성 호흡량(L/min, 예측값에 대한 비): 158, 92%</td></tr>
<tr><td colspan="5">정상</td></tr>
<tr><td rowspan="2">운동
부하
심폐
기능
검사</td><td colspan="5">• 최대산소섭취량(mL/kg/min, 예측값에 대한 비): 44.2, 106%
(mL/min, 예측값에 대한 비): 2.872, 92%
(Mets) : 10.0
• 무산소역치(L/min, 최대산소섭취량에 대한 비): 1.670, 53%
• 맥박산소(mL/beat, 예측값에 대한 비): 15.8, 97%
• 예비심박수(beat/min) : 16
• 분당환기량(L/min, 예측값에 대한 비): 119.4, 98%
• 호흡예비능(%) : 24
• 산소에 대한 환기당량(무산소역치에서): 23
• 이산화탄소에 대한 환기당량(무산소역치에서): 26
• 일회호흡량에 대한 사강 비(VD/VT, 안정 시): 0.22
• 일회호흡량에 대한 사강 비(VD/VT, 최대운동 시): 0.11</td></tr>
<tr><td colspan="5">최대산소섭취량은 안정 시 산소섭취량에 비하여 약 10배로 정상이며, 무산소역치(anaerobic threshold)는 최대산소섭취량의 53%로 정상입니다. 최대 운동 시 혈압의 변화, 심박동수의 변화, 혈액 내 산소포화도, 그리고 맥박산소 역시 정상입니다. 운동 전 및 최대운동 시 심전도의 이상소견은 없으며, 예비심박동수 역시 정상입니다. 즉 최대운동 시 심혈관계의 반응은 정상입니다.
최대운동 시 분당 환기량 및 일회 환기량, 호흡수, 그리고 환기예비비는 정상이며, 최대운동 시 폐의 가스 교환기능 역시 정상소견입니다.</td></tr>
<tr><td>결론</td><td colspan="6">운동에 대한 심혈관계 및 폐의 환기반응, 그리고 폐포 및 모세혈관의 가스 교환 작용은 모두 정상임</td></tr>
</table>

그림 9-30. 운동부하 심폐기능 검사결과지

폐기능검사학 실습보고서

학교명:　　　　학번:　　　　이름:

찾아보기

국문색인

ㄱ

ㄴ

ㄷ

ㄹ

ㅂ

영문색인

폐기능검사학(3판)

2017년 3월 1일 1판 발행
2018년 1월 30일 1판 2쇄 발행
2019년 2월 20일 1판 3쇄 발행
2020년 2월 03일 1판 4쇄 발행
2021년 2월 20일 2판 1쇄 발행
2022년 1월 30일 2판 2쇄 발행
2023년 2월 20일 2판 3쇄 발행
2024년 9월 2일 3판 발행
2025년 8월 20일 3판 2쇄 발행

저 자 : 신경아 · 이선경 · 김시현 · 강윤정 · 박성배
박신애 · 배난영 · 정세훈 · 현경예 · 추현혜

발 행 자 : 남학순
발 행 처 : 도서출판 고려의학
(02880) 서울 성북구 성북로9길 1 보문빌딩 3층
전화 : (02) 765-0333, 0337 / 팩스 : (02) 743-2288
이 메 일 : kmedbook@daum.net
홈페이지 : www.komb.co.kr
신고번호 : 제 2022-000006호

※ 검인은 저자와의 합의하에 생략합니다.
※ 낙장 및 파본은 교환해 드립니다.

ISBN 979-11-92422-59-6

정가 : 28,000원